临床技术操作规范

妇产科学分册

（2024修订版）

中华医学会妇产科学分会　编著

人民卫生出版社

·北京·

图书在版编目（CIP）数据

临床技术操作规范. 妇产科学分册：2024 修订版 / 中华医学会妇产科学分会编著. — 北京：人民卫生出版社，2024.1

ISBN 978-7-117-35872-9

Ⅰ. ①临… Ⅱ. ①中… Ⅲ. ①临床医学–技术操作规程②妇产科学–技术操作规程 Ⅳ. ①R4-65②R71-65

中国国家版本馆 CIP 数据核字（2024）第 022368 号

人卫智网	www.ipmph.com	医学教育、学术、考试、健康，购书智慧智能综合服务平台
人卫官网	www.pmph.com	人卫官方资讯发布平台

临床技术操作规范
妇产科学分册（2024 修订版）
Linchuangjishu Caozuo Guifan

Fuchankexue Fence（2024 Xiudingban）

编　　著：中华医学会妇产科学分会

出版发行：人民卫生出版社（中继线 010-59780011）

地　　址：北京市朝阳区潘家园南里 19 号

邮　　编：100021

E - mail：pmph @ pmph.com

购书热线：010-59787592　010-59787584　010-65264830

印　　刷：人卫印务（北京）有限公司

经　　销：新华书店

开　　本：787×1092　1/16　印张：12

字　　数：292 千字

版　　次：2024 年 1 月第 1 版

印　　次：2024 年 3 月第 1 次印刷

标准书号：ISBN 978-7-117-35872-9

定　　价：99.00 元

临床技术操作规范 妇产科学分册

（2024修订版）

编 者 名 单

主　编 朱　兰　郎景和

编　者（以姓氏笔画为序）

于　昕　王　姝　王含必　王瑾晖　邓　姗　石玉华
田秦杰　史精华　刘俊涛　刘海元　孙爱军　孙智晶
李　雷　李晓燕　杨　孜　张国楠　张俊吉　陈　蓉
陈敦金　范　融　周　莹　周远征　周应芳　周慧梅
孟元光　钟　森　钟逸锋　段　华　顾　宇　晏俊芳
高劲松　陶　陶　熊　巍

编写秘书 周　莹　罗　敏　俞　梅

序

这是关于妇产科学临床工作指南和规范的专著。古已有之,"没有规矩,不成方圆";哲学家维特根斯坦说,"规则之后无一物"。都是讲规则之重要,规则就是行为和工作的指南和规矩,是成事之本。

近十余年来,妇产科学的临床共识、指南和规范推出了不少。据不完全统计,在《中华妇产科杂志》及其他杂志,及至网上出台的指南和规范之类就有200余种,表明了对规范的重视,表明了临床工作的进展,是可喜可贺之事!

作为学术成品,有论文、总结、报告与专著等;作为教学成品,除教科书之外,便是指南或规范了。它们的作用可能会有所不同,但作为学生的教科书,年轻医生的临床工作指导以及医生们的参考,都至关重要。规范或指南是建立在优良而深厚的基础研究,大样本而较长时间临床循证,且合乎具体情况而求得共识的前提下,由专家切磋讨论拟定,又经广泛采纳同行批评建议后完成的。指南或规范,保证医疗质量,维系合理医疗消费和提高医疗价值。俾可强化组织监督和服务功能,是临床之必备的诊治决策。亦使恰当优良的实施方法及可操作的监督完善地结合起来,达到优化诊疗、安全诊疗和经济诊疗之目的。

本书就是按这一宗旨尽力完成的,希望对妇产科同道有所帮助。在这里还想强调几点:一,即使再好的规范,也要在临床上有所遵循和实践。既要编好规范,又要用好规范。亦应"君子不器",君子用器而非器也。器是工具,规范也是工具。二,规范也需要不断地完善,定期修改,希望得到批评、建议或补充,使之日臻圆满。三,还要根据具体问题具体分析。国内外的情况不同,各地各医院的层级不同,个人的经验和认识有所不同,是应达到所谓规范化与个体化相结合。

规范也许让我们忘掉经验,经验也许会让我们忽略规范。俱应诫之。

权作为序。

郎景和
2024 年元月

前　言

　　伴随着医学科学技术飞跃式发展,临床诊疗日新月异。广大人民群众对医疗卫生服务的需求不断提高,给医疗卫生工作提出了更高的要求。因此,提高整体医疗卫生队伍素质,规范各级医疗机构和医务人员的执业行为已经成为一件刻不容缓的工作。

　　"临床技术操作规范"丛书是中华人民共和国成立以来我国第一部指导和规范全国临床医务人员诊断治疗行为的系列学术著作,编写和出版旨在对临床医务人员的医疗、护理技术操作行为提出具体要求,使临床诊断、治疗、护理做到科学化、规范化、标准化;使医务人员在具体临床医疗工作中有章可循、有据可依,达到同质化诊疗,真正意义地提高全国层面的整体医疗质量。

　　《临床技术操作规范——妇产科学分册》(2024修订版)是在第1版的基础上完成,全面涵盖了妇产科临床各亚专业,以科学性、权威性、指导性、可操作性为主旨,供全国妇产科各级医疗机构的医务人员在医疗实践中遵循。组织了本学科最强的专家阵容撰写,由两院院士和老一辈医学专家的指导下近年来崭露头角的中青年业务骨干完成。编写的专家们反复论证、反复征求意见、反复修改,力求使本书既能反映现代医疗发展的水平,又符合中国诊疗特色。强调妇产科操作的规范化、标准化。借此机会,向各位撰写专家付出的辛勤劳动表示衷心感谢!

　　编写工作难免存在不足,本书出版之际,恳切希望广大读者在阅读过程中将发现的问题及时反馈,欢迎发送邮件至邮箱 renweifuer@ pmph. com,或扫描下方二维码,关注"人卫妇产科学",对我们的工作予以批评指正,以期再版修订时修正,促进本书的至臻完善,使本书成为指导妇产科临床操作的技术操作辞典,又是一本规范的标准用书。

朱　兰

中华医学会妇产科学分会候任主任委员

2024 年 1 月于北京

目　录

第一篇　妇　科　篇

第二篇 产 科 篇

第一篇 妇 科 篇

第一章 妇科常用检查和特殊检查

第一节 妇 科 检 查

妇科检查(盆腔检查)的范围包括外阴、阴道、子宫颈、子宫体、子宫附件及其他宫旁组织。检查方法主要为借助阴道窥器、双合诊、三合诊及直肠-腹部诊进行女性生殖器官的视诊、触诊检查。

【适应证】

疑为妇产科疾病或须排除妇产科疾病的患者及体检中接受妇科盆腔检查者。

【禁忌证】

1. 无性生活史患者禁做双合诊、三合诊及阴道窥器检查,若必须施行上述检查,须经患者及家属签字同意。

2. 危重患者若非必须立即行妇科检查,可待病情稳定后再施行。

【操作方法】

1. **器械准备** 一次性臀部垫单、无菌手套、阴道窥器、鼠齿钳、长摄、子宫探针、宫颈刮板、玻片、棉拭子、棉球、消毒液、液状石蜡或肥皂水、生理盐水、涂片固定液等。

2. **基本要求**

(1)应关心、体贴患者,态度严肃、语言亲切、动作轻柔;对精神紧张的患者更要耐心指导,使其配合。还要注意保持环境安静,室温和器械温度适宜。

(2)男医师对患者进行检查时,须有其他医护人员在场,以减轻患者紧张心理和避免发生不必要的误会。

(3)除尿失禁患者外,检查前患者应排净小便,必要时导尿排空膀胱;需行尿液检查者应先留尿标本送检。大便充盈者应在排便或灌肠后检查。

(4)每检查完一人后应更换置于臀部下面的垫单或纸单,以防交叉感染。

(5)检查时常取膀胱截石位。患者臀部置于台缘,头部略抬高,两手平放于身旁,使腹肌松弛。检查者面向患者,立于患者两腿之间。尿瘘患者有时需取膝胸位。危重患者不宜搬动时可在病床上检查。

(6)尽量避免在经期做盆腔检查。但若为异常出血者则必须检查。为防止感染,检查前应消毒外阴,并使用无菌手套和器械。

(7)无性生活史患者禁做双合诊及阴道窥器检查,可用示指放入直肠内行直肠-腹部诊。若确有检查必要,必须先征得患者及家属同意,方可用示指缓慢放入阴道内诊或行前述检查。

（8）对疑有盆腔内病变且腹壁肥厚、高度紧张不配合或未婚患者，若盆腔检查不满意，可在肌内注射哌替啶后检查，必要时甚至可在麻醉下进行彻底的盆腔检查，以期作出较正确的诊断。

（9）对一些多次盆腔检查可能促使病变发展的疾病，应结合其他辅助检查（如 B 超等）了解盆腔情况。

3. **外阴部检查** 观察外阴发育、阴蒂长度和大小、阴毛多少和分布、皮肤和黏膜色泽及质地变化，注意有无畸形、水肿、皮炎、溃疡、赘生物，有无增厚、变薄或萎缩，有无侧切或陈旧性撕裂瘢痕等。女性阴毛为倒三角形分布，两侧小阴唇合拢遮盖阴道外口。用右手拇指和示指轻轻分开小阴唇，暴露阴道前庭、尿道口和阴道口。注意前庭大腺及尿道口有无红肿、压痛或脓液溢出。无性生活史者的处女膜完整未破，其阴道口勉强可容示指；有性生活史者的阴道口能容两指通过；经产妇的处女膜仅余残痕或可见会阴侧切瘢痕。必要时还应让患者用力向下屏气，观察有无阴道前后壁膨出、子宫脱垂或尿失禁等。

4. **阴道窥器检查** 根据患者阴道口大小和阴道壁松弛情况，选用适当大小的阴道窥器。无性生活者非经本人同意，禁用窥器检查。

（1）检查阴道：放松并旋转窥器，观察阴道前后壁和侧壁黏膜色泽、皱襞多少以及有无瘢痕、溃疡、赘生物或囊肿等；观察穹窿有无隆起或变浅。注意阴道分泌物的量、颜色、性质及有无臭味。分泌物异常者应做涂片检查寻找滴虫、真菌、淋病奈瑟球菌及线索细胞等，必要时还需采样培养。还要注意患者是否有双阴道或阴道隔等先天畸形存在。

（2）检查宫颈：暴露宫颈后，观察宫颈大小、颜色和外口形状。注意有无糜烂、出血、撕裂、外翻、腺囊肿、息肉、肿块或赘生物等，注意宫颈管内有无出血或分泌物。同时可进行宫颈细胞学检查、宫颈管分泌物涂片和标本培养。

5. **双合诊** 检查者用一手的两指或一指放入阴道，另一手在腹部配合检查。目的在于扪清阴道、宫颈、宫体、输卵管、卵巢、子宫韧带、宫旁结缔组织以及盆腔内其他器官和组织有无异常。

（1）检查阴道：了解阴道松紧度、通畅度和深度，注意有无先天畸形、瘢痕、结节、肿块或触痛。

（2）检查宫颈：了解宫颈大小、形状、硬度及宫颈外口情况，注意有无接触性出血、有无宫颈举痛。

（3）检查子宫：将阴道内手指放在宫颈后方，另一手掌心朝下、手指平放在患者腹部平脐处，当阴道内手指向前上方抬举宫颈时，腹部手指向下向后按压腹壁，并逐渐向耻骨联合部移动，通过内、外手指同时分别抬举和按压，相互协调，即可扪清子宫的位置、大小、形状、硬度、活动度、表面情况以及有无压痛等。多数女性的子宫呈前倾略前屈位。

（4）检查附件：在触清子宫后，将阴道内手指由宫颈后方移至一侧穹窿部，尽可能往上向盆腔深部扪触；与此同时，另一手从同侧下腹壁髂嵴水平开始，由上向下逐渐移动按压腹壁，与阴道内手指相互对合，以触摸该侧子宫附件处有无增厚、肿块或压痛。对触到的肿块，应查清其位置、大小、形状、质地或硬度、活动度、边界和表面情况、与子宫的关系以及有无压痛等。正常输卵管不能触及。正常卵巢偶可扪及，约为 3cm×2cm×1cm 的可活动块状物，触之略有酸胀感。

6. **三合诊**　指腹部、阴道、直肠联合检查,是双合诊检查的补充。以一手示指放入阴道,中指放入直肠以替代双合诊时阴道内的两指,其余具体检查步骤与双合诊检查时相同。三合诊的目的在于弥补双合诊的不足,通过三合诊可以更进一步了解后倾或后屈子宫的大小,发现子宫后壁、直肠子宫陷凹、宫骶韧带和盆腔后部病变及其与邻近器官的关系,扪清主韧带及宫旁情况并估计盆腔内病变的范围,特别是癌肿与盆壁间的关系;还可扪及直肠阴道隔、骶骨前方或直肠内有无病变等。

7. **直肠-腹部诊**　将一手示指伸入直肠,另一手在腹部配合检查。一般适用于无性生活史、阴道闭锁或因其他原因不宜行双合诊的患者,但检查结果多不如双合诊和三合诊满意。直肠-腹部诊还可了解肛门直肠黏膜有无息肉、肿瘤等,以及妇科病变与直肠的关系。

【注意事项】

1. 置入阴道窥器时,应先用液状石蜡或肥皂液润滑窥器两叶前端,以减轻插入阴道口时的不适感。如拟行宫颈刮片或阴道上1/3段细胞学检查,则可改用生理盐水润滑。

2. 腹肌紧张时,可边检查边与患者交谈,以减轻患者紧张情绪,使其张口呼吸而使腹肌放松。

3. 双合诊时,两手指放入阴道后如患者感疼痛不适时,可用一指替代双指检查。

4. 将手指伸入肛门时,可嘱患者像解大便一样用力向下屏气,从而使肛门括约肌自动放松,减轻患者的疼痛和不适感。

5. 当经上述各种尝试仍无法查明盆腔内解剖关系时,应停止检查,以免继续强行扪诊徒增患者痛苦,可待下次盆腔检查或结合B超等辅助检查以了解盆腔情况。

第二节　阴道分泌物检查

常见的阴道炎有滴虫阴道炎、念珠菌性外阴阴道炎及细菌性阴道病。与之相关的传统阴道分泌物检查方法主要有悬滴法、清洁度、pH值测定和培养法。目前,随着临床技术的进步,倾向于对阴道微生态系统进行整体全面的评估,包括形态学检测及功能学检测,以形态学为主的基础上,两者互为补充。

【适应证】

1. **悬滴法**　也称湿片法,包括生理盐水悬滴法和10%氢氧化钾悬滴法。前者用于检测滴虫及线索细胞,后者用于检测念珠菌的芽孢及假菌丝。

2. **阴道清洁度**　用于判断阴道有无炎症,并进一步诊断炎症的原因。

3. **pH值测定**　根据三者的病原体不同、阴道分泌物的pH值不同,来检测阴道分泌物的pH值;主要用于常见阴道炎的鉴别诊断。

4. **培养法**　主要用于:①临床高度怀疑滴虫阴道炎或念珠菌性外阴阴道炎,但悬滴法检测滴虫或念珠菌阴性;②临床已诊断滴虫阴道炎或念珠菌性外阴阴道炎,但经抗滴虫治疗或抗真菌治疗效果不佳,考虑有耐药发生时;③复发性念珠菌性外阴阴道炎考虑有非白念珠菌感染的可能时。以上情况均应做分泌物培养,以明确病原体。

5. **形态学检测**　评价阴道微生物状况,包括阴道菌群密集度、多样性、优势菌、病原微生物、各项疾病评分等;有利于及时发现各种混合性感染。

6. **功能学检测**　测定阴道微生物的代谢产物及酶的活性,判定阴道微生物的功能状态。

【操作方法及程序】

1. 悬滴法

(1)方法:将 1~2 滴生理盐水及 10% 的氢氧化钾分别放在两张玻片上,取阴道上 1/3 处的分泌物(或阴道内典型分泌物)分别与玻片上的生理盐水或 10% 氢氧化钾混合,然后在显微镜下进行检查。

(2)诊断标准:在生理盐水的湿片上见到呈波状运动的滴虫及增多的白细胞,即可诊断滴虫阴道炎。在 10% 氢氧化钾的湿片上见到芽孢及假菌丝可诊断为念珠菌性外阴阴道炎。在生理盐水的湿片上见到线索细胞,结合分泌物的其他特点,如白色、均质的分泌物,胺试验阳性,pH 值>4.5,则可诊断细菌性阴道病。

2. 阴道清洁度

(1)方法:制作方法同生理盐水湿片,在高倍镜下观察白细胞、上皮细胞、乳酸杆菌和杂菌数量。

(2)评估标准(表 1-1)。

表 1-1　阴道清洁度评估

清洁度	脓细胞或白细胞	注释
Ⅰ	0~5 个/HP	镜下以阴道杆菌为主,大量上皮细胞
Ⅱ	5~15 个/HP	有部分阴道杆菌和上皮细胞,也有部分脓细胞和杂菌
Ⅲ	15~30 个/HP	少量阴道杆菌和上皮细胞,大量脓细胞和其他杂菌
Ⅳ	>30 个/HP	镜下无阴道杆菌,几乎全是脓细胞和杂菌

清洁度Ⅰ~Ⅱ度为正常,Ⅲ~Ⅳ度为异常

3. pH 值测定

(1)方法:pH 值测定主要采用精密 pH 值试纸(4~7)测定阴道分泌物的 pH 值。

(2)诊断标准:滴虫阴道炎的阴道分泌物 pH 值>4.5;念珠菌性外阴阴道炎的 pH 值<4.5;若 pH 值>4.5,提示有混合感染,如同时有滴虫感染等;细菌性阴道病 pH 值>4.5。

4. 培养法

(1)滴虫培养:取阴道分泌物放在肝浸汤培养基或大豆蛋白胨培养基中,31℃孵育 48 小时后镜检有无滴虫生长。

(2)念珠菌培养:取阴道分泌物放在 TTC 沙保罗(Sabouraud)培养基上,置室温或 37℃温箱,3~4 天后出现菌落。若菌落为白色,有可能为白念珠菌,若为红色、紫红色等其他颜色则可能为非白念珠菌。若进一步对白念珠菌及非白念珠菌进行菌种鉴定,需在玉米吐温琼脂培养基上进一步培养,于 25℃培养 72 小时。若显微镜下出现假菌丝,中隔部伴有成簇的圆形分生孢子,顶端有厚壁的后膜孢子,芽管试验阳性,即为白念珠菌。不符合以上特征的即为非白念珠菌。其他非白念珠菌的菌株鉴定,须通过糖发酵及糖同化试验进一步鉴定。无症状时不应做培养。

5. 形态学检测

(1)方法:取膀胱截石位,将窥器以少量生理盐水润滑后放入阴道内,暴露子宫颈,以干棉签从阴道上 1/3 侧壁刮取分泌物,并在清洁载玻片上均匀涂抹;另取 1 根棉签

(化纤成分最佳)于相同部位刮取分泌物,置于试管内。无性生活者仅使用棉签进入其阴道取标本,方法同上。阴道分泌物涂片,干燥、固定后,行革兰氏染色,油镜下检查阴道菌群。

(2)检测指标

1)阴道菌群密集度分级标准:Ⅰ级(+):油镜(放大 10×100 倍)观察每个视野平均细菌数为 1~9 个;Ⅱ级(2+):油镜观察每个视野平均细菌数为 10~99 个;Ⅲ级(3+):油镜下每个视野的平均细菌数为 100 个及以上;光镜下观察,细菌满视野;Ⅳ级(4+):油镜下观察,细菌聚集成团或密集覆盖黏膜上皮细胞。

2)阴道菌群多样性分级标准:Ⅰ级(+):能辨别 1~3 种细菌;Ⅱ级(2+):能辨别 4~6 种细菌;Ⅲ级(3+):能辨别 7~9 种细菌;Ⅳ级(4+):能辨别 10 种及以上细菌。

3)优势菌群。

4)菌群抑制及菌群增殖过度。

5)高倍镜下对病原微生物进行检测。

6)Nugent 评分,评分 0~3 分,为正常;4~6 分,诊断中间型细菌性阴道病(bacterial vaginosis,BV);≥7 分,诊断 BV(表 1-2)。

表 1-2　Nugent 评分标准

评分	乳杆菌	阴道加德纳菌及类杆菌	染色不定的弯曲杆菌
0	4+	0	–
1	3+	1+	1+或 2+
2	2+	2+	3+或 4+
3	1+	3+	–
4	0	4+	–

7)需氧菌性阴道炎(aerobic vaginitis,AV)及 Donders 评分,诊断标准为阴道分泌物显微镜下 Donders 评分≥3 分(表 1-3)。

表 1-3　需氧菌性阴道炎(AV)显微镜湿片法 Donders 评分标准(相差显微镜,×400)

AV 评分	乳杆菌分级	白细胞数	含中毒颗粒的白细胞所占比例	背景菌落	PBC 所占比例
0	Ⅰ 或Ⅱa 级	≤10 个/HPF	无或散在	不明显或溶胞性	无或<1%
1	Ⅱb 级	>10 个/HPF 和 1 个上皮细胞周围≤10 个	≤50%的白细胞	大肠埃希菌类的小杆菌	≤10%且≥1%
2	Ⅲ级	1 个上皮细胞周围>10 个	>50%的白细胞	球菌样或呈链状	>10%

乳杆菌分级(lactobacillary grades,LBG):Ⅰ级,指多量多形性乳杆菌,无其他细菌;Ⅱa 级,指混合菌群,但主要为乳杆菌;Ⅱb 级,指混合菌群,但乳杆菌比例明显减少,少于其他菌群;Ⅲ级,乳杆菌严重减少或缺失,其他细菌过度增长。HPF:高倍视野(high power field)。PBC:基底旁上皮细胞(parabasal epitheliocytes)。

6. 功能学检测

（1）方法：采样同形态学检测，用留取阴道分泌物的湿棉签,检测需氧菌、厌氧菌、真菌、滴虫等的代谢产物、酶的活性等。

（2）检测指标

1）乳杆菌功能标志物：H_2O_2 浓度与产 H_2O_2 的乳杆菌属的数量呈正相关,可根据 H_2O_2 浓度判定乳杆菌功能是否正常。

2）其他微生物的代谢产物及酶的活性：①厌氧菌：大多数唾液酸苷酶（neuraminidase）阳性;②需氧菌：部分 β-葡糖醛酸糖苷酶（β-glucuronidase）及凝固酶（coagulase）阳性;③白念珠菌：部分天冬酰胺酶（asparaginase）及乙酰葡糖胺糖苷酶（acetylglucosaminidase）阳性;④滴虫：部分半胱氨酸酶（cysteinase）阳性;⑤非特异性指标：部分阴道加德纳菌、动弯杆菌、不动杆菌及白念珠菌,脯氨酸氨基肽酶（proline aminopeptidase）阳性。

3）机体炎症反应标志物：白细胞酯酶与被破坏的白细胞数量成正比,能间接反映致病微生物的增殖水平。当阴道菌群的密集度、多样性、优势菌、阴道分泌物白细胞计数等炎症反应指标、pH 值和乳杆菌功能任何一项出现异常,即可诊断为微生态失调状态。

7. 其他方法 对阴道病原学的检测还包括细菌性阴道病快速检测试剂和阴道微生物核酸检验等。上述新技术在阴道分泌物的取样上并无特殊要求,相对高效准确,在部分有条件的医院已经逐步展开。

【注意事项】

做悬滴法检查时,应嘱患者在取分泌物前 24～48 小时避免性交、阴道灌洗或局部用药;取分泌物时窥器不涂润滑剂,分泌物取出后及时送检;若怀疑滴虫,应注意保暖,尤其冬季滴虫活动力减弱,会造成辨认困难。

第三节 妊 娠 试 验

妊娠试验（pregnancy test）是通过测定血液或尿中的人绒毛膜促性腺激素（hCG）水平,从而诊断妊娠、妊娠相关性疾病或肿瘤的一种方法。hCG 有 α 和 β 二个亚单位,测量 β-hCG 更加准确。

【适应证】

1. 早期妊娠。

2. 异位妊娠。

3. 闭经。

4. 不规则阴道出血。

5. 妊娠滋养细胞疾病（gestational trophoblastic disease, GTD）,包括葡萄胎、侵蚀性葡萄胎和绒毛膜癌等。

6. 卵巢恶性生殖细胞肿瘤,如无性细胞瘤、未成熟畸胎瘤、卵巢绒毛膜癌等。

7. 其他部位肿瘤,如下丘脑或松果体胚细胞的绒毛膜上皮癌、肝胚细胞瘤等。

【操作方法】

目前均采用免疫法,即制备 hCG 或 β-hCG 单克隆抗体,利用抗原抗体特异性结合反应,准确计算出所测标本的 hCG 值。

1. **尿试纸法** 将抗 hCG 抗体用胶体金标记,并固化于试纸条上。将试纸标有"MAX"的一端浸入受检尿液中,10~20 秒后取出试纸条,水平放置 3~5 分钟后观察试纸另一端白色区域的变化。

结果判断:对照线和诊断线均显色(红色),结果为阳性;如诊断线不显色,仅出现对照线,为阴性;如对照线不显色,说明试纸条有质量问题,需重新试验。金标试纸法可快速准确测定尿中 hCG。

2. **放射免疫测定法** 放射免疫测定(radioimmunoassay,RIA)指将放射性核素的高度灵敏性和准确性与抗原抗体结合的特异性相结合,可准确测定血液及尿液中的 hCG 及其亚单位的浓度。测定时将用核素标记的 hCG 及特异性抗体与待测标本混合,待测标本中 hCG 将与核素标记的 hCG 竞争性结合抗 hCG 抗体,由于抗体和核素标记 hCG 的数量是恒定的,通过测定标记 hCG 的值,可推算出待测标本 hCG 的值。β-hCG 的正常值为<5mg/ml,总 hCG 正常值为<25mg/ml。放射免疫测定结果准确、可靠,但所用核素会对环境造成一定影响,使用受到一定限制。

3. **非放射免疫测定法** 为避免核素对环境污染,荧光免疫测定法(fluorescence radioimmunoassay,FIA)、化学发光物质标记免疫测定方法(CIA)及酶标记的免疫测定法(EIA)应运而生,其中以 CIA 更为稳定、准确、敏感,可实现检验过程的高度自动化,结果可重复性好,系统误差小,具有试剂稳定、无污染、检测时间短等优点。

第四节 细胞学检查

女性生殖道细胞学检查(cytology of female genital tract examination)指将阴道或宫颈的脱落细胞制成细胞涂片,经过染色及相应处理,观察细胞形态学特征,从而进行对外阴、阴道、子宫颈、子宫内膜及输卵管等部位肿瘤的筛查,也是参与诊断炎症、内分泌状况的一种检查方法。

【适应证】

1. 可疑外阴、阴道、子宫颈、子宫内膜等部位肿瘤或炎症。
2. 阴道排液、可疑输卵管肿瘤。
3. 明确机体雌激素水平。
4. 宫颈、阴道病毒感染。
5. 有性生活女性体格检查必查项目。

【操作方法】

1. **阴道脱落细胞检查** 患者取膀胱截石位,窥器打开阴道后,用刮板在阴道上 1/3 侧壁处轻轻刮取黏液及分泌物,均匀涂抹于载玻片上,玻片上放置 95% 乙醇或置于 10% 甲醛溶液中固定;巴氏染色、阅片。

2. **宫颈脱落细胞检查** 患者取膀胱截石位,窥器打开阴道后,用刮板轻轻刮取宫颈黏液及分泌物,均匀涂抹于载玻片上,固定、染色、阅片方法同上。

3. **吸片法** 用吸管吸取后穹窿积液,将其均匀涂抹于载玻片上并固定。可用于阴道、宫颈、子宫内膜及输卵管病变的诊断;子宫内膜病变者尚可用专门制备的纤维宫腔吸管,伸入子宫腔吸取宫腔内液体。细胞涂片,固定、染色、阅片方法同上。

4. 液基薄层细胞学检查技术(thin-prep cytology test,TCT) 应用特殊毛刷,以传统的操作方法伸入宫颈管移行区,按同一时钟方向旋转 5 周半取样,将所取样本放入特制的装有液体的小瓶中,经离心制片。固定、染色、阅片方法同上。该技术使薄片上细胞均匀分布、形态伸展、去除黏液及红细胞的干扰,利于阅片者辨认。

5. 沉降式薄层细胞检测技术(liquid-based cytologic test,LCT) 与 TCT 同为液基薄层细胞制片技术的一种,较之 TCT,LCT 的收集过程中,刷头完成取材后直接置于保存液中,使得刷上绝大部分细胞可被收集入保存液中。且由于技术流程的不同,LCT 对细胞的损坏较小,能更大限度地保持细胞的自然形态。且 LCT 全程操作自动化,既避免了标本交叉污染的可能,对操作者的保护也更为完善。此外,LCT 更适用于大批量标本的操作。

TCT 和 LCT 可供作 HPV DNA 的检测,最近的指南建议对 30~65 岁妇女最好的筛查办法是共同检测(细胞学+HPV)。

6. 计算机辅助宫颈细胞学诊断技术(computer-assisted cytology test,CCT) 将细胞学诊断标准和计算机图形处理技术相结合,制成计算机细胞学诊断程序,利用计算机阅读细胞涂片,进行诊断。该技术省时省力,适用于大量涂片的筛选工作。

【注意事项】

1. 标本采集前 3 天应避免性交、阴道检查、阴道冲洗及上药。
2. 宫颈黏液较多时应使用干棉签将其轻轻拭去。
3. 阴道大量出血时应避免采集标本。
4. 采样刷伸入宫颈移行区后,应按同一时钟方向转动 5 周半,切勿来回转动。
5. 细胞固定储存于液态储存液中,使用时制备成细胞涂片,特定的固定液可将红细胞及黏液溶解,使细胞形态更加清晰,易于观察。

【临床意义】

1. **反映体内雌激素水平** 阴道鳞状上皮细胞的成熟程度与体内雌激素水平成正比,雌激素水平越高,阴道上皮细胞分化越成熟。临床上相关的指数包括成熟指数、致密核细胞指数、嗜伊红细胞指数、核角化指数。其中成熟指数(maturation index,MI)是阴道细胞学卵巢功能检查中最为常用的一种,在低倍显微镜下观察计算 300 个鳞状上皮细胞,得出各层细胞的百分率,并按底层/中层/表层的顺序写出。底层细胞所占比例增加称为"左移",提示不成熟细胞增多,雌激素水平下降;表层细胞所占比例增加称为"右移",提示雌激素水平升高;中层细胞增多称为"居中",提示细胞成熟不全;三层细胞均匀相似称为"展开",提示存在大剂量雄激素影响。

存在雌激素轻度影响的涂片表层细胞<20%;高度影响的涂片表层细胞>60%,基本无底层细胞。卵巢功能低落、雌激素水平下降时,出现底层细胞:轻度低落者底层细胞<20%;中度低落者底层细胞占 20%~40%;高度低落者底层细胞>40%。

2. **在妇科肿瘤诊断中的应用** 阴道脱落细胞检查是最经济、最直接、最容易被患者接受的检查方法,广泛用于宫颈癌早期筛查,有效提高了人类宫颈癌的早期诊断率和总生存率。也可用于阴道癌、子宫内膜癌及输卵管癌等肿瘤的诊断。

【阴道细胞学诊断】

1. 正常阴道脱落细胞的形态特征

(1)鳞状上皮细胞:来源于阴道壁及子宫颈阴道部,约占脱落细胞的80%。均为非角化性的分层鳞状上皮,分为底层细胞、中层细胞和表层细胞。①底层细胞:相当于组织学的深棘层,又分为内底层和外底层细胞。此类细胞小而圆,胞质蓝染,核相对较大而圆。核质比为1:1~1:4。正常育龄女性的涂片很少见到此类细胞;宫颈或阴道重度炎症时,底层细胞暴露可出现;绝经期女性上皮变薄,底层细胞可脱落,亦可于涂片中见到底层细胞。②中层细胞:相当于组织学的浅棘层,核质比低,约1:10,细胞质外径远超细胞核,巴氏染色呈浅蓝色,细胞核呈圆形或卵圆形,镜下呈网状,细胞形态呈舟状或多边形。③表层细胞:相当于组织学的表层,细胞大,形态不规则,可呈多边形,边缘皱褶,巴氏染色呈淡粉色或淡蓝色,细胞核小,固缩,形态致密。是育龄女性宫颈涂片中最常见的细胞。

(2)柱状上皮细胞:来源于宫颈管、子宫内膜及输卵管黏膜。①宫颈内膜细胞:可分为宫颈黏液细胞和纤毛细胞。宫颈黏液细胞呈高柱状,细胞大小不一,核位于细胞底部或偏内端,呈圆形或卵圆形,染色质分布均匀。②子宫内膜细胞:为柱状细胞,形态小于子宫颈内膜细胞,核呈圆形或卵圆形,细胞边缘不清,常成堆出现,容易退化,留下一片裸核。

(3)其他:细胞涂片上可见吞噬细胞、红细胞、白细胞等非上皮来源细胞,以及阴道杆菌、滴虫、真菌等微生物。

2. 恶性肿瘤细胞的特征

(1)细胞核改变:恶性肿瘤细胞核大而深染,核仁大小不等,形态各异,染色质不均,可呈团块状或粗大颗粒状,可见核分裂象异常及核分裂象,细胞排列紊乱。

(2)细胞形态改变:细胞大小不等,形态各异。胞质减少,染色较浓,内可有空泡或畸形。

(3)细胞间关系改变:恶性肿瘤细胞可单独或成群出现,排列紊乱。

3. 诊断　阴道脱落细胞诊断主要有巴氏分级诊断和描述式诊断(TBS分类)。巴氏分级法因结果与病理学诊断相差较远,目前国际上已不再应用,在我国也逐步被淘汰,被新的TBS分类法所取代。

(1)巴氏涂片及巴氏分级法:传统的巴氏涂片(表1-4)虽然存在自身的缺陷,但对于经济条件较差的地区,此法作为防癌普查的基本方法仍具有重要意义。

表1-4　巴氏分级法和TBS分类法的相关性

巴氏分级法	TBS分类法
Ⅰ级:阴性	良性细胞改变:正常,感染,反应性改变
Ⅱ级:核异质细胞	无确诊意义的不典型细胞:ASCUS、AGUS
Ⅲ级:可疑恶性,但不能确定	低度鳞状上皮内病变(LSIL):CINⅠ、HPV
Ⅳ级:细胞学高度怀疑恶性	高度鳞状上皮内病变(HSIL):CINⅡ、CINⅢ
Ⅴ级:恶性(癌)细胞	浸润癌

(2)TBS分类法:见表1-5。

表 1-5　TBS 分类法(TBS,2014)

标本类型	标明传统涂片(巴氏涂片)或液基涂片或其他类别		
标本满意度评估	• 标本评估满意(说明有无宫颈管/移行区成分及其他任何质量指标,如,部分血液遮盖、炎症等) • 标本评估不满意(注明原因) 1. 标本拒收/未制片(注明原因) 2. 标本已制片并阅片,但对判读上皮异常不满意,因为(注明原因)		
总体分类(可选)	• 无上皮内病变或恶性病变 • 其他:见判读意见/结果(例如:≥45 岁妇女查见子宫内膜细胞) • 上皮细胞异常:见判读意见/结果(最好注明是"鳞状上皮"或"腺上皮")		
判读意见/结果	无上皮内病变或恶性病变 (若无肿瘤的细胞证据,需在报告单上的"总体分类"栏中或"判读意见/结果"栏中注明,不管有无病原体或其他非肿瘤性发现)		
	非肿瘤性发现(报告中可选,并未列出所有项目)		
	• 非肿瘤性细胞学变化 1. 鳞状化生 2. 角化改变 3. 输卵管化生 4. 萎缩 5. 妊娠相关改变	• 反应性细胞改变,伴有 1. 炎症(包括典型修复)—淋巴细胞性(滤泡性)宫颈炎 2. 放射治疗 3. 宫内节育器(IUD) • 子宫切除后是否有腺细胞	• 病原体 滴虫 真菌,形态学符合白念珠菌 菌群失调,提示细菌性阴道病 细胞形态学符合放线菌 细胞学改变符合单纯疱疹病毒 细胞学改变符合巨细胞病毒
	其他 子宫内膜细胞(≥45 岁妇女)(如"无鳞状上皮内病变"需注明)		
	上皮细胞异常		
	• 鳞状细胞 1. 非典型鳞状细胞(ASC) – 意义不明确(ASC-US) – 不除外 HSIL(ASC-H) 2. 低度鳞状上皮内病变（LSIL)(包括:HPV/轻度异型增生/CIN 1) 3. 高度鳞状上皮内病变（HSIL)包括:中度及重度异型增生,原位癌;CIN 2 及 CIN 3) – 伴有可疑浸润的特征(若有可疑浸润) 4. 鳞状细胞癌	• 腺细胞 1. 非典型 – 子宫颈管细胞(非特指,若有特殊需证明) – 子宫内膜细胞(非特指,若有特殊需证明) – 腺细胞(非特指,若有特殊需证明) 2. 非典型 – 子宫颈管细胞,倾向于肿瘤性 – 腺细胞,倾向于肿瘤性 3. 子宫颈管原位腺癌 4. 腺癌 – 子宫颈管型 – 子宫内膜型 – 子宫外 – 非特指(NOS) 5. 其他恶性肿瘤:(需注明)	

第五节 基础体温测定

人体处在清醒而又非常安静,不受肌肉活动、精神紧张、食物及环境温度等因素影响时的状态称为基础状态。基础状态下的体温称为基础体温,又称静息体温,通常在早晨起床前测定。WHO关于安全期避孕法的手册中提到:基础体温指育龄期女性休息时的体温,在排卵之后会轻微上升,直到下一次月经来潮,体温都会处在较高的状态。

女性的基础体温随月经周期而变动,在卵泡期内体温较低,排卵日最低,排卵后升高0.3~0.6℃。基础体温不仅能衡量一个人体内的代谢和激素水平,还可以根据该温度来判断女性是否妊娠。通常情况下,一个正常女性的基础体温的分界点是排卵日,排卵日前的孕激素较少,基础体温会偏低,为36.2℃。排卵日后体温会急剧升高,变化幅度在0.3~0.6℃,基础体温将会达到36.7℃,显示高温趋势,这种现象也是医学上说的"双相体温"。排卵后基础体温升高持续12~14天,因此,临床上认为双相型体温提示有黄素化,绝大多数情况为有排卵。单相型体温提示无排卵。本法优点为无创、价廉、无不良反应,缺点为易受睡眠等外界因素的影响,不能发现卵泡未破裂黄素化综合征,不能准确预测排卵日。

【操作方法】

1. 预先将基础体温计或者智能体温计准备好,置床头或枕边随手可取到之处,智能体温计可以在每日凌晨测量。

2. 睡眠6小时以上,醒后即把体温计含入口中(请将探头置于舌下内侧根部,紧闭嘴巴,以确保测出正确的体温)至少3分钟(通常于清晨5~7点进行),取出体温计观察温度,并在表格内相应位置画小圆点"●"标记,将各小圆点用线段连接起来,即成为基础体温曲线。

3. 通常于月经周期第5天开始测量记录体温,而在行经期间,注意观察记录月经量,经量适中正常时,用1个叉号"×"标记;经量较多时,记"××";经量特别少时,用顿号"、"标记。

4. 有性生活时,在体温圆点外加一圆圈,标记为"⊙"。若能达到性高潮,在⊙上方加"↑"标记;有性兴奋期但达不到高潮者,在⊙上加"—"标记;若性感冷淡,则在⊙下方加"↓"标记。

5. 在接近排卵时,要特别留意阴道分泌物情况,量多如流清涕、透明拉丝长>8cm者,用3个加号"+++"在"备注"栏内相应的位置做标记;拉丝长5~8cm者,标记"++";量不多且浑浊、拉丝<5cm者,用"+"标记。

6. 有失眠、感冒、腹痛、阴道出血等特殊情况时,在"备注"栏内相应位置处加以说明。

7. 接受检查、治疗或服药时,在"备注"栏内相应位置处做记录,在小方格下加"↑"表示开始时间,加"↓"表示结束时间。

【注意事项】

测体温前严禁说话、活动、进食等一切活动,而且不要在腋下测量,坚持每天测量和记录,并将其他不适或环境改变也记录在表上。

第六节 宫颈黏液检查

宫颈黏液是一种糖蛋白凝胶,来自宫颈黏膜腺细胞的分泌,其状态受各种卵巢激素的影响。排卵前,宫颈黏液受到雌激素影响而逐渐增加;排卵后,受到孕激素影响而逐渐减少。

接近排卵时,黏液不仅分泌量增加,而且变得稀薄、透明、有弹性,如水状或生蛋清状,易于精子通过,还能延长精子的存活时间。因此通过监测宫颈黏液可以简单而且直观地追踪到易受孕期。

【操作方法】

暴露宫颈,钳取黏液,观察黏液的量、性状、拉丝度,将黏液置于玻片上干燥后在低倍镜下观察结晶形态。

【宫颈黏液的周期性变化】

宫颈黏膜腺细胞分泌的黏液在卵巢性激素的影响下也有明显的周期性改变。正常情况下,在月经周期第 8～10 天,黏液涂片可见结晶,排卵期体内雌激素水平达到高峰,涂片出现典型的羊齿状结晶。排卵后结晶逐渐减少,至 22 天结晶就不再出现。结晶的多少及羊齿状结晶的完整与否,提示体内雌激素水平的高低。在正常的月经周期中,黏液羊齿状结晶的出现与消失有一定的规律性。一般在月经第 10 天出现不典型结晶,随着体内雌激素水平的升高,转变为较典型结晶,至排卵期可见典型的羊齿状结晶,排卵后又转为较典型结晶,再至不典型结晶,约在月经周期的第 22 天转为椭圆体。椭圆体呈窄长形,较白细胞长 2～3 倍,顺长轴排列成行,透光度大。临床常据此来预测排卵期,诊断妊娠,估计早孕预后,鉴别闭经类型,诊断功能失调性子宫出血。

本法优点为无创、价廉、由医师直接观察。缺点为宫颈黏液腺对雌激素的敏感性存在个体差异,雌激素水平高于 100pg/ml 后宫颈黏液的变化不显著。

第七节　血生殖激素测定

妇产科特别是妇产科内分泌疾病的诊断、治疗与生殖激素的变化关系密切,建立准确、先进的激素测定方法对临床疾病的诊治尤为重要。包括放射免疫测定法、酶免疫测定法、酶放大化学发光免疫测定法。放射免疫测定法测定激素敏感性好,但其示踪剂有放射性,易污染环境。酶免疫测定法克服了放射性示踪剂污染环境的弊端,保持了放射免疫分析法同样的敏感性。酶放大化学发光免疫测定法采用自动化操作,可同时测几种不同的激素,不必分批加样,具有高效、快速的特点,又因具有酶放大作用,灵敏度高。无论采用哪种方法,均须严格按试剂盒的说明书操作,建立本实验室的质量控制指标。

【注意事项】

1. **检查雌激素、孕激素、卵泡刺激素** 静脉血清分离后检查,分别需要 2ml。

2. **检查睾酮** 抽取静脉血清 2ml,常用的方法是放射免疫法,分离血清后即可测定。

3. **催乳素** 应该空腹检查,在早上 9 点钟左右抽取血清。

4. **检查黄体生成素** 虽然同样是放射免疫法检查,但由于黄体生成素是脉冲式分泌,标本采集最好在 1 小时内采集 3～4 次,然后混合一起进行测定,这样更加准确。

【常用生殖激素的测定及临床意义】

1. **睾酮**(testosterone,T) 女性的睾酮主要由卵巢和肾上腺分泌的雄烯二酮转化而来。25% 来自肾上腺,25% 来自卵巢,50% 来自外周转换。睾酮分泌具有生理节律,通常清晨最高,中午最低。在正常生育期妇女无周期性变化。睾酮升高见于多囊卵巢综合征(polycystic ovary syndrome,PCOS),睾丸女性化综合征、先天性肾上腺皮质增生症、卵巢间质细胞瘤等。睾酮降低见于腺垂体功能低下、性腺功能减退等。

2. **脱氢表雄酮**(dehydroepiandrosterone,DHEA)**及其硫酸盐**(DHEA-S)　　DHEA 90%和 DHEA-S 95%来源于肾上腺皮质网状带。雄激素活性弱,但在体内可转换为雄激素,如双氢睾酮和睾酮。升高可见于肾上腺肿瘤、PCOS、迟发性肾上腺皮质增生、21-羟化酶缺乏,过低见于青春期推迟。

3. **雄烯二酮**(androstenedione,A_2)　　雄烯二酮的生物活性介于活性很强的雄性激素睾酮和雄性激素活性很弱的脱氢雄酮之间。雄烯二酮具有激素原的特性。女性雄烯二酮的50%来自卵巢,50%来自肾上腺。绝经妇女因肾上腺及卵巢的雄烯二酮含量均减少致血循环中的浓度下降。其具昼夜分泌规律。升高可见于 PCOS、肾上腺或卵巢的男性化肿瘤。服用避孕药和类固醇激素时,雄烯二酮会降低。

4. **雌二醇**(estradiol,E_2)　　雌二醇是一种 C18 类固醇激素,雌二醇由睾丸、卵巢和胎盘分泌释放入血,或由雄激素在性腺外转化而来。雌二醇是生物活性最强的天然雌激素。对于排卵的女性,雌二醇最初来源于一组正在成熟的卵泡,最后则来源于一个完整的即将排出的卵泡及由它形成的黄体。绝经后的女性雌二醇来源于雄激素的转化,循环中雌二醇水平低,不具周期性变化。青春期前的儿童和男性雌二醇水平低,不具周期性变化。

雌二醇的主要功能是促使子宫内膜转变为增殖期和促进女性第二性征的发育。不同时期的女性雌二醇水平不同。青春期前雌二醇水平一般<40pg/ml,育龄期随卵巢周期变化而波动,早卵泡期约 183pmol/L(50pg/ml),以后逐渐上升,至排卵前达第一个高峰,为 918~1 100pmol/L(250~300pg/ml),排卵后雌二醇水平迅速下降,排卵后第 8 天又出现第二个高峰,约 730pmol/L(200pg/ml),黄体萎缩时雌二醇下降到卵泡早期的水平。

雌二醇水平降低见于青春期延迟、卵巢功能低下、原发或继发闭经、卵巢功能早衰、卵巢切除、下丘脑垂体功能减退(如希恩综合征)或某些药物影响(如 GnRH-a、避孕药)等。雌二醇水平升高见于某些功能性卵巢肿瘤、使用促排卵药物等。其水平可作为辅助生殖技术监测卵泡发育成熟的指标之一。

5. **黄体酮**(progesterone,P)　　主要由卵巢黄体及胎盘分泌。正常月经周期卵泡期黄体酮很低,一般为 0.1~1.0ng/ml,排卵后渐上升,5~9 天达高峰期 10ng/ml,排卵以后下降。当黄体酮>9.5nmol/L(3ng/ml)时,可以视为有黄素化的指征。黄体酮主要功能是促使子宫内膜从增殖期转变为分泌期。黄体酮生理性升高见于妊娠,病理性升高见于黄体囊肿和先天性肾上腺皮质增生症。黄体酮过低见于黄体功能不全、排卵功能失调性子宫出血等。

6. **17α-羟孕酮**(17α-hydroxyprogesterone,17-OHP)　　为黄体酮转换为雄激素的中间产物。其正常范围为卵泡期 0.6~2.4nmol/L,黄体期 2.4~9.1nmol/L。先天性肾上腺皮质增生,21-羟化酶缺乏时,其直接的前身物质即 17α-羟孕酮堆积,表现为测定血 17-OHP 浓度过高。

7. **垂体促性腺激素**　　分为卵泡刺激素(follicle-stimulating hormone,FSH)和黄体生成素(luteinizing hormone,LH),它们受下丘脑促性腺激素释放激素(GnRH)脉冲分泌的控制,对维持正常的生殖功能是必要的。女性 FSH 可直接刺激卵泡生长、成熟、雌激素分泌,与 LH

协同可促进排卵。LH能促进黄体形成、黄体酮的合成。FSH和LH的分泌在妇女月经周期中变化明显,卵泡早期FSH有一小峰,以后逐渐下降;LH处于低水平,以后逐渐上升,排卵前24小时LH与FSH达最高峰,LH较FSH峰值更高,黄体LH、FSH维持在较低水平。排卵期出现的峰值是预测排卵的重要指标。绝经后妇女两者均处于高水平,FSH升高幅度大于LH。FSH、LH过高见于卵巢早衰、性腺发育不全(特纳综合征)以及绝经后期、双侧卵巢切除术后。FSH和LH过低见于垂体性及下丘脑性闭经。多囊卵巢综合征患者FSH水平正常或偏低,而LH呈突发性脉冲式释放,使LH偏高,LH/FSH≥3则是诊断多囊卵巢综合征的依据之一。

8. **催乳素**(prolactin,PRL) 主要由垂体催乳素细胞分泌和释放,受下丘脑催乳素抑制激素的调节,同时促甲状腺激素、雌激素、5-羟色胺均可使催乳素升高。催乳素能维持产乳、泌乳功能,与雌激素共同作用,促进分娩前乳房导管和腺体的生长,对性腺功能有一定的抑制作用。成年女性催乳素水平一般<20ng/ml,>30ng/ml为高催乳素血症。血中催乳素浓度无周期性变化,但其分泌与睡眠节律有关,入睡后4~5小时达高峰值。催乳素在青春期有上升,而绝经期水平偏低,妊娠期随孕周而升高,分娩后若不哺乳,3个月后可降至正常。

催乳素升高见于下丘脑垂体病变如:颅咽管瘤、垂体催乳素瘤、肢端肥大症、多囊卵巢综合征(PCOS)、黄体功能不足等。催乳素水平降低见于垂体功能减退病变如希恩综合征。

由于催乳素是一种应激性激素,外界刺激如手术、静脉穿刺、精神紧张、激动都会使之升高,全身性疾病如原发性甲状腺功能减退等也会使之升高,某些药物如抗癫痫药、抗抑郁药、利血平等也可致高催乳素血症。

9. **人绒毛膜促性腺激素**(human chorionic gonadotropin,hCG) 人绒毛膜促性腺激素主要由胎盘合体滋养层细胞分泌。妊娠时用特异的抗β-hCG抗体测定,在排卵后9~12天即可在血浆中测到β-hCG。早孕时hCG上升很快,在妊娠40~90天时,血hCG达高峰值,为16万~20万U/L。中期与晚期妊娠时,hCG量仅为高峰值10%,为1万~2万U/L,也有报道到晚期妊娠,hCG又有一个小的高峰值,但并不经常出现。分娩后,如无胎盘残留,血hCG可在产后2周内降至正常水平。宫外孕时hCG升高幅度小于正常宫内孕。结合B超,连续观察hCG对诊断、治疗宫外孕有指导意义。胎儿染色体异常,如唐氏综合征患者,可有hCG的升高。滋养细胞肿瘤患者hCG明显升高。

第八节 妇科超声检查

利用超声特性诊断妇科疾病,B型显像法和多普勒法最常用。前者经腹探测盆腔情况时,视野广,声像清晰;经阴道探测时则盆腔后部的显像清晰,适用于腹壁肥厚、盆腔粘连和监测卵泡。多普勒法用于探测血流动力学的变化。

【适应证】

1. 了解正常子宫大小、子宫内膜的周期性变化。

2. 子宫占位性疾病(子宫肌瘤,子宫腺肌病,中、晚期子宫内膜癌,子宫体恶性肿瘤)和子宫畸形。

3. 盆腔肿块。卵巢肿瘤、多囊卵巢、子宫内膜异位囊肿、附件炎性肿块、中肾管囊肿或腹膜后肿块等及其内容物性质,如囊性、实质性、混合性或多房性等。

4. 妊娠及其并发症。早、中和晚期妊娠,流产,胚胎发育停滞,宫外孕,滋养细胞肿瘤等。

5. 子宫内膜异位症。

6. 监测卵泡发育。

7. 盆腔、子宫内异物,如节育器等。

【禁忌证】

无明确禁忌证。

【注意事项】

1. 经腹部探测需保持膀胱充盈。

2. 检查后及时排空膀胱。

第九节　计算机体层成像

人体各组织对 X 线的吸收不等,计算机体层成像(computed tomography,CT)利用这种特点,通过 X 线扫描组织后的残余射线经计算机处理制成 CT 图像。其优点是组织对比分辨率和空间分辨率高,能区别组织间密度的微小差别,且为断面图像,可直接显示普通 X 线无法观察到的身体内部结构和病变。尤其盆腔内含脂肪及盆腔脏器较少受腹式呼吸影响,各器官间有较好的对比。目前所用的多为碘造影剂,分为离子型(如泛影葡胺)和非离子型(如碘普罗胺、碘海醇等)。

【适应证】

1. 发现隐匿性病变,如肿瘤转移灶、盆腔和腹膜后肿块、腹膜后淋巴结及主动脉旁肿大的淋巴结等。

2. 描述肿块性质(如囊性、实质性、脂肪性、血性、脓肿等),以鉴别卵巢囊肿和肿瘤、附件积液、血肿和脓肿。

3. 协助宫颈癌、子宫内膜癌、卵巢癌的诊断与分期。

4. 协助诊断生殖道先天畸形。

5. 病变定位,指引针刺活检或进行适形放射治疗。

6. 协助观察病变对抗生素、放化疗等的反应及疗效,鉴别放疗后的纤维增生与复发肿块。

7. 其他。对内分泌异常进行诊断,如垂体肿瘤;确定宫内节育环位置;骨盆测量等。

【禁忌证】

CT 检查中 X 线可能对胎儿有影响,妊娠期非必要时应避免行 CT 检查。

【注意事项】

1. 检查前准备以往 X 线、CT 片、B 超检查单以及病情摘要,以备参考。

2. 扫描前禁食 4 小时(平扫不需禁食)。

3. 腹部检查前 1 周不做胃肠道造影,不吃含金属的药物。

4. 做增强造影时,有药物过敏史、糖尿病、心肝肾功能不良者,可能发生过敏性休克、造影剂血管外渗漏或其他意外。故在检查前须知情同意,并签署"同意用药",请患者及家属配合。

5. 认真填写申请单的每一项,如 X 线号、CT 号、患者的症状及体征,尤其写明检查部位、是否要做增强等。

6. 危重患者及躁动患者应做必要临床处理后再进行检查。

7. 分析 CT 图像时,除观察解剖结构外,还要观察密度(以 CT 值表示)改变。

第十节　磁共振成像

磁共振作为一种物理现象,应用于医学显像学。原子核(即质子)具有自旋和磁性的特性,用射频脉冲激发所检查的原子核,可引起共振,即磁共振。在射频脉冲作用下,一些原子核不但其相位发生变化,而且可吸收能量跃进到高能状态,射频脉冲激发停止后,原子核的相位及能级恢复到激发前状态,这个过程称为弛豫。将以上过程能级变化测出,再经计算机处理,用于临床诊断。目前磁共振成像(magnetic resonance imaging,MRI)最常用的氢原子核(即质子),不但大量存在于人体,而且可产生较强的信号。MRI 常采用自旋回波序列的飞加权和工加权像,可做横断面、矢状面和冠状面图像。

MRI 对盆腔脏器和病变的显示及诊断准确性优于 CT,尤其对软组织的分辨率高于 CT,且无辐射损伤。MRI 的主要缺点:空间分辨率不如 CT,有时 MRI 图像不易区分肿大淋巴结和肠管,不能显示淋巴结钙化。

【适应证】

1. 宫颈癌和子宫内膜癌的浸润深度及范围的判定,协助分期。

2. 子宫肌瘤的位置及大小的评估。

3. 肿瘤内容物组织特性的判定,如卵巢肿瘤的诊断,包括良性肿瘤、囊肿及转移瘤。

4. 区别恶性肿瘤放疗后纤维化和肿瘤复发,了解化疗及放疗效果。

5. 前置胎盘、胎儿畸形的评估,但应慎重。

6. 盆腔脓肿、盆腔原发肿瘤及转移瘤的鉴别。

7. 检查盆腔和腹膜后淋巴结。

8. 生殖道畸形的评估。

9. 其他。对内分泌异常进行诊断,如垂体肿瘤。

【禁忌证】

MRI 检查中射频磁场使局部升温,可能对胎儿有影响,妊娠期尤其早期勿行 MRI 检查。患者全身情况不适于搬动者勿行 MRI 检查。

【注意事项】

1. 本设备具有强磁场,如装有心脏起搏器,或体内有金属或磁性物植入史(如避孕环),或早期妊娠的患者不能进行检查,以免发生意外。

2. 患者请勿穿戴有金属的内衣,检查头、颈部的患者请在检查前日洗发,勿擦头油。

3. 检查前需更换衣服,除去项链、手表、义齿、义眼、带金属的皮带等。

4. 检查时请携带以往的检查资料,包括病情摘要、化验单、X 线片、CT 片或 MRI 片等,供诊断参考。

5. 认真填写申请单的每一项,如核磁号、既往 X 线号、CT 号、患者的症状及体征,尤其写明检查部位等。

6. 做增强造影时,有药物过敏史、糖尿病、心肝肾功能不良者,可能发生过敏性休克、造影剂血管外渗漏或其他意外。故在检查前须知情同意,并签署"同意用药",请患者及家属配合。

第十一节　正电子发射断层成像

正电子发射断层成像(positron emission tomography,PET)主要通过放射性核素示踪技术,如采用放射性核素(如^{18}F、^{11}C 等)测定心、脑、肿瘤内部血流量以及葡萄糖代谢、氨基酸代谢、氧代谢、神经传递过程和受体量等,用于判断病变严重程度、病变部位及定位和定性等诊断。

【适应证】

1. **器官正常及异常血流和代谢测定**　用于人脑功能检查、脑缺血、脑栓塞、心肌缺血、心肌梗死等。

2. **原发肿瘤尤其是转移性、复发性肿瘤的诊断**　如卵巢癌、子宫内膜癌、宫颈癌、乳腺癌等。

【禁忌证】

无明显禁忌证。

第十二节　外阴及宫颈活组织检查

一、外阴活组织检查

【适应证】

1. 外阴赘生物须明确诊断者。

2. 可疑外阴恶性病变须明确诊断者。

3. 外阴白色病变可疑恶变者。

4. 外阴特异性感染者(尖锐湿疣、结核、阿米巴外阴炎等)。

5. 外阴溃疡久治不愈须明确诊断,或可疑恶变者。

【禁忌证】

1. 外阴急性化脓性感染。

2. 月经期。

3. 怀疑恶性黑色素瘤者禁忌门诊活检,仅在手术时用于冷冻病理检查以确定手术范围。

【操作方法】

1. 取膀胱截石位,常规消毒外阴,行局部麻醉。

2. 小赘生物可自蒂部剪下或活检钳钳取,局部压迫止血。

3. 病灶面积大则取梭形切口,切除病灶部位皮肤、皮下组织及周围部分正常皮肤,切口以丝线缝合,3~5 天拆线,标本 10% 甲醛固定后送病理检查。

【注意事项】

1. 注意切口局部清洁,避免感染。

2. 必要抗生素预防感染。

二、宫颈活组织检查

【适应证】

1. 宫颈细胞病理学检查或人乳头瘤病毒检测结果须进一步行宫颈组织学诊断者。

2. 临床可疑宫颈恶性病变者。

3. 宫颈溃疡或赘生物者。

4. 宫颈炎症反复治疗无效者。

5. 宫颈特异性感染者(尖锐湿疣、宫颈结核、阿米巴宫颈炎等)。

【禁忌证】

1. 阴道或宫颈急性炎症,如滴虫、真菌或细菌感染急性期。

2. 急性附件炎或盆腔炎。

3. 月经期或宫腔流血量较多时。

【操作方法】

1. 取膀胱截石位,窥器暴露宫颈,擦净宫颈黏液及分泌物,局部消毒。

2. 活检钳取材,一次钳取小块组织,根据病变多点活检,描述并记录取材部位。

3. 创面压迫止血,出血较多时可局部填塞带尾纱球压迫,尾绳留于阴道口,嘱患者 24 小时后自行取出。

4. 标本分块分瓶,10% 甲醛固定,标记取材部位,送病理检查。

【注意事项】

1. 若条件允许,最好在阴道镜指导下行定位活检。病变明显可单点活检,可疑癌变者,应多点活检取材。注意在宫颈鳞-柱交接处、可疑病变处、或正常与异常上皮交界处取材。所取组织要有一定深度,应包括上皮及间质。

2. 若出血活跃,可局部填塞止血剂或止血海绵,或电凝止血。取出填纱后若仍出血多,必要时急诊处理。

3. 必要抗生素预防感染。

第十三节　诊断性刮宫

诊断性刮宫,其目的是刮取宫腔内容物做病理检查协助诊断。诊刮分一般诊刮和分段诊刮。一般诊刮适用于内分泌异常,需了解子宫内膜变化及对性激素的反应、有无排卵、有无结核等。分段诊刮指操作时先刮颈管,再刮宫腔,将刮出物分别送病理检查,适用于诊断子宫颈癌、子宫内膜癌及其他子宫恶性肿瘤,并可了解癌灶范围。

【适应证】

1. 子宫异常出血,需证实或排除子宫内膜癌、宫颈管癌或其他病变如流产、子宫内膜炎等。

2. 对功能失调性子宫出血或不全流产,做诊刮既可明确诊断,又可起治疗作用。

3. 不孕症,取内膜了解有无排卵及内膜发育情况。

4. 闭经,如疑有子宫内膜结核、卵巢功能失调、宫腔粘连等。

5. 宫外孕的辅助诊断。

【禁忌证】

诊断性刮宫的相对禁忌证为凝血功能障碍,因为这类患者可能会出血过多。对于这些患者的处理(包括暂时停用抗凝药物),需要与患者的其他内科医生进行会诊后根据患者的具体情况加以决定。若存在阴道、宫颈或盆腔的急性感染,应推迟该操作(如有可能)直至感染治愈后再行。为移除感染的妊娠物而行的治疗性刮宫除外。病灶阻塞了宫颈管的宫颈癌也属于禁忌证,因为在行诊刮时可能发生大出血或穿孔。对于这些患者,宫颈活检即可诊断,无需行诊刮。

【操作方法】

1. 患者取背侧膀胱截石位。为患者架腿时须注意避免使髋关节过度外展。此外,腿的外侧部分不应靠压在腿架上,否则可能损伤腓神经进而导致足下垂。

2. 首先应进行妇科查体。记录子宫的大小、形状和位置,尤其需注意宫颈的轴向和宫底的屈度。术前子宫查体对降低子宫穿孔的发生率至关重要。随后才是对附件的大小、形状和质地的确定。

3. 使用无菌溶液清洁会阴、外阴、阴道和宫颈,铺巾。无需刮除阴毛或下腹部毛发。预防性使用抗生素并不必要。

4. 用窥器扩张阴道暴露宫颈,以消毒液再次消毒阴道及宫颈。

5. 用宫颈钳固定宫颈,用探针探测宫腔深度。牵拉宫颈钳,使宫颈与子宫腔道的轴向一致(若需分段诊刮则应先刮宫颈内膜,再探宫腔)。探测宫腔以了解其大小,并确定子宫位置。以大拇指和示指握持探针,以避免施力过重。对于部分病例,在探测宫腔前可能需要扩张宫颈。正常的子宫探测结果为8~9cm。

6. 用特制的诊断性刮匙,刮取子宫内膜。

7. 刮宫时,刮匙由内向外沿宫腔四壁、宫底及两侧角有次序地将内膜刮出并注意宫腔有无变形、高低不平等。

8. 刮出的子宫内膜全部固定于10%甲醛或95%乙醇中,送病理检查。

【注意事项】

1. 正确掌握诊断性刮宫的时间及范围

(1)了解卵巢功能:应在月经前1~2天或月经来潮24小时内。

(2)功能失调性子宫出血:如疑为子宫内膜增生症者,应于月经前1~2天或月经来潮24小时内诊刮,如疑为子宫内膜剥脱不全时,则应于月经第5~7天诊刮。出血多或时间长,则抗感染治疗并随时诊刮。

(3)原发不孕:应在月经来潮前1~2天诊刮,如分泌像良好,提示有排卵;如内膜仍呈增生期改变,则提示无排卵。

(4)子宫内膜结核:应于月经前1周或月经来潮12小时内诊刮,刮宫时要特别注意刮两侧宫角部,因该处阳性率较高(术前怀疑为结核者应先用抗结核药)。

2. 条件允许时,如患者有要求,或精神紧张,或无性生活史,可酌情予以镇痛药,或采用静脉麻醉或宫旁阻滞麻醉。

3. 阴道出血时间长者,常合并有宫腔内感染,术前和术后应用抗生素预防及控制感染。

4. 如为了解卵巢功能而做诊刮时,术前至少 1 个月停止应用性激素。

5. 行刮宫止血时,应尽量刮净内膜,以起到止血作用。

6. 放置子宫探针、刮匙做宫腔搔刮时,要注意子宫位置,操作应轻柔,尤其是哺乳期或绝经期妇女及怀疑子宫内膜癌、绒癌的患者。

7. 术后根据病情予以抗生素防止感染。一般禁盆浴及性生活 2 周。

第十四节　输卵管通畅性检查

一、输卵管通液试验

输卵管通液试验(hydrotubation)为通过子宫气囊导管向宫腔内注入液体,根据阻力大小、有无液体反流及注入的液体量和患者的感觉,判断输卵管是否通畅。

此术式简便廉价,但准确性不高。无法确定是一侧还是双侧输卵管病变,也不能准确判断病变的具体位置以及是否存在粘连。超声下输卵管通液试验由超声扫描观察宫腔情况,以及是否有液体自宫角部流出、直肠子宫陷凹液体量是否增加,但准确性仍较差。由于通液是一种盲性操作,无直视指标,更不能进行不孕的病因诊断,因此只能作为临床初步评估输卵管通畅程度的筛选方法,不能替代子宫输卵管碘油造影或宫腹腔镜检查以判断输卵管的通畅性以及结构和功能。由于准确性低于造影和腹腔镜检查术,目前输卵管通液术主要用于疏通输卵管手术后的辅助治疗。

【适应证】

1. 原发不育或继发不育,要求检查输卵管是否通畅者。

2. 输卵管成形术后评价手术效果。

3. 尝试使轻度阻塞输卵管恢复通畅。

【禁忌证】

1. 各种阴道炎。

2. 急性盆腔炎。

3. 严重急慢性疾病不能耐受手术者。

4. 月经干净后有性生活。

5. 检查前体温超过 37.5℃。

【操作前准备】

1. 月经干净 3~7 天,本周期不同房。

2. 术前化验无异常,白带检测正常。

3. 术前皮下注射阿托品 0.5mg。

【操作方法】

1. 取膀胱截石位,冲洗并消毒宫颈,钳夹宫颈。放置宫腔内气囊导管,缓慢注入无菌生理盐水 20~30ml。

2. 判断标准

(1)通畅:注入顺利,无阻力,无反流。

(2)通而不畅:可大部注入,稍有阻力,少许反流。

（3）不通畅：阻力大，无法注入，或大部反流。

【操作后处理】

术后可口服抗感染药物，术后 2 周内禁止性生活。

【注意事项】

推注时要缓慢，动作要轻柔。注意无菌操作。

【并发症及处理】

1. **感染**　原有炎症发作或无菌操作不严格，可能导致医源性感染。对于有高危因素者术后可以预防性使用抗生素治疗。

2. **疼痛**　术中术后患者可能产生疼痛，术后应就地休息观察，必要时予以解痉镇痛治疗。

二、子宫输卵管碘油造影

子宫输卵管碘油造影（hysterosalpingography，HSG）在 X 线透视下进行，通过导管向宫腔内注入碘油或碘水，并在不同时段进行摄片，以了解造影剂弥散在盆腔内的情况。不仅能了解输卵管是否通畅，而且可以了解输卵管阻塞部位，以及子宫和输卵管的形态。

是目前评价输卵管通畅性最好的试验和首选的方法。HSG 检测输卵管远端病变较近端病变更敏感，近端更容易出现假阳性结果。通过输卵管壶腹部周围出现对比造影剂池判断输卵管周围粘连、评估输卵管周围病变以及子宫内膜异位症相对更不可靠。HSG 提示输卵管通畅并不表明拾卵功能正常。与腹腔镜通液相比较，HSG 特异性为 83%，敏感性为 65%。

【适应证】

1. 原发不育或继发不育要求检查输卵管是否通畅者。

2. 曾行输卵管通液术，结果通畅，但半年以上仍未妊娠者。

3. 宫腔粘连、宫腔形态异常、宫腔异物等。

4. 内生殖器发育畸形，如单角子宫、双角子宫、纵隔子宫等

【禁忌证】

1. 各种阴道炎。

2. 急性盆腔炎。

3. 严重急慢性疾病不能耐受手术者。

4. 产后、流产、刮宫术后 6 周内。

5. 月经干净后有性生活。

6. 有碘过敏史。

7. 检查前体温超过 37.5℃。

【操作前准备】

1. 月经干净 3~7 天，本周期不同房。

2. 术前化验无异常，白带检测正常。

3. 造影前做碘过敏试验阴性，皮下注射阿托品 0.5mg。

【操作方法】

1. 排空膀胱，取膀胱截石位。常规冲洗外阴阴道，消毒宫颈，钳夹宫颈，插入造影头。

2. 缓慢注入碘油,在 X 线屏幕下观察造影剂充盈情况,待造影剂充满子宫时拍摄第一张,待输卵管显影时拍摄第二张,如造影剂进入盆腔内弥散时再拍第二张,将影响对输卵管具体情况的准确观察。待造影剂溢出并弥散至盆腔时拍摄第三张,而后再次注入一定量的造影剂,顺便拔出导管后让患者适当走动,等待 24 小时左右,造影剂在盆腔内充分弥散时拍最后一张延迟造影片。如为碘水造影,在手术当日可完成所有拍摄,拔出导管后 20~30 分钟拍摄延迟涂抹片,无需 24 小时后再行 X 线拍片。

【操作后处理】

术后可口服抗感染药物,术后 2 周内禁止性生活。

【注意事项】

推注时要缓慢,动作要轻柔。注意无菌操作。

【并发症及处理】

1. **感染** 原有炎症发作或无菌操作不严格,可能导致医源性感染。对于有高危因素者术后可以预防性使用抗生素治疗。

2. **疼痛** 术中术后患者可能产生疼痛,术后应就地休息观察,必要时予以解痉镇痛治疗。

3. **静脉回流** 可能由于子宫内膜损伤、内膜炎症或注射压力过高、造影剂量过大等原因造成。注意操作前排除炎症期患者,操作中轻柔避免损伤内膜,推注时轻柔缓慢和适量。

4. **碘油栓塞** 此类情况非常少见,主要由于静脉回流后碘油油剂进入血管而发生,并伴有严重过敏反应。患者可能在造影中出现咳嗽、胸痛、心悸、烦躁,甚至于休克昏迷,导致猝死。故术前需做好抗过敏、休克抢救等准备。术中注意观察患者症状变化。

三、子宫输卵管超声造影

子宫输卵管超声造影(hysterosalpingo-contrast sonography,HyCoSy)为在经阴道超声引导下,向宫腔内注入超声诊断造影剂(声学造影剂),在超声下动态观察其在子宫、输卵管及直肠子宫陷凹的影像,从而判断输卵管是否通畅,以及子宫及输卵管的形态等情况。

较一般的超声下输卵管通畅试验更加准确,患者无需接受放射线。不仅可以显示子宫、输卵管及盆腔的情况,还可以发现子宫肌层和卵巢的病变。有研究证实,HyCoSy 和 HSG 与"金标准"宫腹腔镜下亚甲蓝通液在评价诊断结果准确性方面有较好的一致性。进行诊断的同时尚有分离粘连的作用,因盆腔有大量生理盐水,随着身体的运动可分离细小粘连带。注入庆大霉素、糜蛋白酶、地塞米松有抗炎作用,对一些炎症引起的输卵管通而不畅者有治疗作用。随着特异性超声成像技术和新型造影剂的迅速发展,HyCoSy 也逐步向临床推广。

【适应证】

1. 原发性或继发性不孕症的原因探查。

2. 内生殖器发育畸形,如单角子宫、双角子宫、输卵管先天未发育等。

3. 宫腔粘连、宫腔形态异常、宫腔异物等。

4. 了解各种绝育措施后输卵管的情况。

【禁忌证】

1. 各种阴道炎。

2. 急性盆腔炎。

3. 严重急慢性疾病不能耐受手术者。

4. 产后、流产、刮宫术后 6 周内。

5. 月经干净后有性生活。

6. 检查前体温超过 37.5℃。

【操作前准备】

1. 月经干净 3~7 天,本周期不同房。

2. 术前化验无异常,白带检测正常。

3. 造影剂配制。造影剂微泡混悬剂 1~2ml 加生理盐水稀释至 20ml 左右

【操作方法】

1. 膀胱憋尿,取膀胱截石位。常规冲洗外阴阴道,消毒宫颈,钳夹宫颈,宫腔置管。

2. 宫腔管气囊内注入 1.5~2ml 生理盐水。

3. 二维超声检查确定宫角和双侧卵巢位置。

4. 开启三维超声造影模式,采集角度 100°~120°,推注造影剂。

5. 启动容积采集,当观察到造影剂进入输卵管间质部后采集。在三维采集过程中持续推注,容积采集结束后,立即停止推注。

6. 保存容积数据,回到二维模式观察造影剂弥散情况。

7. 造影结果分析,通畅的标准为推注无阻力、无反流,输卵管全程走行自然,管径均匀,卵巢周围见环状、带状强回声,子宫周围及盆腔造影剂弥散均匀。

【操作后处理】

术后可口服抗感染药物,术后 2 周内禁止性生活。

【注意事项】

推注时要缓慢,动作要轻柔。注意无菌操作。

【并发症及处理】

1. **感染** 原有炎症发作或无菌操作不严格,可能导致医源性感染。对于有高危因素者术后可以预防性使用抗生素治疗。

2. **疼痛** 术中、术后患者可能产生疼痛,注意水囊注射勿过大,避免引起疼痛。术后应就地休息观察,必要时予以解痉镇痛治疗。

四、宫腔镜检查和腹腔镜检查

宫腔镜检查和腹腔镜检查是输卵管通畅性诊断的金标准,但不作为常规检查,主要适用于盆腔子宫内膜异位症的诊断,以及影像学检查无法确定病因者,可弥补子宫输卵管碘油造影和 B 超检查的不足,明确有无盆腔子宫内膜异位症、诊断输卵管阻塞部位及是否有黏膜下肌瘤、子宫内膜结核等异常情况。或有其他适应证需要做宫腹腔镜手术时,术中同时进行直视下通液术。此外,为确定原因不明不孕症的诊断,也可以选择行宫腹腔镜手术。详见本章第十六节和第十七节内容。

第十五节 阴道镜检查

【适应证】

1. 宫颈细胞病理学检查或人乳头瘤病毒检测结果符合阴道镜转诊者。

2. 肉眼观察可疑或病史可疑如下疾病。

3. 宫颈病变。宫颈上皮内瘤变、早期宫颈癌、宫颈锥切前明确病变的范围、真性宫颈糜烂、尖锐湿疣、梅毒、结核、宫颈息肉可疑癌变等。

4. 阴道病变。阴道上皮内瘤变、早期阴道癌、阴道腺病、尖锐湿疣、梅毒、结核等。

5. 外阴病变。外阴上皮内瘤变、早期外阴癌、尖锐湿疣、梅毒、结核等。

【禁忌证】

1. 外阴、阴道、宫颈急性炎症。

2. 局部活动性出血。

【操作方法】

1. 排空膀胱,取膀胱截石位,放置窥器避免接触宫颈,擦净宫颈口分泌物,进行阴道镜检。

2. 观察宫颈全貌,留意宫颈外观异常改变及有无异常血管走行。

3. 醋酸溶液试验。3%~5%醋酸溶液涂抹宫颈表面后立即观察宫颈表面。观察鳞-柱交接、转化区,观察有无醋白区域,醋白区域厚薄、边界,有无镶嵌形成、隐窝状腺体开口等改变;涂醋酸后血管先收缩,继而扩张,点状血管、螺旋状血管清晰可见,加绿色滤光片可清楚地显示血管走行。

4. 复方碘溶液试验。复方碘溶液均匀涂抹宫颈表面及周围黏膜,观察局部着色情况。正常宫颈或阴道的鳞状上皮富含糖原,表面涂碘后被染成棕褐色或黑褐色,为碘试验阴性;当鳞状上皮发生病变时,其上皮内糖原含量明显减少或缺乏,则出现不着色区或着色很浅为碘试验阳性;绝经后妇女因雌激素水平低下、上皮菲薄、细胞内糖原含量减少,涂碘后可不着色或着色很浅;柱状上皮一般不着色。

5. 在拟诊病变较明显处进行活检,活检点数依病变范围而定。

6. 再次消毒阴道和宫颈,带尾纱球填塞压迫止血,6~24小时后取出。

7. 必要时应用抗生素预防感染。

第十六节 宫腔镜检查

宫腔镜(hysteroscopy)检查是指用膨宫介质将子宫腔充盈,使子宫前后壁分离后,使用特制的内镜——宫腔镜,经宫颈插入宫腔,对宫腔进行直视下检查或手术治疗。这是一项安全、准确、可靠而且实用的技术。本节内容主要侧重于使用宫腔镜技术对宫腔进行全面检查,对宫腔内病变进行手术治疗的内容详见第二章第十节。

【适应证】

1. 异常子宫出血。

2. 子宫内占位性病变的定位及诊断。

3. 子宫发育异常或子宫输卵管造影提示的子宫内膜及宫腔形态异常。

4. 不孕症、反复流产等宫内及颈管因素的评估。

5. 宫腔内异物定位。

6. 宫腔粘连的诊断及疗效评估。

7. 宫腔镜引导下输卵管插管通液。

【禁忌证】

1. 生殖道严重炎症(阴道炎、急性宫颈炎、急性子宫内膜炎、急性盆腔炎)。

2. 妊娠期,且希望继续妊娠者。

3. 子宫大量、活跃出血期间。

4. 近期(3 个月内)有子宫穿孔或子宫手术史。

5. 严重内科合并症、重要脏器功能不全者。

6. 现患宫颈恶性肿瘤者。

7. 生殖道结核未经抗结核治疗者。

8. 宫颈过度狭窄,内镜难以通过者。

【操作方法】

手术时机应选择在月经干净 3~7 天内、经后无性生活时。宫腔镜检查可不使用麻醉或采取宫旁阻滞或静脉麻醉。患者取膀胱截石位,常规消毒铺巾。放置阴道窥具,暴露宫颈,再次消毒。固定宫颈,用宫腔探针探明子宫屈度及子宫腔深度,用宫颈扩张棒由小号到大号一次扩张宫颈,将膨宫液通道打开,排净镜内空气,放置宫腔镜。膨宫液可选择灭菌注射盐水、5% 葡萄糖液、5% 甘露醇液。膨宫的压力为 13~15kPa 或舒张压水平,流速 200~300ml。如使用 CO_2 膨宫,则压力为 8~10kPa(60~80mmHg),流速 20~30ml/min。

1. **诊断性纤维宫腔镜**　将软性外套管套在纤维镜前端,以手指把软性外套管的前端固定在离物镜端约 2cm 的部位。拨动操纵杆,使物镜端的镜头上下移动,直视下从子宫颈外口插入物镜,观察宫颈管。

(1)全面观察宫颈管后,将宫腔镜插入宫腔内,先停在子宫颈内口的稍上方全面观察宫腔。

(2)继续将纤维镜插进,顺序观察宫腔前壁、左侧子宫角、左输卵管开口、宫腔后壁、右侧子宫角、右输卵管开口,而后观察子宫底。

(3)检查完毕,在退出镜子时再度详细观察宫颈管,由于此处难以膨胀,易出诊断错误。

(4)纤维镜体与软性外套管无法一起插入宫腔时,可把软性外套管固定在宫颈管内后,只把镜体向前推入宫腔,进行观察。再插不进去时,解决方法是以宫腔探针来找寻插入方向及用宫颈钳固定宫颈。如果宫腔探针可插入,但子宫颈内口非常狭窄时,可用宫颈扩张棒稍微加以扩张。勉强用力把纤维镜往前推进,可能折断镜体内的玻璃光导纤维而损伤影像。

2. **诊断性硬性宫腔镜**　可以对诊断性纤维镜所发现的宫腔内病变做出更详细的观察。镜体由宫颈一边观察一边插入,插入宫腔内以后,回转镜轴柄,将斜视镜片对准目标物进行观察。观察顺序与纤维镜同,按宫颈-宫体-宫角-宫底-宫颈依次观察。

【检查后处理】

术后 6 小时内严密观察血压、心率等生命体征。卧床休息 1 小时,预防性使用口服抗生素,禁性交 2 周。

【并发症及处理】

1. 子宫穿孔。检查镜罕见。一经发现,应立即停止手术。

2. 出血及周围脏器损伤。检查镜罕见。出血可应用止血药、宫缩剂治疗。当发生子宫穿孔时,可能出现周围脏器损伤,应根据损伤程度,决定下一步处理方案(如腹腔镜或经腹修补)。

3. 心搏呼吸骤停、心脑综合征。为预防此并发症,CO_2 最大流量不超过 100ml/min,CO_2 最大压力不超过 26.67kPa(200mmHg)。通常 4~9.7kPa(30~70mmHg)即可,注意电解质平衡。

4. 过度水化综合征(低钠水中毒)。检查镜较少见。大量灌流液吸收入人体血液循环中,导致血容量过多和低钠血症,严重者可致死亡。为预防此并发症,必须严格监测宫腔出入水量差,不应超过 1L。一旦发生过度水化综合征,应立即停止手术,利尿、纠正电解质及酸碱平衡紊乱。

5. 右旋糖酐作为膨宫剂时可发生过敏、肺水肿、凝血障碍和呼吸窘迫综合征(RDS),应询问过敏史,严格控制膨宫剂出入量,进入循环液量不应超过 500ml。葡萄糖作为膨宫剂时可发生高血糖,故进入循环液量不应超过 1L。

6. 术后宫腔粘连。

7. 盆腔感染。严格掌握禁忌证,严格术中无菌操作,术后可预防性使用抗生素。

8. 无证据表明宫腔镜检查会增加子宫内膜癌的盆腔播散。

第十七节　腹腔镜检查

腹腔镜(laparoscopy)检查指将特制的内镜由腹壁插入腹腔,直视下对腹腔及盆腔脏器进行全面检查的一项技术。

【适应证】

1. 不孕症要求明确盆腹腔情况及输卵管通畅性者。

2. 输卵管造影不通或不能明确诊断者。

3. 前次输卵管造影或通液正常,但超过半年仍不孕者。

4. 怀疑子宫内膜异位症或盆腔粘连者。

5. 慢性盆腔痛。

6. 腹腔内出血或腹水,明确诊断。

7. 内生殖器畸形的诊断。

8. 监视宫腔镜或其他宫腔操作。

【禁忌证】

1. 生殖道严重炎症(阴道炎、急性宫颈炎、急性子宫内膜炎、急性盆腔炎)。

2. 严重内科合并症、重要脏器功能不全者。

3. 严重凝血功能障碍者。

4. 妊娠>16 周者(相对禁忌)。

5. 巨大盆腹腔包块者。

6. 严重的盆腹腔粘连者(相对禁忌)。

7. 腹部疝。

【操作步骤】

需要术中通液者,需选取月经干净3~7日、月经后无性生活时。不规则阴道出血者,消炎后即可手术。术前需腹部及会阴部备皮、清洁脐部,术前1日常规灌肠或服用泻药清洁肠道。术前禁食、禁水。可选用局部麻醉加基础麻醉,或选用硬膜外麻醉及气管插管全身麻醉。患者取膀胱截石位,常规消毒铺巾,放置导尿管。先平卧位,用腹壁弹簧针做人工气腹,使腹腔内压力达到12~15mmHg(1.6~2kPa)、CO_2气体注入约2~3L,取出弹簧针,插入腹腔镜,然后将手术床调整为头低臀高位,倾斜15°~25°。探查横膈及整个盆腹腔器官和腹膜,必要时留取腹水或盆腔冲洗液。必要时放置2~3个Trocar。同时放置阴道内举宫器,需通液时自宫颈插入通液头或导管,缓慢注入亚甲蓝液体,在腹腔镜下观察双侧输卵管形态及伞端是否有液体溢出。此外,根据腹腔镜探查所见的具体疾病确定手术治疗方案。术毕,尽量放尽腹腔内CO_2气体,提起脐部,拔出穿刺套管及镜体,缝合穿刺口。

【术后处理】

预防性使用抗生素,监测生命体征,麻醉清醒后可拔出导尿管,适当活动。术后6小时可进普食。

【并发症】

1. 脏器损伤。

2. 出血。

3. 皮下气肿。

4. 感染。

5. 切口疝。

6. 气体栓塞。

7. 心脑血管意外。

第十八节　经阴道后穹窿穿刺术

【适应证】

1. 可疑异位妊娠或黄体破裂等引起的内出血。

2. 盆腔炎性积液或积脓。

3. 鉴别直肠子宫陷凹积液或贴近该部位的液体性质及病因。

4. 若贴近阴道后穹窿疑为肿瘤,性质不明,只可用此法采取标本行细胞学或组织学检查判定。

【操作方法和程序】

1. 排空膀胱,取膀胱截石位,必要时可半坐位。外阴阴道常规消毒,铺无菌洞巾。窥器暴露宫颈及阴道后穹窿,再次消毒。

2. 宫颈钳夹持宫颈后唇向前牵引,充分暴露阴道后穹窿,用18号腰麻针接10ml注射器,于后穹窿中央部,取子宫颈平行稍向后方向刺入2~3cm,然后抽吸注射器。若为肿块,则取最突出或囊性感最显著部位穿刺。抽取完毕,拔针。

3. 若有出血,可填塞压迫止血。

【注意事项】

1. 吸取标本肉眼观察及送检项目基本同经腹壁穿刺。疑有腹水者,一般多经腹壁穿刺。

2. 经阴道后穹窿穿刺最常用于内出血及炎症,故肉眼观察更为重要。若抽出鲜血,可放置4~5分钟,血凝者为血管内血液,应改变穿刺部位、方向和深度;若抽出不凝血(放置6分钟以上确定),则为内出血,可结合病史及体征确定诊断。若抽出为淡红色、稀薄、微浑浊液体,多为盆腔炎渗出液。若为脓液,则一目了然。抽取液一般有10ml则足供诊断用。

3. 注意进针方向、深度,避免伤及子宫或直肠。

第十九节　腹膜腔穿刺术

【适应证】

1. 检查腹腔积液性质,如异位妊娠出血、炎性渗出、肿瘤源性腹水,可协助确定其性质与来源。

2. 鉴别贴近腹壁的炎性或出血性肿块。

3. 放出腹水,缓解症状,或者腹腔内给药治疗。

【禁忌证】

肝性脑病先兆、结核性腹膜炎粘连包块、棘球蚴病(包虫病)及卵巢肿物高度可疑恶性者禁忌穿刺。

【操作方法】

1. 术前须排尿以防穿刺损伤膀胱。

2. 嘱患者取半卧位、平卧位或侧卧位。

3. 选择适宜的穿刺点。①左下腹脐与髂前上棘连线中、外1/3交点,此处不易损伤腹壁动脉;②脐与耻骨联合连线中点上方1.0cm、偏左或偏右1.5cm处,此处无重要器官且易愈合);③侧卧位,在脐水平线与腋前线或腋中线相交处,此处常用于诊断性穿刺;④少量积液,尤其有包裹性分隔时,须在B超引导下定位穿刺。

4. 常规消毒,戴无菌手套,铺消毒洞巾,自皮肤至腹膜壁层以2%利多卡因做局部麻醉。

5. 术者左手固定穿刺部皮肤,右手持针经麻醉处垂直刺入腹壁,待针锋抵抗感突然消失时,示针尖已穿过腹膜壁层,即可抽取腹腔积液,并留样送检。诊断性穿刺可直接用20ml或50ml注射器及适当针头进行。大量放液时,可用8号或9号针头,并于针座接一引流管,助手用消毒血管钳固定针头,并夹持引流管,以输液夹调整速度。将腹腔积液引入容器中记录并送检。

6. 放液后拔出穿刺针,覆盖消毒纱布,用手指压迫数分钟,再用胶布固定。大量放液后,须束以多头腹带,以防腹压骤降、内脏血管扩张引起血压下降或休克。

【注意事项】

1. 术中应密切观察患者,如有头晕、心悸、恶心、气短、脉搏增快及面色苍白等,应立即停止操作,并做适当处理。

2. 放液不宜过快、过多,肝硬化患者一次放液一般不超过 3 000ml,过多放液可诱发肝性脑病和电解质紊乱。但在维持大量输入白蛋白的基础上,也可大量放液。

3. 放液时若流出不畅,可将穿刺针稍移动或稍变换体位。

4. 术后嘱患者平卧,并使穿刺孔位于上方以免腹腔积液继续漏出。对腹腔积液量较多者,为防止溢出,在穿刺时应注意勿使自皮肤到腹膜壁层的针眼位于一条直线上。方法是当针尖通过皮肤到达皮下后,应在另一手协助下,稍向周围移动一下穿刺针头,而后再向腹腔刺入。如仍有漏出,可用蝶形胶布或火棉胶粘贴。

5. 放液前、后均应测腹围、脉搏、血压,检查腹部体征,以观察病情变化。

第二十节　胸膜腔穿刺术

【适应证】
1. 用于检查胸腔积液性质,协助确定病因。
2. 抽液减压,减轻大量胸腔积液引起的呼吸困难。
3. 行胸腔内给药。

【操作方法】
1. 患者取坐位面向椅背,两前臂置于椅背上,前额伏于前臂上。不能起床者,可取半卧位,患者前臂上举置于枕部。

2. 穿刺选在胸部叩诊实音最明显部位进行,一般取肩胛线或腋后线第 7、8 肋间;有时也选择腋中线第 6、7 肋间或腋前线第 5 肋间为穿刺点。若为包裹性积液,可结合 X 线和超声波检查定位。穿刺点可用蘸甲紫的棉签在皮肤上标记。

3. 常规消毒,戴无菌手套,铺消毒洞巾。

4. 用 2% 利多卡因在下一肋骨上缘的穿刺点自皮肤至胸膜壁层进行局部浸润麻醉。

5. 术者以左手手指固定穿刺部皮肤,右手将穿刺针的三通活栓转到胸腔关闭处,再将穿刺针在麻醉处缓缓刺入,待针尖抵抗感突然消失时,转动三通活栓,使其与胸腔相通,进行抽液。助手用消毒血管钳固定穿刺针,以防止针刺入过深,损伤肺组织。注射器抽满后,转动三通活栓使其与外界相通,排出液体。

6. 如选用较粗的长针头进行胸腔穿刺时,应先将针座后的橡皮管用血管钳夹闭,然后进行穿刺,进入胸腔后再接上注射器,松开血管钳,抽取胸腔内积液,抽满后再次用血管钳夹闭橡皮管,然后取下注射器,将液体注入弯盘中,以便记录或送检。

7. 抽液完毕后拔出穿刺针,覆盖消毒纱布,稍用力压迫穿刺部位片刻,再用胶布固定,嘱患者静卧。

【注意事项】
1. 操作前应向患者说明穿刺目的,消除顾虑。

2. 操作中应密切观察患者的反应,如有头晕、面色苍白、出汗、心悸、胸部压迫感或剧痛、昏厥等胸膜反应,或连续性咳嗽、气短、咳泡沫痰等现象时,立即停止抽液,并皮下注射 0.1% 肾上腺素 0.3~0.5ml 或进行其他对症处理。

3. 每次抽液不宜过快、过多,诊断性抽液 50~70ml 即可。减压抽液首次不超过 600ml,

以后每次不超过 1 000ml。如为脓胸,每次尽量抽净。疑为化脓性感染时,助手用无菌试管留取标本 100ml,并立即送检,以免细胞自溶。

4. 严格无菌操作,操作中防止空气进入胸腔,始终保持胸腔负压。

5. 避免在第 9 肋间以下穿刺,以免穿透、损伤腹肌,损伤腹腔脏器。

第二章 妇科手术

第一节 术前准备及围手术期处理

一、术 前 准 备

实施妇科手术前,手术人员、患者及家属均要做好一系列术前准备。

(一)思想准备

1. **医务人员思想准备** 医务人员必须认真了解患者的精神状态、对治疗疾病的信心。同时医务人员必须掌握该患者的手术适应证,准备工作应充分,对手术范围、手术难度、手术可能发生的情况等都要有充分的了解和估计。

2. **患者及家属思想准备** 患者对做手术都有顾虑和恐惧心理,医务人员必须针对其思想情况做必要的解释,消除其顾虑,使其充满信心并积极配合医务人员。

3. **术前医患双方须充分沟通** 让其了解疾病情况和治疗方法,讲明手术范围和可能出现的并发症,取得配合,签署手术知情同意书。患者也可委托家属签字,但须签订委托书。未成年患者或无完全民事行为能力者,应由其监护人签字。签字具有法律效力,具体参考《中华人民共和国医师法》的有关规定。

(二)手术前常规化验和检查

1. 术前必须做血常规、尿常规、出凝血功能及相关检查、肝肾功能、空腹血糖、电解质、血型、Rh 因子、乙型肝炎表面抗原(HBsAg)、丙型肝炎抗体、梅毒血清抗体、抗 HIV 抗体检测,心电图和胸片。

2. 了解子宫、附件及相关脏器情况,必要时行肝、脾、肾 B 型超声波检查及其他相关检查。

3. 必要时,根据病情可测定心肺功能、血脂等全套生化检查及各项凝血化验。

4. 急诊病人可根据病情对一些不能立即出结果的化验先留取标本,在抢救之后及时查对化验结果。

(三)其他辅助检查

根据病情需要,可做消化道、泌尿系统等全身检查。

(四)术前阴道准备

手术前一日白天和晚上阴道冲洗,可使用聚维酮碘或 1% 苯扎溴铵(新洁尔灭),共 2 次,冲洗后用 2% 甲紫涂于宫颈及穹窿做标记。阴道有炎症者,应治疗炎症后方可手术。对于阴道手术,术前阴道冲洗 1~3 天,每日 1~2 次。

(五)术前常规肠道准备

1. 以往非加速康复(ERAS)手术前,一般行附件切除、子宫切除、腹腔镜手术,术前 1 天给予肠道准备制剂,如硫酸镁或复方聚乙二醇电解质散等进行肠道准备。如果患者病情、盆腔情况允许,可省略此步骤。

2. 如需行广泛子宫切除术、卵巢癌肿瘤细胞减灭术等需做清洁灌肠。

3. 若疑宫外孕者,手术前禁止灌肠。

4. 孕妇免肠道准备。

(六) 术前特殊肠道准备

1. 凡盆腔粘连重,手术时有损伤肠道可能或疑肿瘤转移者,手术前应做肠道准备。

2. 术前 1~3 天进双份流质饮食或无渣饮食,必要时输液支持。

3. 术前 2 天肥皂水灌肠,每日 1 次,术前晚清洁灌肠;或者每日口服 25% 硫酸镁 40ml;或者术前 1 日口服 1~2 袋复方聚乙二醇电解质散。

(七) 术前皮肤准备

既往腹部手术备皮从剑突下水平直至耻骨联合上缘,两侧至腋前线将毛剃净。而会阴部手术备皮范围包括整个外阴部、肛门部及双侧大腿上半部。随着非加速康复(ERAS)手术实施越来越普遍,如果皮肤毛发并不影响手术切口,可省略此步骤,但需保证切口周围皮肤尤其是有皱褶皮肤处的清洁。

(八) 术前其他准备

1. 手术前夜 22 点以后禁食,24 点以后禁水,若手术较晚,可适当调整禁食禁水时间,以术前 6~8 小时禁食禁水为宜。

2. 备血。可能需要输血者,术前一天与血库联系备血。备血多或血型特殊者须提前准备。

3. 护送患者去手术室前,必须仔细核对姓名、床号,以免错误,贵重物件应交值班护理人员保管,取下非固定义齿。

4. 感染性疾病术前须准备培养管,以便术中采样做细菌培养及药敏,作为手术后用药参考。

5. 估计手术时须做冷冻切片者应先与病理科联系,做好进行冷冻切片准备。

6. 术前应请麻醉科会诊,决定麻醉方式。

(九) 进入手术室后的准备

检查尿管是否通畅,摆好体位,对灯,擦洗术野。需要时切口划线做标记。

二、术 后 处 理

1. 手术完毕,患者由麻醉科医师护送回病室,并向值班护士交代手术过程及护理注意事项。

2. 术后密切观察患者病情,注意血压、脉搏、呼吸和一般情况的变化。术后测量血压、脉搏、呼吸,半小时 1 次,至少 6 次,平稳后改为 1~2 小时 1 次,根据情况,以后 4~6 小时测 1 次,并记录。对手术创面大、渗血多或合并心脏病者,应加强监测,必要时行心电监护或进入重症监护病房(intensive care unit,ICU)进行监护。

3. 手术后为减轻伤口疼痛,可给予镇静药或止痛药。

4. **术后输液** 根据手术后患者全身情况、肠功能的恢复及饮食情况等决定是否需补液、补液内容及补液量等。

5. 饮食

(1)小手术或非腹部手术,手术时间短、麻醉反应不大者,术后可根据患者需要给予流质、半流质饮食或普食。

(2)全子宫切除或其他大手术的饮食:手术当日禁食,第2天可给予流质饮食,待胃肠功能恢复,肛门自动排气后,可给予半流质饮食,排气后改普食。行肠道手术者,排气后逐渐进食。

6. 术后呕吐、腹胀

(1)手术后短期呕吐,常是麻醉反应引起,可给予阿托品0.5mg肌内注射,或甲氧氯普胺10mg肌内注射,或昂丹司琼4mg静脉注射或肌内注射。

(2)一般患者在手术后48小时内可自行排气。若48小时后仍无自动排气,反而腹胀较剧,则应除外粘连引起的肠梗阻或麻醉性肠梗阻。除外上述情况后,可给腹部热敷。肌内注射新斯的明0.5~1mg,放置肛管排气,用温肥皂水灌肠等。

7. 放置胃、肠减压管者的处理 应注意减压管是否通畅,引流液的色泽、量、性质等,并记录之,以便调整补液量。

8. 放置引流管的处理 注意引流液的量、色泽、性质等,并记录。伤口引流条和阴道引流管一般24小时拔除。手术范围大、盆腔脓肿术后,根据引流量和体温决定何时拔管,如24小时引流量<10ml,可将引流管拔出2~3cm,第2日仍<10ml,可完全拔除。行肠吻合、膀胱输尿管损伤者,适当延长拔除引流管的时间以利观察。

9. 起床活动

(1)术后患者能自行排尿后,即应鼓励患者起床活动,根据患者全身情况逐渐增加活动量。早日起床活动有利于肠蠕动的恢复,增进食欲,减少肺部并发症。

(2)老年患者,特别是全身麻醉后,或有慢性支气管炎、肺气肿等,应协助患者定期翻身,鼓励咳嗽,有利于防止肺部感染或促进炎症的消退。

三、妇科手术加速康复

加速康复外科理念(enhanced recovery after surgery, ERAS),即通过基于循证医学证据的一系列围手术期优化处理措施,减少手术创伤及应激,减轻术后疼痛,促进患者早期进食及活动,缩短患者术后恢复时间。目前广泛应用于妇科围手术期的诊疗和护理。

(一)术前准备

1. 术前评估 妇科手术医师及麻醉医师应在术前仔细询问患者病史,全面筛查患者的营养状态及术前合并症,评估手术指征以及麻醉、手术的风险,初步确定患者是否具备进入ERAS相关路径的基础和条件,必要时请相关科室会诊并予以针对性治疗。

2. 术前宣教 主管医师、麻醉医师以及护士共同完成,可采用口头、文字、图片以及视频等多种形式,对ERAS预期目的、入院前准备、围手术期处理流程(包括手术及麻醉过程)、患者需要配合完成的步骤、术后康复、出院标准等内容进行详细介绍。

3. 术前优化措施 术前4周开始戒烟、戒酒;纠正贫血,改善营养状态等措施。

4. 避免术前常规机械性肠道准备 术前机械性肠道准备(口服泻剂或清洁灌肠)。对妇科良性疾病的手术,取消术前常规肠道准备;预计有肠损伤可能,如深部浸润型子宫内膜异位症、晚期卵巢恶性肿瘤,病变可能侵及肠管者,或患者存在长期便秘时,可给予肠道准备。

5. **饮食** 对于无胃肠功能紊乱(如胃排空障碍、消化道梗阻、胃食管反流或胃肠道手术史等)的非糖尿病患者。术前6小时禁食固体食物、2小时禁食清流质,术前2小时摄入含糖饮料。

6. **药物** 避免在术前12小时使用镇静药物。

7. **静脉血栓风险评估及术前抗凝治疗** 对于手术时间超过60分钟、妇科恶性肿瘤患者以及其他深静脉血栓形成中、高风险患者,建议穿着抗血栓弹力袜,并在术前皮下注射低分子肝素。术前4周停用激素补充治疗及口服避孕药。

8. **腹腔镜手术** 术前可不进行常规皮肤准备。切皮前30~60分钟预防性使用抗生素。

9. **术前预防性多模式镇痛** 术前1~2小时联合口服对乙酰氨基酚、塞来昔布、加巴喷丁或普瑞巴林。

(二) 术中管理

ERAS强调术中与麻醉医生配合,尽可能选择微创手术方式,优化麻醉方案,术中补液,加强体温监测与保温,预防术后恶心与呕吐的发生,避免放置鼻胃管和引流管,贯彻术中多模式镇痛等措施,尽可能降低围手术期的手术应激。

(三) 术后管理

1. **多模式镇痛**

(1)建议术后继续联合使用对乙酰氨基酚、NSAID(如氟比洛芬注射液)、加巴喷丁或普瑞巴林作为基础镇痛方案,如镇痛效果欠佳,可加用阿片类药物(如吗啡、羟考酮)。当患者24小时内阿片类药物静脉给药超过2次时,可考虑使用自控式镇痛泵(PCA)。

(2)不同手术方式给予针对性的镇痛方案,如经阴道子宫全切除术,可给予局部浸润麻醉、蛛网膜下腔阻滞麻醉;妇科良性疾病经腹手术,可选用胸段硬膜外低浓度局部麻醉镇痛、联合小剂量椎管内阿片类药物、躯干神经阻滞(如腹横肌平面阻滞)、切口局部浸润;妇科恶性肿瘤经腹手术,特别是肿瘤细胞减灭术,PCA是较为理想的镇痛方式。

2. **术后抗凝治疗** 深静脉血栓形成高风险的患者术后需继续抗凝治疗,可考虑使用低分子肝素联合弹力袜或间歇性充气压缩泵。对于接受经腹手术的妇科恶性肿瘤患者,建议使用低分子肝素至术后28天。

3. **术后饮食补液管理** 对于常规妇科手术患者,建议术后4~6小时开始进食;对于妇科恶性肿瘤患者,包括接受肠切除吻合术的患者,建议术后24小时内开始饮食过渡。当经口摄入能量<推荐摄入量的60%时,应添加肠内营养制剂,补充碳水化合物、蛋白质、维生素和微量元素。如果患者能耐受经口进食,且口服止痛药物能达到理想的镇痛效果,术后24小时撤除静脉通道。

4. **术后促进肠道功能恢复** 包括术后咀嚼口香糖、适当应用缓泻剂,如硫酸镁、乳果糖。

5. **围术期血糖控制** 术后血糖控制在10.0~11.1mmo/L或以下。

6. **术后早期活动** 术后24小时内尽早离床活动。术后早期离床活动有助于减少呼吸系统并发症、减轻胰岛素抵抗、降低血栓风险、缩短住院时间。

7. **尽量避免长期保留管路** 如尿管、引流管。术后24小时内拔除尿管

四、合并内科疾病者手术前、后的处理

(一) 合并心脏病者手术前、后的处理

围手术期心脏并发症易发人群,多发生于缺血性心脏病、瓣膜性心脏病、左心功能不全和心律失常的患者。危险因素包括缺血性心脏病(心绞痛和/或既往心肌梗死病史);心力衰竭;卒中或短暂脑缺血发作;肾功能不全[Scr>170μmol/L,或肌酐清除率<60ml/(min·1.73m²)]。根据病史、危险因素、心电图等结果将患者分为低危组(死亡风险<1%)和高危组(死亡风险≥1%)。对高危患者,视手术危险程度、紧急程度选择下一步评估。

【适应证】

1. 有妇科手术指征。

2. 心功能分级为Ⅰ～Ⅱ级,能耐受手术者。

3. 心功能分级为Ⅲ级者,手术应慎重考虑,做好充分术前准备,术中监护,并尽快完成手术。

【禁忌证】

1. 心衰未控制。

2. 心功能差Ⅲ～Ⅳ级(NYHA分级)。

3. 风湿活动未控制。

4. 严重心肌损害。

5. 心房颤动未控制。

6. 合并肺部感染。

【术前准备】

术前应请麻醉科、心脏科及外科医师会诊,共同评估。术前非侵入性检查的目的在于提供患者三方面信息:左心室功能、心肌是否缺血和瓣膜病变。

1. 辅助检查

(1)心电图检查,有心律失常、房颤者须做Holter。

(2)胸透,了解左心肥大情况,有条件可做静息超声心动检查。

(3)抗链球菌溶血素O(ASO)试验、血沉测定。

(4)冠心病患者,测定甘油三酯、脂蛋白及胆固醇。

(5)对于明确心肌缺血,不稳定心绞痛患者,经积极的药物治疗,行非急诊、非心脏手术术前可行冠脉造影检查。

2. 术前用药

(1)心脏病患者,术前应请内科会诊,共同商定围手术期用药、处理方案、术中监护。

(2)心脏病患者,术前应请麻醉科会诊,共同商定麻醉方式、围手术期监护方案。

【注意事项】

1. 术中注意事项

(1)吸氧:必要时加压面罩给氧。

(2)心电图监护:随时观察心电图变化,必要时请内科医师在场指导。

(3)麻醉:术中应尽量避免用使冠状动脉收缩的升压药,如麻黄碱等。

(4)术中若出现心衰现象,可用快速洋地黄制剂如毛花苷 C 0.4mg+5% 葡萄糖溶液 40ml 静脉注射;若有心肌缺氧,则可给丹参、三磷腺苷、辅酶 A 等。术中若发现心律失常可用维拉帕米控制心率。

(5)尽量缩短手术时间及减少术中出血。

2. **术后注意事项**

(1)继续吸氧,改善缺氧情况。

(2)控制输液速度,应控制在 40 滴/min,每日补液量不超过 2 000ml。

(3)注意心率、心律及两肺底部有无啰音,警惕发生心衰。若有心衰先兆,如心率加快、呼吸急促、两肺底部闻及湿啰音,则需连续用洋地黄及呋塞米。

(4)重复心电图检查、持续心电监护。

(5)术后积极应用抗生素,预防感染。

(6)术后安置病人在 ICU 病房监护至病情稳定。

(二) 合并糖尿病者手术前、后的处理

【适应证】

患者需要手术治疗,但合并糖尿病,经积极治疗控制血糖到一定程度后方可进行手术,急症手术按具体情况,另行考虑。

【禁忌证】

1. 糖尿病尚未控制,血糖高于 11.2mmol/L(290mg/dl),尿糖在++以上,尿酮体阳性。

2. 二氧化碳结合力(CO_2CP)低,有酮血症。

3. 金黄色葡萄球菌感染。

【术前准备】

应在内分泌医师的指导下诊治并发症。

1. **术前检查** 测空腹血糖、餐后血糖,糖化血红蛋白;尿酮体;胆固醇、脂蛋白及三酰甘油等。

2. **糖尿病饮食控制** 每日总热量 104.6～125.5kJ/kg(25～30kcal/kg);包括蛋白质 0.8～1.2g/kg,消耗性疾病可增加至 1.5g/kg,糖 200～350g,脂肪 40～60g。三餐热量分布大概为 1/5、2/5、2/5。

3. **术前用药**

(1)糖尿病患者如血糖控制不满意,术前请内科医师会诊,协助制订血糖调整方案、围手术期监护方案。

(2)糖尿病患者术前请麻醉科医师会诊,协助制订手术时机、手术方式、围手术期监护方案。

【注意事项】

1. **术中注意事项**

(1)术中注意监测血糖的变化。

(2)术中注意观察血压及心脏的变化。

(3)术中补液如用葡萄糖溶液则需加胰岛素,按 4g 葡萄糖加 1U 胰岛素的比例,以防血糖过高。

(4)肥胖者加用张力缝线,以防伤口裂开。

2. **术后注意事项**

（1）术后密切随访血糖、尿糖、CO_2CP、电解质、尿酮体的变化。警惕酮血症及酸中毒、防止诱发糖尿病昏迷。若存在血糖过高，则用胰岛素控制。

（2）密切注意心脏和血压的变化，以防心血管疾病意外发生。

（3）术后输液如用葡萄糖液时需按 4g 葡萄糖加 1U 胰岛素的比例加用胰岛素。

（4）术后需用广谱抗生素预防感染。

（5）保持伤口清洁干燥。

（6）术后仍需进糖尿病饮食。

（7）重症糖尿病患者术后须在 ICU 病房监护至病情稳定。

（三）合并肺功能不全者手术前、后的处理

严重肺功能不全需手术者，应在具备围手术期监护条件的医院及内科医师的指导下进行。

【适应证】

1. 妇科疾病患者伴肺功能不全，经治疗控制后，能耐受手术者，可施行妇科手术。

2. 需急诊手术的伴肺功能不全的妇科疾病患者，术中加强呼吸管理，术后应用呼吸机支持治疗。

【禁忌证】

下述情况不宜施行选择性妇科手术。

1. 呼吸衰竭。静息条件下呼吸室内空气，排除心内解剖分流和原发于心排血量降低等情况后，动脉血氧分压（PaO_2）<7.98kPa（60mmHg），或伴有二氧化碳分压（$PaCO_2$）>6.65kPa（50mmHg）者。

2. 急性呼吸系统感染或慢性呼吸衰竭代偿期，但呼吸道有继发感染者。

3. 伴右心衰竭或全心衰竭未治疗者。

4. 伴酸碱失衡、电解质紊乱未纠正者。

【术前准备】

1. **完善各项特殊检查**

（1）胸部 X 线检查，必要时肺部 CT 检查。

（2）肺功能测定，包括血液气体分析、二氧化碳结合力及血清电解质水平。

（3）心电图，了解心脏情况，是否合并肺源性心脏病。

2. **一般处理**　吸烟者术前至少戒烟 2 周，指导患者练习深呼吸。体位引流呼吸道分泌物。低流量氧疗（1~2L/min）以改善缺氧状况。

3. **控制感染**　应用广谱抗生素，必要时行痰液涂片、细菌培养和药敏试验，合理指导用药。

4. **术前用药**

（1）严重肺功能不全需手术者，术前应请内科医师指导围手术期用药及制订围手术期监护方案。

（2）术前请麻醉科医师会诊决定麻醉方式及制订围手术期监护方案。

5. **利尿药**　肺水肿、心功能不全者可予氢氯噻嗪 25mg，每日 1 或 2 次，口服，或与氨苯蝶啶或螺内酯联合应用，以小剂量、短期、间歇用药为宜。

6. 慎用洋地黄制剂

【注意事项】

1. **术中注意事项** 术中需保护和维持呼吸功能,主要由麻醉医师管理。

(1)常规面罩吸氧,必要时辅助呼吸。

(2)心电图监护心脏情况。

(3)术中密切观察呼吸、循环功能情况,注意唇周有否发绀、缺氧现象,防止呼吸循环衰竭的发生。

(4)妇科手术一般麻醉平面较低,多采用硬脊膜外麻醉,给药后 20~30 分钟对呼吸影响最大,应密切观察,出现问题及时处理。

(5)低血压影响肺灌注,应及时处理。

(6)严格控制输液量和输液速度。

2. **术后注意事项**

(1)术后送重症监护病房(intensive care unit,ICU)观察。

(2)术后需继续吸氧,监测呼吸、心率、脉搏,警惕呼吸循环衰竭的发生。必要时定时复查血气分析。

(3)术后注意多翻身,拍背,深呼吸,鼓励咳痰,以防发生肺炎。

(4)术后注意保暖,防止感冒。

(5)保持呼吸道通畅,常规氧治疗。

(6)术后加强抗生素应用,防止术后呼吸道感染。

(7)术后不宜多用镇静药,尽量不用抑制呼吸的药物如吗啡、哌替啶等。

(四) 合并肝功能不全者手术前、后的处理

【适应证】

妇科病患者合并肝功能不全,经治疗后病情好转,能耐受手术者,应在内科医师指导下行妇科手术。

【禁忌证】

1. 急性病毒性肝炎及非炎性肝功能严重损害,肝功能尚未正常者,都不宜施行手术。

2. 肝性脑病、肝性肾功能不全及大量肝性腹水未治疗或治疗未奏效者不宜手术。

【术前准备】

1. 术前检测肝、肾功能,如血清胆红素,白蛋白、球蛋白(A、G 及 A/G),SG-PT,凝血酶原时间,甲胎蛋白,血红蛋白,血小板计数,血清尿素氮,尿酸,肌酐。血清电解质及各型肝炎有关抗原、抗体,了解肝脏损害程度及估计肝脏对手术的耐受力。

2. 术前给予高糖、高蛋白质饮食及丰富的维生素 C、复合维生素 B,以增加糖原储备及血浆蛋白质。

3. 根据患者贫血程度可考虑静脉输注复方氨基酸及血制品,如血浆、新鲜血及血浆清蛋白,少量多次应用有利于恢复肝功能,提高血浆胶体渗透压,促进腹水消退。

4. 术前应用维生素 K_1 10mg,每日 1~2 次,肌内注射,连用 3 天。

5. 术前准备凝血酶原复合物 2 瓶,术时渗血多时应用。

6. 术前请内科医师指导围手术期用药及制订围手术期监护方案。长期服用糖皮质激素者应给额外剂量琥珀酸氢化可的松(200mg)。

7. 纠正酸、碱、电解质紊乱。

8. 麻醉科会诊选择麻醉方式及麻醉用药。

9. 内科会诊决定术前用药、围手术期处理及监护方案。

【注意事项】

1. 术中注意事项

（1）充分吸氧，必要时加压面罩给氧。及时纠正低血压，避免肝脏缺氧致进一步损害。

（2）术中严密止血，尽可能缩短手术时间，避免无原则地扩大创伤范围。

2. 术后注意事项

（1）应用广谱抗生素预防感染。

（2）尽量避免使用经肝排泄药物。

（3）严密观察有无内出血、伤口血肿、感染、肝性脑病及腹水征兆，复查肝、肾功能及血清电解质。

（4）术后须在 ICU 病房监护至病情稳定。

（五）合并甲状腺功能亢进者手术前、后的处理

甲状腺功能亢进（甲亢）患者遇手术或感染等刺激可加重症状，甚至发生甲亢危象。故术前应请内分泌科医师明确患者机体状态、能否耐受手术，并指导术中、术后用药及发生甲状腺危象后的紧急处理。

【适应证】

1. 轻症或症状已控制，进行人工流产等小手术，除解释安慰外，无需特殊处理。必要时术前可用镇静药。苯巴比妥钠 0.03～0.06g，一次口服。地西泮 2.5～5mg，一次口服。

2. 甲亢患者症状明显，欲施行大、中型妇科手术，经治疗后症状缓解或消失，心率及血压（收缩压）正常或接近正常，即可手术。术前请内科医师指导围手术期用药及制订围手术期监护方案。

3. 甲亢症状严重，又须施行急症手术者；或甲状腺危象患者，需积极药物治疗，心率及血压（收缩压）正常或接近正常，才可手术。术前请内科医师指导围手术期用药及制订围手术期监护方案。

【注意事项】

1. 术后继续使用术前治疗甲亢的药物（如丙硫氧嘧啶）。

2. 如有感染积极治疗。

3. 甲亢危象者术后须送入 ICU 病房监护至病情稳定。

（六）合并贫血者手术前、后的处理

临床常见合并妇科手术的贫血主要是缺铁性贫血，其次为急性失血性贫血，至于再生障碍性贫血等则少见。慢性贫血患者非急诊中手术者，可先纠正贫血原因。急诊手术术前输血与否取决于贫血程度、手术大小和预期失血量等因素。输血应充分考虑其也可能有危害。老年患者应放宽输血指征。根据相关法律，输血前均应抽取被输血者的血样，以了解血型，并用于配血；同时做感染疾病筛查，以除外输血造成的感染性疾病。

【适应证】

1. 缺铁性贫血

(1)选择性较大手术(如子宫全切术)以血红蛋白80g/L为宜。宫颈癌广泛子宫切除术、卵巢癌肿瘤细胞减灭术等大手术应超过此标准(80g/L)。估计手术时间短、手术出血少的较小手术(如附件手术),可酌情放宽标准,但不宜<70g/L。

(2)术前纠正贫血

1)平衡膳食的基础上加强蛋白质摄入量,1~1.2g/(kg·d)。

2)补充铁剂:①硫酸亚铁0.3g,饭后口服,每日1~2次。②富马酸亚铁0.2g,饭后口服,每日3次。③琥珀酸亚铁薄膜片0.1g,饭后口服,每日1次。以上铁剂均可加服维生素C 300mg,促进吸收。④不耐受口服铁剂,或需较快补充铁剂者,可改肌内注射,右旋糖酐铁2ml(含铁50mg),每日1次。

2. 失血后贫血

(1)急性失血在消除失血因素的同时纠正血容量,紧急情况下(如宫外孕),在纠正休克补充血容量的同时应不失时机地手术,以消除失血因素。此时,贫血不是首要考虑因素。

(2)急性失血后期发生的贫血,适应证同缺铁性贫血。

3. 再生障碍性贫血 再生障碍性贫血可包括红细胞、白细胞及血小板三个系列的减少。手术的危险性包括贫血及其后果,术中失血及术后感染。因此,应严格掌握手术适应证。术前请内科医师指导围手术期用药及制订围手术期监护方案。

(1)紧迫需要手术者,可进行红细胞、白细胞及血小板相应的成分输血(或全血),血红蛋白≥80g/L,白细胞≥3×10⁹/L,血小板≥50×10⁹/L为最低标准。

(2)选择性手术,应衡量手术的必要性及风险程度,权衡利弊。血液成分标准如上述。术前必须请内科医师会诊决定术前用药、围手术期处理及监护方案,术前请麻醉科决定麻醉方案及围手术期监护。

【禁忌证】

1. 缺铁性贫血

(1)相对禁忌证

1)宫颈癌子宫广泛切除术、卵巢癌肿瘤细胞减灭术,血红蛋白<80g/L。

2)子宫全切术血红蛋白<70g/L。

3)附件手术血红蛋白<60g/L。

4)合并贫血性心脏病心功能不全。

(2)绝对禁忌证:合并贫血性心脏病心力衰竭未控制。

2. 失血性贫血 休克未纠正(或)血容量未纠正为手术相对禁忌;但在某种情况下,例如宫外孕仍在进行性急性失血,妊娠或产时子宫破裂等紧急情况,手术可与纠正休克及纠正血容量同时进行。

3. 再生障碍性贫血 血红蛋白<70g/L,白细胞<3×10⁹/L,血小板<50×10⁹/L属手术禁忌。在急需手术或紧急手术时(如剖宫产)可手术同时,给予成分输血。

【术中、术后处理】

1.贫血患者(尤其再生障碍性贫血血小板减少者)易术中出血,注意操作轻柔,止血确切。

2. 贫血患者(尤其再生障碍性贫血白细胞降低者)易术后感染,可考虑围手术期应用抗生素预防。

3. 再生障碍性贫血患者术后送 ICU 病房监护至病情稳定。

(七) 合并血小板减少症者手术前、后的处理

妇科手术合并的血小板减少常见于免疫相关的特发性血小板减少性紫癜。术前、术后均应在内科、最好在血液科医师的指导下诊治。

【适应证】

1. **择期手术** 应在血小板减少得到纠正后($\geqslant 50 \times 10^9/L$)进行。术前处理如下:术前请内科医师会诊决定术前用药围手术期处理及监护方案,请麻醉科医师会诊决定麻醉方式及围手术期监护。

2. **急诊手术** 输单采血小板,每次 1~2U。术前使血小板纠正至 $\geqslant 50 \times 10^9/L$ 。

【禁忌证】

血小板 $< 50 \times 10^9/L$ 为手术禁忌证。如属产科急症手术,可在严密监护下输注血小板同时手术,术前须向患者及家属说明风险,做到充分知情同意。

【术中处理】

1. 血小板减少易术中出血,应操作轻柔,仔细止血。

2. 术中避免血压波动,尤其血压急剧升高,以防颅内出血等严重并发症。

第二节 外 阴 手 术

一、尿道肉阜切除术

【适应证】

尿道肉阜。

【麻醉方法】

采用局部浸润麻醉或局部麻醉。

【操作方法】

1. 常规消毒外阴及尿道口。尿道口周围注射局部麻醉药物或局部采用表面麻醉。

2. 对有蒂的肉阜或局限的肉阜,充分暴露尿道口,尿道肉阜基底部完全切除肉阜,创面缝合止血,术后放置导尿管。

3. 累及尿道口四周的肉阜,较少见。在尿道肉阜基底部边缘外侧切开尿道外口黏膜,游离尿道前端,使之越过肉阜基底,切除尿道前端及肉阜。边环切肉阜及尿道口,边缝合尿道肉阜内、外两侧切缘的尿道黏膜。

4. 术后放置导尿管。

【注意事项】

1. 术后根据情况选择抗生素及切口换药时间,保持外阴清洁。

2. 根据情况决定导尿管的安置时间。

3. 并发症。术后有并发尿道口狭窄的可能。

二、前庭大腺囊肿造口术

【适应证】

前庭大腺囊肿直径大于3cm,反复发作;伴有症状或影响性生活。

【麻醉方法】

采用局部麻醉或阴部神经阻滞麻醉或骶管麻醉。

【操作方法】

1. **切开** 在小阴唇内侧中下方与处女膜之间的皮肤黏膜交界处,于囊肿最突出处做一纵切口,依次切开皮肤黏膜及囊肿壁。为引流通畅,减少复发,切口要达囊肿上下缘,深达囊腔。

2. **排出囊液** 囊壁切开后,使囊液充分外流,生理盐水冲洗囊腔。

3. **缝合** 用丝线或可吸收线将囊壁切口边缘与周围皮肤黏膜做外翻缝合,常规缝合3、6、9、12点,有出血部位另行缝合。

4. **放置引流条** 根据情况决定囊腔内是否放置引流条;一般置入油纱布压迫止血,24~48小时取出。

【注意事项】

1. 切口足够大,利于术后通畅引流;止血要确切。

2. 囊腔内引流条放置时间依据病情而定。取出油纱后换盐水纱条,隔日更换并进行外阴冲洗。

3. 根据病情选用抗生素及决定坐浴情况。

4. 切口采用丝线缝合者,术后4~7天拆线。

5. 术后并发症。造口失败,囊肿重新形成。

三、前庭大腺脓肿切开术

【适应证】

前庭大腺脓肿。

【禁忌证】

前庭大腺急性炎症尚未形成脓肿者禁用。

【麻醉方法】

采用局部麻醉或阴部神经阻滞麻醉或骶管麻醉。

【操作方法】

手术方法基本同前庭大腺囊肿造口术,只是最后不缝合。

1. **切开** 在小阴唇内侧中下方与处女膜之间的皮肤黏膜交界处做一纵切口,依次切开皮肤黏膜及脓肿壁,于脓肿最突出处做一纵切口,依次切开皮肤黏膜及脓肿壁。为引流通畅,减少复发,切口要达脓肿上下缘,深达脓腔。

2. **排出脓液** 脓壁切开后,使脓液充分外流,生理盐水冲洗脓腔。

3. **放置引流条** 脓腔内放置引流条。

【注意事项】

1. 脓腔内引流条放置时间依据病情而定。

2. 根据病情选用抗生素及决定坐浴情况。

四、小阴唇粘连分解术

【适应证】

小阴唇粘连。

【麻醉方法】

局部可采用表面浸润麻醉或局部麻醉。

【操作方法】

1. **手分离** 手分别放在小阴唇两侧,向两侧轻轻牵拉分离,粘连轻者,手分离即可成功。

2. **钳分离** 手分离失败者,采用钳分离,可用小血管钳插入粘连小阴唇的上方或下方的小孔中,轻轻向两侧做钝性分离,一般情况下,钳分离可获成功。

3. **刀分离** 对钳分离失败者,采用刀分离,用尖刀刃自粘连中线分离。

【注意事项】

1. 术后小阴唇内侧面涂具有消炎、润滑作用的药物,防止再次粘连。

2. 术后根据情况决定是否每日局部擦洗或坐浴。

五、外阴单纯肿物切除术

【适应证】

1. 外阴良性肿瘤,如纤维瘤、脂肪瘤、乳头状瘤等。

2. 外阴反复发作的毛囊炎、皮赘等良性肿物。

【麻醉方法】

采用局部麻醉。

【操作方法及程序】

外阴肿物的手术因有蒂、无蒂而不同。

1. **有蒂的肿物** 在蒂周围注射局部用麻醉药物,梭形切开蒂根部周围的皮肤,分离蒂根,血管钳钳夹蒂的根部,切除肿物,缝扎蒂部,最后缝合皮肤。

2. **无蒂的肿物** 无蒂肿物多为肿瘤。在肿瘤表面及周围注射局部用麻醉药物,在肿瘤表面做一切口,牵拉皮肤,分离肿瘤,将肿瘤完全剥离。缝合肿物的腔隙,关闭腔隙。最后缝合皮肤。

【注意事项】

1. 术后根据情况换药或坐浴。

2. 根据病情选择抗生素。

六、外阴血肿手术

【适应证】

1. 外阴血肿>5cm 或血肿<5cm,但经非手术治疗不能吸收者。

2. 血肿在保守治疗期间继续增大者。

3. 血肿伴发感染者。

【麻醉方法】

采用局部麻醉或阴部神经阻滞麻醉或骶管麻醉。

【操作方法】

1. **切口** 在血肿最突出的波动处,做纵切口,直达血肿腔,根据血肿大小决定切口大小。

2. **清除凝血块** 将血肿腔内凝血块全部清除,仔细检查有无活动性出血点。若有活动性出血,需结扎止血或缝合止血,生理盐水冲洗血肿腔。

3. **关闭血肿腔** 可吸收线或细丝线间断或荷包缝合血肿腔,关闭血肿腔。血肿腔大或有渗血者可放置引流条。

4. **缝合切口** 无菌敷料覆盖,根据情况选用"丁"字带加压固定。

【注意事项】

1. 术后注意局部清洁,术后 3~5 天拆线。

2. 对有感染者不关闭血肿腔,不缝合切口,放置引流条,开放引流,术后换药,根据情况决定是否坐浴。

3. 根据情况选用抗生素预防感染。

七、阴蒂缩小复位术

【适应证】

各种性发育异常疾病所致阴蒂肥大,社会性别为女性或患者希望为女性者。

【禁忌证】

同一般手术的禁忌证。

【操作方法】

1. 以含 1% 肾上腺素的生理盐水注入阴蒂背部皮肤,使皮下组织与阴蒂海绵体分离。

2. 沿阴蒂背部正中切开皮肤,自周围皮下将神经小心分离,保持血管神经与阴蒂头相连。

3. 分离阴蒂背侧的阴茎背动脉。

4. 分离阴蒂腹侧血管和神经,保持血管神经与阴蒂头相连(图 2-1)。

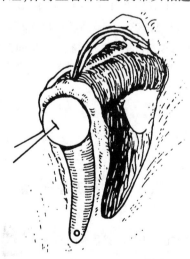

图 2-1 分离阴蒂背侧和腹侧的两束血管神经

5. 将阴蒂背侧和腹侧的两束供应阴蒂头的血管和神经游离,保持其与阴蒂头和阴蒂根部的连接,将肥大的阴蒂海绵体完整解剖。

6. 自冠状沟至耻骨联合前方海绵体分叉处切除阴蒂海绵体(图2-2)。

7. 将带血管神经的阴蒂头缝合在耻骨联合骨膜上(图2-3)。

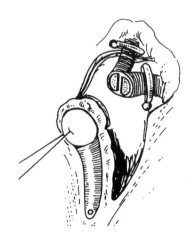 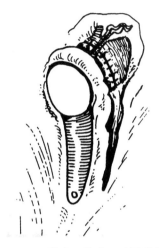

图 2-2 游离并切断阴蒂海绵体　　　　　图 2-3 缝合阴蒂头至耻骨联合

8. 将多余的皮片做成小阴唇。

【注意事项】

1. 一般手术和麻醉的各种意外情况均可能出现。

2. 注意尿道走行。如果外阴畸形较重,尿道开口于阴蒂头或为尿道下裂型,应进行尿道改道手术,必要时请泌尿外科医师共同手术。

3. 手术可能失败,复位的阴蒂头可能不成活而坏死。

4. 阴部血供极为丰富,术后可能渗血较多,应予压迫止血。

5. 手术过程可能阻断淋巴和静脉回流,在侧支循环建立之前可能有外阴水肿等,必要时可行饱和硫酸镁湿热敷外阴。

第三节　会阴及阴道手术

一、无孔处女膜切开术

【适应证】

青春期少女出现进行性加重的周期性下腹痛或会阴肛门坠胀感,但无月经来潮。检查发现处女膜向外膨隆,表面呈紫蓝色,无阴道开口。直肠指诊时可扪及阴道内有肿物向直肠前壁突出,下腹部触及子宫可有明显压痛。盆腔超声检查发现子宫腔及阴道内有积液,确诊后应及时行处女膜切开手术。

【禁忌证】

未明确诊断前、解剖结构尚未发育完善前不盲目手术。

【操作方法】

1. 在静脉麻醉或局部麻醉下进行。

2. 常规消毒外阴。

3. 术前导尿。

4. 取膀胱截石位,先用粗针穿刺处女膜正中最膨出部,抽出褐色积血证实诊断后再行"X"形切开,引流积血。

5. 常规探查宫颈是否正常,必要时以小号宫颈扩张棒扩张宫口,以利宫腔积血引流。但不宜进一步探查宫腔,以免引起上行感染。

6. 修剪多余的处女膜瓣,间断缝合切口边缘黏膜,保持引流通畅和防止创缘粘连。

【注意事项】

1. 如处女膜较厚,可通过金属导尿管入膀胱和示指在肛门指示,防止损伤尿道和直肠。

2. 术中不做双合诊检查。

3. 术后半坐卧位,保留尿管 24 小时。次日即可下地活动,以利积血外流。

4. 给予抗生素,保持外阴清洁,预防感染。

5. 术后 1 个月 B 超复查有无子宫或输卵管积血。

二、阴道成形术

(一) 阴道闭锁

阴道闭锁的病因为泌尿生殖窦未参与形成阴道下段,阴道中下段被纤维组织代替。根据其解剖学特点可分为阴道下段闭锁(Ⅰ型)及阴道完全闭锁(Ⅱ型)。阴道Ⅰ型闭锁临床症状与处女膜闭锁相似,检查无阴道开口,但闭锁处黏膜表面色泽正常,亦不向外隆起,肛查可触及阴道积血包块凸向直肠前壁,位置较处女膜闭锁者高。阴道完全闭锁多合并宫颈发育不良,子宫体发育不良或子宫畸形,经血容易逆流至盆腔,常常发生子宫内膜异位症。

【适应证】

阴道下段闭锁者子宫内膜功能多正常,因此症状出现较早,主要表现为阴道上段扩张,严重者合并宫颈、宫腔积血。一旦明确诊断,应尽早手术解除梗阻,为本节所述重点。阴道完全闭锁者往往合并宫颈发育不良,子宫体发育不良或子宫畸形,应充分评估宫颈发育不良状况,目前的手术方法有子宫切除术、子宫阴道贯通术等,不在本节阐述。

【禁忌证】

同无孔处女膜切开术。

【操作方法】

1. 在静脉麻醉或局部麻醉下进行。

2. 常规消毒外阴。

3. 术前导尿。

4. 分开阴唇,先用粗针向阴道积血方向穿刺,抽出积血后沿针头指引方向横行切开闭锁的阴道,必要时可用金属导尿管入膀胱和用示指在肛门作指示。

5. 游离有积血的中下段的阴道黏膜,切除多余闭锁的纤维结缔组织,排净积血。

6. 尽可能将游离切开的中段阴道黏膜向下牵拉,覆盖下段的创面与下方的黏膜缘缝合。

【注意事项】

1. 同处女膜闭锁切开术。

2. 术后定期扩张阴道,或佩戴阴道模型 3~6 个月,以防瘢痕挛缩。

3. 术后 1 个月复查 B 超看子宫或输卵管有无积血。

(二)先天性无阴道

病因是双侧副中肾管发育不全所形成。因原发闭经或婚后性交困难而就诊,检查无阴道开口,或仅在阴道开口处有一凹陷。为解决婚后性生活多需手术治疗。

术前应做全身系统以及盆腔 B 超、激素测定、染色体检查,了解有无子宫及发育程度、卵巢功能、有无泌尿系统的畸形。应鉴别是为 MRKH 综合征(Mayer-Rokitansky-Kuster-Hauser syndrome)或雄激素不敏感综合征。根据畸形的程度,制订手术方式及手术时间。

如为 MRKH 综合征,为解决性生活须做阴道成形术(即人工阴道手术),一般于结婚前 6 个月进行。如染色体为 46XY,除阴道成形术外,应将男性性腺切除以防恶变。

阴道成形术的主要方式如下。

1. 顶压法

【适应证】

(1)先天无阴道,但有短浅阴道凹陷,且外阴发育良好,组织松软者。

(2)后天阴道狭窄,有残留阴道远端部分。

(3)18 岁以后或结婚前实施。

【操作方法】

(1)开始 2~3 个月,用直径 0.8cm 的圆管状模型,向后向内顶压阴道外口,每日 2~3 次,每次至少半小时,以造成 5~6cm 深的内陷。

(2)然后用直径 2~3cm 的模型按阴道轴的方向(向内向后)顶压;其后不断换用更长更宽的器具扩张顶压。半年到 1 年可形成 9cm 左右深的阴道,并能满足性生活的需要。

【注意事项】

注意顶压的方向,避免损伤尿道口和直肠。

2. 魏氏(Williams)法外阴阴道成形术

【适应证】

适用于膀胱直肠没有足够的空间,借助向外构建外阴阴道的方法。

【操作方法】

(1)麻醉、体位、消毒同处女膜闭锁切开术。

(2)用稀释血管收缩剂(如 1:100 的肾上腺素或血管升压素)的生理盐水 20ml 浸润大阴唇和会阴后联合。

(3)沿两侧大阴唇内侧做一马蹄形切口,上端达尿道口水平,两侧旁开各 4~5cm 宽,切口深达会阴浅肌层。

(4)将两阴唇内侧皮缘会于中线,用 2-0 可吸收线,自下而上间断缝合。

(5)间断缝合肌层和皮下组织连于中线。

(6)以 3-0 丝线间断缝合外侧皮缘。可形成一深 4~5cm、能容 2 指的人工阴道。

【注意事项】

(1)保留尿管 48 小时。

(2)给予抗生素预防感染。

(3)保持外阴清洁,可局部热敷或理疗。

(4)1 周拆除丝线。

(5)伤口愈合后,选用适宜的扩张棒每日对新阴道扩张顶压 2 次。3 个月后可开始性生活。

(6)如果发生伤口感染和裂开,需 3 个月后再酌情处理。

3. 生物补片法阴道成形术

【适应证】

(1)先天无阴道。

(2)外阴发育不良。

【操作方法】

(1)全麻、腰麻或硬膜外麻醉。

(2)取膀胱截石位,消毒外阴及前庭部位。

(3)金属导尿管排空尿液后放在尿道膀胱中作指引。

(4)在肛诊手指引导下,在尿道和直肠间隙注入生理盐水 20ml(内含肾上腺素 0.2mg)。

(5)穿刺进针处做一横行切口,以手指做钝性分离,深达 9cm、能容 2~3 指即可。

(6)用 3-0 可吸收线间断缝合,将生物补片缝成长 7~8cm,宽 3cm 左右的狭长筒状(具体根据补片尺寸调整)。在略张开的窥器上套以阴茎套,然后将准备好的生物补片覆盖在阴茎套外面,轻轻放入前述腔隙内,将纱布条填入窥器内。

(7)退出窥器,用 2-0 号可吸收缝线将生物补片外口与人工阴道口的皮肤间断缝合一圈。

(8)用 7 号丝线将阴道外口间断缝合 2~3 针,避免人工阴道内纱布条脱出。

(9)10 天后拆除缝线,取出阴茎套及纱布,每天冲洗更换阴道模型。

【注意事项】

(1)按阴道手术做术前准备　术前 3 天少渣饮食,口服抗生素,术前清洁灌肠。

(2)术中注意避免损伤膀胱和直肠,如术中发现损伤,应及时正确修补。如术后发现,应分期做肠造瘘、瘘孔修补、还纳肠造瘘。

(3)术后放置导尿管 10 天。

(4)大小便后清洗、消毒伤口,保持外阴清洁。

(5)指导患者出院后自己换戴阴道模型。一般在术后半年左右结婚,如暂不结婚,可夜间放置阴道模型,白天取出。

(6)如无条件使用生物补片,可使用羊膜代替。

4. 皮瓣移植法(表皮半层皮片)人工阴道成形术

【适应证】

同生物补片法阴道成形术。

【操作方法及程序】

(1)阴道造穴同生物补片法阴道成形术。

(2)用切皮机从美容上不太重要的取皮区(臀部、大腿上内侧背面)切取薄的半层皮片,长20cm,宽10cm,放入含青霉素20万U的温生理盐水内保存。此前患者须做青霉素皮试。

(3)将皮片用2-0号可吸收线间断缝成筒状,套在略张开的表面套有阴茎套的窥器上(或将皮片绷紧在阴道模型外),慢慢插入新做成的阴道腔内。

(4)窥器内填塞纱条,取出窥器。

(5)用2-0可吸收线间断缝合皮片外口与人工阴道口的皮肤。

(6)用7号丝线将阴道外口间断缝合2~3针,避免人工阴道内纱布条脱出。

(7)点状皮片移植法

点状皮片法的优点如下:①需要较少量的皮肤,供皮区小;②分泌物可在点状皮片间的空隙得以引流,排异反应少(约1/500),消除了缩窄的可能;③数周后阴道全部上皮化。

方法:自大腿上部的内侧或后侧或臀部取皮,用电切片刀取两块0.3mm厚的半层皮片,最大为10cm×5cm。将取得的两块皮片用点状皮片切片机切成网状,套在窥器上或置于阴道模型上。

【注意事项】

(1)10天后拆除外口缝线,取出阴道填塞物,每日清洗换置模型,至2~3个月阴道完全上皮化。

(2)术后3个月即可性交。如暂不结婚,可夜间放置阴道模型白天取出。

(3)阴道重建有时受到血肿形成和感染的危害,也可能伤及膀胱、尿道和直肠。

(4)选择尺寸适当的阴道模型并恰当安放,避免过度压迫阴道造成坏死或损伤膀胱、尿道等。

(5)个别病例可能在移植的皮肤处发生色素沉着、毛发滋生甚至阴道癌。

5. 腹膜法人工阴道成形术 以腹膜构成阴道的方法可经阴道施行或腹腔-阴道联合进行。

【适应证】

同生物补片法阴道成形术。

【操作方法及程序】

(1)阴道造穴同生物补片法阴道成形术【操作方法及程序】(1)~(5)。

(2)阴道间隙缓慢插入合适的阴道模具(或阴茎套包的纱布卷)。

(3)在耻骨上做一横行切口或用腹腔镜。探查盆腔器官,在痕迹子宫后方横行切开直肠子宫陷凹腹膜4~6cm,自此向前后左右分离腹膜,呈筒状腔穴;或仅游离前面膀胱子宫反折腹膜和后面直肠子宫反折腹膜各4cm×12cm。如有始基子宫,予以切除后再游离腹膜前后叶更清楚。

(4)游离的腹膜缘切口缝4根4号丝线,切通阴道造穴顶端,移去阴道模具,牵拉缝线将腹膜拉入阴道腔。

(5)将腹膜切口以小张力间断缝合固定于人工阴道入口。

(6)放入阴道模具,缝合穴道顶端的直肠子宫反折与膀胱子宫反折的腹膜,形成阴道顶。

(7)保留阴道模具6天,然后每天冲洗更换。

【注意事项】

（1）分离新阴道腔隙时避免损伤膀胱或直肠。

（2）完全缝合阴道顶端，防止阴道与腹腔穿通。

（3）如腹膜游离困难，向下牵拉张力大，可切断圆韧带或剪开骨盆漏斗韧带腹膜，使其无张力地附着于人工阴道入口。

（4）手术后 3~4 周即可性交，如暂不结婚，可夜间放置阴道模具，白天取出。

6. 结肠转代法（Schubert-Schmid 法）人工阴道成形术

此法所形成的阴道有足够的深度和宽度，术后不必佩戴模具，并具有一定滑润度。

【适应证】

同生物补片法阴道成形术。

【操作方法及程序】

（1）下腹切口，进入腹腔，先探查内生殖器官发育情况。

（2）提出乙状结肠，看清血管走向，正确处理其血供及肠系膜，游离 15cm 长的肠管，湿纱布包裹备用。

（3）将保留的乙状结肠断端行端端吻合，并检查吻合口。

（4）阴道造穴同生物补片法阴道成形术【操作方法及程序】（1）~（5）。

（5）切开盆底腹膜与穴道相通，将游离段的肠管插入人工阴道腔，注意勿使肠管或肠系膜血管扭曲，避免牵拉较紧的肠系膜压迫肠吻合口。

（6）双重缝合留置腹腔的肠管断端，并与腹膜切口缝合；远心端与会阴切口间断缝合。

（7）擦净阴道及肠腔内容物，填塞油纱卷。

【注意事项】

（1）避免阴道造穴时损伤膀胱或直肠。

（2）避免肠吻合口愈合不良。

（3）切去的乙状结肠节段发生坏死率约为 1%。

7. 活皮瓣人工阴道成形术

【适应证】

同生物补片法阴道成形术。

【操作方法及程序】

（1）阴道造穴同生物补片法阴道成形术【操作方法及程序】（1）~（5）。

（2）阴道间隙缓慢插入合适的阴道模具。

（3）在腹股沟两侧至人工阴道外口取皮瓣各 4cm×12cm（可先用多普勒超声扫描定位阴部外动脉表浅支），远端游离后，可吸收线间断缝合皮瓣呈筒状。

（4）将缝好的皮瓣套在窥器外，轻轻插入人工阴道。窥器内填塞纱布条，10~14 天取出。

（5）丝线间断缝合取皮后的皮肤切口。

【注意事项】

（1）分离新阴道腔隙时避免损伤膀胱或直肠。

（2）手术后 3 个月即可性交，如暂不结婚，可夜间放置阴道模具，白天取出。

三、阴道纵隔成形术

【适应证】

阴道纵隔有完全纵隔与不完全纵隔之分。患者多数无症状,有些在妇科检查、婚后性交困难时,或分娩时阻碍胎头下降时才发现。如妨碍性交,应在月经后进行手术;分娩时估计阻碍胎头下降时,应酌情行剖宫产或经阴道切开手术。

【禁忌证】

不影响性生活、不影响分娩者可不予处理,月经期及孕期为手术禁忌。

【操作方法】

1. 在静脉麻醉或局部麻醉下进行。

2. 常规消毒外阴。

3. 术前导尿。

4. 打开阴道窥器或用阴道拉钩暴露阴道纵隔,用两把止血钳夹住纵隔,从中间剪开。

5. 用 2-0 可吸收线间断缝合粗糙面,或电凝止血;如纵隔薄且无出血,可不缝合。

6. 放置并保留尿管 24 小时。

7. 阴道填塞油纱条 24 小时后取出,以避免粘连。

8. 分娩时若发现纵隔弹性好,可待胎头下降、阴道扩张、纵隔变薄时立即切开。待胎盘娩出后行阴道检查,必要时予以缝合止血。

【注意事项】

1. 选择月经干净 3~7 天时施行。

2. 如孕期发现,可能造成软产道难产者,应于临产前择期剖宫产。

四、阴道横隔成形术

【适应证】

阴道横隔多在阴道上 1/3 与下 2/3 交界平面,厚约 1cm,大多有孔称不全性横隔,完全性横隔少见且多位于阴道下部。患者常因月经外流不畅引发痛经、性生活不满意、行阴道检查或分娩时才被发现。

一旦诊断明确,可在月经干净后进行手术切开;临产后才发现者,如果横隔较厚、弹性差或位置较高,应选择剖宫产终止妊娠;如果横隔为不完全性、弹性好,可在宫口近开全,横隔被胎头挤压较薄时行放射状切开。

【禁忌证】

不影响性生活、不影响分娩者可不予处理;月经期及孕期为手术禁忌。

【操作方法及程序】

1. 在静脉麻醉或局部麻醉下进行。

2. 常规消毒外阴。

3. 术前导尿。

4. 使用示指或弯曲的探针插入阴道,探清横隔的位置及其与宫颈的关系。

5. 在阴道拉钩充分暴露下,由弯探针或止血钳引导,向四周放射状剪(切)开横隔,直至隔膜基底松解。

6. 用 2-0 可吸收线间断缝合粗糙面或电凝止血;如横隔薄且切口无出血,可不缝合。

7. 放置并保留尿管 24 小时。

8. 阴道填塞油纱条,覆盖切面预防粘连;必要时放一顶端有孔的阴道模型,每日更换冲洗,以避免形成粘连。

9. 产程中切开者,产后应检查切口处有无撕裂、出血,必要时缝合止血。

【注意事项】

1. 手术时小心尿道、膀胱及直肠。

2. 横向剪开,纵向缝合,避免造成阴道狭窄。

3. 选择在月经干净 3~7 天施行手术。如孕期发现,可能造成软产道难产,应于临产前择期剖宫产。

五、阴道囊肿切除术

【适应证】

阴道壁囊肿一般不大,多无症状,常在妇科检查时发现。较大囊肿如有阴道阻塞感,影响性生活或分娩时,可行囊肿剥除术。常见的病理类型及特点包括:中肾管、副中肾管囊肿,位于阴道两侧、单房、壁薄;包涵囊肿,常发生于阴道分娩、手术或损伤后,为鳞状上皮被包埋形成囊肿,多位于阴道下段后壁或侧壁。

【禁忌证】

1. 月经期。

2. 阴道急、慢性炎症。

【操作方法】

1. 根据手术时间可选择局部麻醉、静脉麻醉、腰麻或连续硬膜外麻醉。

2. 患者取膀胱截石位,消毒外阴、阴道。

3. 在肿物表面做一梭形切口,剥离表面黏膜至肿物根部,在基底部钳夹、切下、结扎。

4. 如囊肿位置较深,术野不易暴露,难以达到肿物根部,可将囊肿大部分切除,结扎缝合根部。

5. 用 2-0 可吸收线间断缝合剥离腔内间隙,封闭囊腔,然后缝合切口。

【注意事项】

1. 选择在月经干净 3~7 天手术。

2. 注意避免损伤膀胱、尿道及直肠。

3. 囊腔较大时,可放置引流条。

4. 妊娠时发现阴道囊肿,可在分娩前穿刺抽液,分娩后再酌情手术。

六、阴道裂伤修补术

阴道裂伤修补术分为新鲜阴道裂伤修补术及陈旧阴道裂伤修补术。新鲜阴道裂伤修补术见第五章第十节"软产道裂伤修补术"。

【适应证】

1. 粗暴性交导致的阴道损伤。

2. 外伤所致的阴道裂伤,即器具、物体直接插入阴道造成的裂伤。

3. 药物腐蚀导致阴道裂伤。

4. 产伤所致阴道裂伤。

【操作方法】

1. 性交所致阴道裂伤常发生于后穹窿处。对于裂口较浅、无活动性出血者可非手术治疗,用纱布条填塞压迫止血并预防感染。凡有活动性出血者应及时缝合。裂伤较深时可用手触摸裂伤处进行深部缝扎,但应注意不要穿透直肠。对于个别腹膜后血肿或腹腔内出血患者须行腹腔镜或开腹修补。

2. 外伤若仅为阴道黏膜的创伤,局部渗血,可用纱布条填塞压迫止血并预防感染。若合并有膀胱或直肠的穿孔应同时进行膀胱和直肠的修补。

【注意事项】

外伤所致阴道裂伤修补术后注射破伤风抗毒素。

七、后穹窿切开术

【适应证】

盆腔积脓、较大的盆腔脓肿、盆腔血肿,可行后穹窿切开术以排出脓液,清除积血。

【禁忌证】

1. 疑为盆腔或子宫附件恶性肿瘤者禁行后穹窿切开术。

2. 炎症急性期,脓肿尚未局限时禁行后穹窿切开术。

【操作方法】

1. 患者取膀胱截石位,常规消毒外阴阴道,窥器暴露子宫颈。

2. 用宫颈钳向前上方牵拉宫颈后唇,暴露阴道后穹窿。

3. 用 10ml 空针接 18 号长针头,在后穹窿中央或稍偏病变侧,距离阴道宫颈交界约 1cm 处平行进针。当针穿过阴道壁后失去阻力有突破感时抽吸空针,抽出脓液或血液后,保留针头不动。有条件者也可在 B 超引导下进行穿刺。

4. 用尖刀片沿针头两侧做长 2~3cm 的横切口,再用长弯钝头剪刀向深层分离,直达脓腔或血腔。

5. 轻轻扩张脓腔或血腔,使内容物尽量流净,必要时以示指伸入进行分离以保证脓肿多个分隔已充分引流,或用小卵圆钳取出血块。

6. 对盆腔脓肿者,应自切口放入引流管,不缝合切口。引流管下端近达阴道口,不宜过长或过短。应固定引流管以免脱落。

【注意事项】

1. 脓肿切开引流时,注意不要穿过脓肿壁而进入腹腔。

2. 穿刺方向应是后穹窿中点向上与子宫颈平行方向穿刺至直肠子宫陷凹,不可向两侧或过前或过后刺入,以免损伤周围器官。

3. 穿刺深度要适当,一般为 2~3cm。

4. 做后穹窿切口时,注意不要损伤直肠,必要时用手指伸入直肠作引导。

5. 术后注意保持引流通畅,待引流物基本流尽后取出引流管。

6. 脓腔的分泌物送做细菌培养和药物敏感试验。

八、阴道前壁修补术

【适应证】

有自觉症状的Ⅱ度、Ⅲ度阴道前壁膨出的患者。

【禁忌证】

1. 外阴、阴道炎症者,应在炎症控制后手术。

2. 经期、妊娠期、哺乳期妇女。

3. 严重内科并发症不适宜手术者。

【操作方法】

1. 取膀胱截石位,外阴、阴道常规消毒,铺巾。用丝线将两侧小阴唇外展缝合分别固定在大阴唇外侧皮肤上,以充分暴露术野。

2. 切开阴道黏膜。用单叶阴道拉钩放置阴道后壁上,暴露宫颈。用宫颈钳向下牵拉宫颈前唇,于阴道膀胱沟下 1cm 行横弧形切口,深达阴道黏膜下层,两侧达穹隆部。再于切口中点,向上纵行切开,达尿道口下 1cm,形成"⊥"形切口。

3. 分离阴道黏膜膀胱间隙。沿"⊥"形切口切开阴道黏膜,深达膀胱筋膜。自宫颈向上和自中间向两侧将阴道前壁从膀胱筋膜分离下来。

4. 分离膀胱。在阴道膀胱间隙进行分离,直至膀胱侧面充分暴露。在膀胱附着宫颈的最低处,用弯剪刀剪开该处结缔组织而使膀胱自宫颈部分离,然后用手或刀柄将膀胱继续推上至阴道切线的上部。

5. 修复膨出膀胱。依膀胱膨出程度不同,用 0 号或 1 号不可吸收线在膀胱膨出部行膀胱表层筋膜的间断褥式缝合,或由内向外做 1~3 圈荷包缝合。

6. 缝合阴道黏膜。剪除多余的阴道黏膜,用 2-0 可吸收线间断缝合阴道黏膜。

【注意事项】

1. 阴道前壁脱垂患者常合并有子宫脱垂,一般宫颈已变长或阴道黏膜和黏膜下结缔组织充血,膀胱附着宫颈处常难以识别,故可用金属导尿管先探及膀胱附着宫颈处,以确定切开阴道黏膜的位置。

2. 阴道黏膜不宜修剪太多,否则可能影响伤口愈合和导致阴道腔狭窄。

3. 术后保留尿管 5 天,注意会阴清洁,防止局部感染。

4. 术前排除宫颈恶性疾病。

九、阴道后壁修补术

【适应证】

有自觉症状的Ⅱ度、Ⅲ度阴道后壁膨出的患者。

【禁忌证】

阴道急性炎症、严重内外科并发症不宜手术者。

【操作方法】

1. 取膀胱截石位,外阴、阴道常规消毒,铺巾。用丝线将两侧小阴唇分别外展缝合固定于大阴唇外侧皮肤上,充分暴露术野。

2. 会阴切口。用两把鼠齿钳分别钳夹小阴唇下端会阴后并向两侧平行牵拉,于会阴皮肤边缘处用剪刀剪除两鼠齿钳之间的后阴道壁黏膜及皮肤,使两端对合后的阴道内可容两指。

3. 分离阴道壁黏膜与直肠间隙。用剪刀紧贴阴道黏膜,凹面向上进行分离,达直肠膨出最突点以上。

4. 切除阴道黏膜。三角形切除阴道黏膜,其底边为会阴切口,其尖端为分离的顶端,切除多少视膨出的程度而定,使缝合后阴道口宽度在麻醉下能容二三横指为宜。

5. 处理肛提肌。直肠充分分离后,在直肠下端两侧窝用直钳分离后再用组织钳提拉肛提肌束。

6. 修复直肠膨出。如阴道后壁重度膨出可用 0 号或 1 号不可吸收线在直肠外筋膜做1~2 圈荷包缝合,自内向外打结,整复膨出的直肠。

7. 加固盆底组织。用 7 号丝线或 1 号不可吸收线"8"字缝合肛提肌 1~2 针。

8. 缝合阴道黏膜。用 0 号可吸收线自内向外间断或连续锁扣缝合阴道黏膜。

9. 缝合会阴皮下组织及皮肤。用 1 号丝线分别间断缝合皮下组织及皮肤。

【注意事项】

1. 会阴切口大小的选择应当使切口缝合后能够宽松地容纳二三个手指。

2. 缝合肛提肌不宜位置太高。

3. 熟悉解剖部位,注意避免直肠损伤。

4. 术前排除宫颈恶性疾患。

十、阴道封闭术

【适应证】

1. 子宫脱垂的老年妇女绝经以后,排除子宫颈和子宫体的恶性肿瘤,又无性生活的需求,可行阴道封闭术(Le Fort operation)。本手术尤其适用于其他各种非手术治疗均无效,年老体弱,不能耐受大型手术者。

2. 子宫已切除,而阴道有膨出,无性生活需求者。

【禁忌证】

1. 子宫颈及宫体恶性肿瘤。

2. 阴道炎症严重者。

3. 有严重内外科并发症,不能耐受麻醉和手术者。

【操作方法】

1. 切除阴道前后壁的黏膜,至少达阴道上 1/3。

2. 对应缝合阴道前后壁黏膜下组织及阴道壁。

3. 两旁各留一隧道,以利引流。

【注意事项】

1. 术前充分准备会阴和阴道,减少术后感染的可能性。

2. 因患者多为年老体弱者,应尽量缩短手术时间。

十一、会阴裂伤修补术

会阴裂伤修补术分为新鲜会阴裂伤修补术及陈旧会阴裂伤修补术。新鲜会阴裂伤(产伤引起者)修补术见第五章第十节"软产道裂伤修补术"。陈旧会阴裂伤需修补者常见于会阴陈旧性Ⅱ度及Ⅲ度裂伤者。

【适应证】

用于会阴陈旧性裂伤、阴道口松弛、大便失禁者。

【禁忌证】

1. 下生殖道急性炎症。

2. 有严重内外科并发症不能耐受手术者。

（一）会阴陈旧Ⅱ度裂伤修补术

【操作方法】

1. 用鼠齿钳夹持两侧小阴唇下端,使两钳在中线处并拢,合拢点即为术后阴道后联合的部位,试探新阴道口可容两横指松即可。

2. 会阴切口。切开两鼠齿钳之间的阴道后壁黏膜和会阴皮肤边缘。

3. 分离阴道壁黏膜,达阴道直肠筋膜间隙。

4. 进一步向外侧分离阴道黏膜及分离两侧直肠组织,露出肛提肌边缘。

5. 切除部分多余的阴道黏膜。

6. 1-0 不可吸收线间断折叠缝合肛提肌 2~3 针。

7. 1-0 或 2-0 可吸收线缝合阴道黏膜。

8. 1-0 可吸收线缝合会阴皮下组织。

9. 缝合会阴皮肤。

【注意事项】

会阴体勿缝合过高,以免阴道口狭小而致性生活疼痛或困难。

（二）会阴陈旧Ⅲ度裂伤修补术

【操作方法】

1. 会阴切口。用两把鼠齿钳夹持两侧处女膜环最下缘,再以两把鼠齿钳夹持断裂的直肠阴道壁末端,此处为断裂的肛门括约肌的断端,剪去边缘即可露出阴道壁与直肠的分界。

2. 分离直肠与阴道黏膜。

3. 沿正中线切开阴道壁。

4. 阴道黏膜瓣应向两侧分离,露出直肠、肛提肌及括约肌的两侧断端。

5. 切除直肠裂口瘢痕。

6. 3-0 延迟吸收线缝合直肠壁,第二层间断褥式缝合直肠筋膜及肌层,不能穿透肠黏膜。

7. 缝合肛门括约肌。用鼠齿钳自肛门两侧凹陷处夹取肛门括约肌断端,向中线拉拢,确认无误后用 7 号丝线或 1-0 延迟吸收线间断缝合 3~4 针。

8. 7 号丝线间断或"8"字缝合肛提肌。

9. 2-0 或 3-0 可吸收线连续缝合阴道黏膜,丝线间断缝合会阴部皮肤。

【注意事项】

1. 术前 3~5 天每日坐浴,以保持会阴清洁。

2. 术前充分肠道准备,给予无渣饮食,术前清洁灌肠。

3. 术后保持会阴清洁,禁肛查或灌肠。

4. 术后无渣饮食 3 天,延缓排便以利伤口愈合。

第四节　宫 颈 手 术

一、宫颈物理治疗

【适应证】

1. 宫颈慢性炎症经药物治疗无效。

2. 宫颈上皮内瘤变Ⅰ~Ⅱ级。

3. 宫颈湿疣。

【禁忌证】

1. 宫颈和阴道急性炎症。

2. 宫颈重度上皮内瘤变及宫颈浸润癌。

【操作方法】

1. 患者取膀胱截石位,消毒外阴、阴道。

2. 暴露宫颈,碘试验或阴道镜检查,明确病变范围,用激光、电刀或微波处理宫颈表面病变组织,使其气化、变性。

3. 局部消毒,必要时压迫止血,术毕。

【术后监测】

1. 预防感染出血,检测患者阴道出血情况及排尿情况。

2. 有月经周期的患者,注意术后第一次月经来潮的症状及经量,警惕宫颈粘连。

【注意事项】

1. 一般选择月经干净后 3~7 天手术,术前禁止无保护性生活。

2. 术前须行宫颈细胞涂片和/或宫颈活检,明确宫颈病变性质。

3. 术后给予抗炎、对症处理,定期进行阴道检查,追访宫颈愈合情况。

4. 术后禁盆浴与房事,直至宫颈创面完全愈合。

【并发症及处理】

1. **宫颈阴道急性炎症**　留取阴道宫颈拭子送分泌物培养,经验性口服抗生素,积极静脉抗生素预防急性盆腔炎。

2. **宫颈出血**　如为创面脱痂出血,避免剧烈活动,局部压迫止血,口服抗生素及止血药预防感染;出血量多可予手术电凝止血或缝合止血。

3. **宫颈粘连**　诊断明确行宫颈扩张术。

二、宫颈锥形切除术

【适应证】

1. 宫颈细胞学异常,而宫颈多点活检、宫颈管搔刮、诊断性刮宫均无阳性发现。

2. 宫颈活检为 CINⅢ或不除外癌变,但不能确定肿瘤浸润程度,行锥形切除明确病变深度及范围。

3. 宫颈癌前病变的治疗。

【禁忌证】

宫颈和阴道急性炎症。

【操作方法】

1. 患者排空膀胱,取膀胱截石位,常规消毒铺巾,导尿。

2. 可采用基础麻醉、腰麻或连续硬膜外麻醉。

3. 暴露宫颈,复方碘液涂抹宫颈,切除范围应包括碘不着色区域。

4. 丝线缝合宫颈12点、6点或Alice钳夹牵拉宫颈,于涂碘区域外0.5cm做一环形切口,呈锥形切除宫颈,锥形顶端斜向宫颈管内口方向,锥高一般2~2.5cm,包括整个转化区、全部鳞柱交接及宫颈管下段。

5. 将切除标本按时钟方位标记、固定。

6. 宫颈创面做成形缝合。

【注意事项】

1. 手术宜于月经干净后1周内进行。

2. 手术尽可能用冷刀进行,电刀、激光、微波等均可将标本切缘破坏。

3. 锥切后如立即行子宫切除术,手术应在锥切后24~48小时进行。

【并发症】

1. 宫颈粘连、宫颈管粘连。

2. 宫颈出血。可压迫止血。

3. 感染。

三、宫颈环形电切术

【适应证】

1. 宫颈上皮内瘤变Ⅱ~Ⅲ级。

2. 部分宫颈息肉及宫颈湿疣。

【禁忌证】

宫颈、阴道急性炎症。

【操作方法】

1. 患者取膀胱截石位,消毒外阴、阴道、宫颈。

2. 暴露宫颈,行阴道镜检查或碘试验明确病变范围。

3. 根据病变范围选择合适的电切圈,调整电刀输出功率,锥形切除病变部位及其下方宫颈间质。切除范围应包括病灶边缘外0.5cm,锥高范围根据病变性质和范围决定。

4. 电凝或压迫止血。

【注意事项】

1. 按时钟方向分部位标记标本。

2. 如果病理为宫颈浸润癌,须及时采取进一步治疗措施。

3. 术后给予抗炎、对症处理,定期进行阴道检查,追访宫颈愈合情况。

4. 术后禁盆浴与性生活,直至宫颈创面完全愈合。

5. 定期宫颈细胞涂片检查及阴道镜检查,评价病变治疗疗效。

【并发症】

1. 宫颈出血、感染。

2. 宫颈粘连。

3. 宫颈功能不全。

四、宫颈扩张术

【适应证】

1. 原发性宫颈狭窄、粘连。

2. 继发性宫颈狭窄、粘连。

3. 为宫腔手术或后装放射治疗做准备。

【禁忌证】

1. 宫颈或阴道急性炎症期。

2. 可疑宫颈恶性肿瘤。

【操作方法】

1. 一般无需麻醉,必要时可选择宫颈阻滞麻醉或静脉麻醉。取膀胱截石位,常规消毒外阴、阴道。

2. 放置阴道窥器,暴露宫颈,消毒阴道、宫颈和宫颈管,钳夹宫颈前唇并向外牵拉,纠正子宫屈曲位至水平位,用探针仔细探查宫颈管方向及深度,探针通过宫颈内口后,改用宫颈扩张器扩张宫颈管。

3. 术者持笔式持握扩张器,将扩张器轻柔地送入宫颈,至宫颈管内口1~2cm。扩张器起始大小根据患者宫颈容受程度决定,一般由2~4号开始,按顺序逐步扩张至7~8号;宫颈较紧、弹性差时,可延长扩张器停留时间,不可急躁,以免导致宫颈裂伤。

4. 术毕取出扩张器,消毒宫颈,取出窥器。

【注意事项】

1. 术中探针探入宫颈内口困难,可选择全麻状态超声引导下探查,避免子宫穿孔。

2. 注意外阴阴道清洁,禁止盆浴。

3. 酌情使用抗生素。

4. 术后适当休息,禁止性生活至下次月经来潮之后。

5. 月经来潮后复诊,评价手术疗效。

【并发症】

1. 宫颈裂伤。

2. 宫颈出血。

3. 感染。子宫内膜炎、盆腔炎。

4. 再次宫颈粘连、狭窄,须再次手术。术后放置带尾丝的宫内节育器,可预防术后再次粘连。

五、宫颈裂伤修补术

【适应证】

1. 新近发生的宫颈撕裂伤,尤其是宫颈出血者。

2. 陈旧宫颈裂伤导致习惯性流产、宫颈功能不全、宫颈外翻、宫颈炎久治不愈者。

【禁忌证】

宫颈、阴道急性炎症。

【操作方法及程序】

1. 局部阻滞麻醉或硬膜外麻醉、腰麻或静脉全身麻醉。

2. 患者取膀胱截石位,常规消毒会阴、阴道,导尿,暴露宫颈。

3. 牵拉宫颈,明确裂伤位置,探查宫腔,必要时扩张宫颈管。

4. 沿裂伤的边缘切除陈旧瘢痕组织达裂伤顶端,制造新鲜创面,用可吸收缝合线贯穿缝合宫颈全层,形成新的宫颈管。

5. 探查宫颈管,宫颈管内可放置碘仿纱条或乳胶管防止宫颈粘连。

【注意事项】

1. 手术宜于月经干净后 3~7 天进行。

2. 术前白带检查。

3. 术前宫颈细胞学检查,必要时行宫颈活检、宫颈管搔刮或分段诊刮,除外宫颈恶性肿瘤。

4. 术后第 1 次月经来潮后复诊,明确宫颈是否粘连。

【并发症】

1. 术后出血。

2. 术后感染。

3. 宫颈管粘连。

4. 再次妊娠可出现宫颈功能不全和/或宫颈难产。

第五节 子 宫 手 术

一、子宫肌瘤剔除术

(一) 开腹子宫肌瘤剔除术

【适应证】

1. 肌瘤所致月经过多或异常出血甚至导致贫血;压迫泌尿、消化、神经系统等出现相关症状,药物治疗无效。

2. 肌瘤所致不孕。

3. 孕前查体肌瘤直径≥4cm,可能影响妊娠者建议剔除。

4. 绝经后未行激素补充治疗但肌瘤仍生长。尤其适用于肌瘤数目多、直径大(如>10cm)、部位特殊、盆腔粘连严重,手术难度大或可能增加未来妊娠时子宫破裂风险者。此外,对于可能存在不能确定恶性潜能的平滑肌肿瘤甚至恶变者,肌瘤粉碎过程中可能存在肿瘤播散的风险(ⅢB级证据),宜开腹手术。

【禁忌证】

生殖道或全身感染急性期;心、肝、肾功能衰竭急性期等严重内科疾病;严重的凝血功能障碍及血液病等不能耐受麻醉及手术的情况;恶性可能性大不适合行子宫肌瘤剔除术者。

【操作前准备】

一般的妇科准备。

1. 对于有不孕情况,要求通液明确卵管通畅情况的,术前应在宫腔内放置双腔管。

2. 对于子宫肌瘤数目多,预估出血多的患者可以备自体血回输。

3. 如果患者已经出现严重的贫血,可以应用促性腺激素释放激素类似物(gonadotropin-releasing hormone agonist,GnRHa)至血色素恢复至大致正常范围再行手术,以减少术中出血和输血。

【操作方法】

1. **麻醉与体位**　一般采用硬膜外阻滞麻醉、蛛网膜下腔麻醉或全身麻醉。手术体位取仰卧位。

2. **手术步骤**

(1)逐层切开腹壁,进入腹腔。

(2)全面探查肌瘤大小、部位、深浅、数目。

(3)切开覆盖肌瘤的浆膜层:于肌瘤表面血管较少、壁薄处切开浆膜。根据肌层的走向一般做纵切口,以组织钳分别夹持切口两边缘向外牵拉,肌瘤暴露,以双爪钳或组织钳夹住瘤体,向外牵拉,以手指、刀柄或弯血管钳,沿界限钝性分离。如肌瘤较大,突出明显,可做横切口、椭圆形切口。

(4)缝合子宫切口:肌瘤剥出后自瘤腔底部逐层以 1-0 可吸收线缝合,根据瘤腔的深度和组织的脆性,可以间断、"8"字或者连续缝合,注意不留无效腔。浆膜层以可吸收线连续缝合或"棒球法"缝合,使之光滑,预防粘连。

(5)以此方法尽可能剔除所有肌瘤。反复冲洗盆腔,吸净积血。

(6)缝合腹壁。

【操作后处理】

1. 术后注意监测的指标。体温、引流、腹部体征及排气的情况等。

2. 鼓励患者勤翻身并尽早下床活动,避免下肢深静脉血栓形成。

3. 发热需鉴别吸收热还是感染性发热。

【注意事项】

1. 子宫切口选择的原则为应尽可能从一个切口取出更多的肌瘤,此外还应该避开宫角、输卵管和宫旁等。

2. 对于有生育要求的患者,尽可能避免能量器械对肌层的损伤并剔除所有肌瘤。

3. 术中可使用子宫颈环扎带、缩宫素或垂体后叶素局部注射以减少术中出血,缩短手术时间(ⅠA级证据)。

4. 子宫肌瘤与子宫腺肌瘤常常需要鉴别。对于子宫腺肌瘤的剔除,因其与周围界限欠清,组织弹性差,应根据触感尽可能剔除病灶组织并逐层缝合加固。

【并发症及处理】

1. **盆腔粘连**　鼓励患者尽早下床活动,推荐术后子宫创面应用防粘连制剂以减少粘连,有助于减少再次手术的难度,但在改善生育及妊娠结局方面证据不足。

2. **术后妊娠期子宫破裂**　应根据子宫肌瘤分型指导术后避孕时间,0 型、Ⅰ型和Ⅶ型避孕 3 个月;Ⅱ~Ⅵ型及Ⅷ型为 6~12 个月。此外还应根据手术方式、肌瘤数目和位置等综合决定分娩方式。

（二）腹腔镜子宫肌瘤剔除术

【适应证】

除上述通用的适应证外,更适合中等大小的肌壁间或者浆膜下肌瘤,数目不宜过多。

【禁忌证】

除上述通用禁忌证外,膈疝患者禁行腹腔镜。黏膜下肌瘤,以小肌瘤为主的多发肌瘤,结核性或弥漫性腹膜炎,多次手术史肠梗阻病史可疑盆腔重度粘连等为相对禁忌。

【操作前准备】

同一般的腹腔镜术前准备。

【操作方法】

1. 麻醉与体位。一般采用全身麻醉。手术体位取仰卧位或膀胱截石位。

2. 建立气腹。

3. 各 trocar 的置入点。主 trocar 常规位于脐下缘或者上缘,如果肌瘤较大,腹腔镜第一穿刺孔的位置可选择在脐剑之间。其余穿刺点常规位于腹脐部与髂前上崤连线外 1/3,结合术者的习惯和肌瘤的位置可放置第 4trocar 于耻骨联合上方或者主 trocar 与两侧 trocar 之间。

4. 探查子宫及双附件情况,选择子宫切口。前壁肌瘤可选择纵向切口或斜行切口,后壁肌瘤可选择横切口或斜行切口,有利于切口的缝合。

5. 于肌瘤假包膜内注入稀释的垂体后叶素或缩宫素。

6. 用单极电针或者超声刀等器械切开浆肌层直至肌瘤组织。

7. 采用有齿爪钳钳夹肌瘤,边旋转边牵拉,直至肌瘤与假包膜分开,蒂部双极电凝后单极切断。

8. 将剔除的肌瘤放在直肠子宫陷凹。

9. 采用双极或者单极电凝子宫创面上活跃性出血。

10. 1-0 可吸收线缝合关闭子宫创面。如果创面较大,为防止无效腔形成,应考虑分层缝合。

11. 取出肌瘤。使用电动的粉碎机将肌瘤粉碎取出或切开阴道后穹窿,自阴道用爪钳钳夹肌瘤取出。

12. 缝合腹壁切口。

【操作后处理】

除开腹肌瘤剔除术后的监测外,还应注意腹壁切口的疼痛,有无皮下气肿、肠疝及血肿的情况。

【注意事项】

1. 对于有生育要求的患者,应逐层缝合加固,使用低能量器械。

2. 对于术中发现肌瘤组织可疑恶变,建议使用标本袋并在标本袋内粉碎肌瘤以免播散,必要时转开腹手术。自动旋切器粉碎肌瘤可能使隐匿的恶变组织播散,术前需与患者协商,充分交代。

3. 阔韧带肌瘤的剔除。邻近输尿管和子宫动静脉等重要脏器,应打开膀胱腹膜反折及阔韧带,充分游离周围组织,以免损伤。肌瘤较大,血运丰富,血管粗大时应分次凝切,避免撕脱。此外,肌瘤取出后应关闭空腔,避免血肿形成。

【并发症及处理】

腹壁疝的发生和预防:腹壁切口"Z"形插入 trocar 以减少腹壁疝的发生;缝合腹壁切口,尤其是肌瘤粉碎器出入的腹壁切口,应关闭筋膜层避免疝的形成。术后应关注腹壁切口的疼痛和排气等情况,必要时复查超声,了解切口有无肠管样回声。

（三）经阴道子宫肌瘤剔除术

【适应证】

除一般的肌瘤剔除指征外,经阴道子宫肌瘤剔除术应选择子宫活动好的已婚患者、肌瘤数目不多、肌瘤直径≤6cm,位于子宫颈、子宫峡部、子宫下段、子宫前后壁的子宫肌瘤。尤其是对于伴有肥胖、糖尿病、高血压、肺心病等内科合并症,不能耐受开腹或腹腔镜手术的患者是理想术式。对合并盆腔器官脱垂的患者,可同时进行盆底修复手术。

【禁忌证】

无法暴露手术野,如合并阴道炎症、阴道狭窄或畸形者;盆腔重度粘连而子宫活动度受限,2 次以上妇科腹部手术史(尤其是子宫体部剖宫产术史),有可能伤及邻近盆腔器官者;合并症不能耐受手术或关节活动受限不能取膀胱截石位者;有开腹探查指征者。

【操作前准备】

术前应行阴道分泌物检查并充分冲洗阴道。对于老年阴道弹性差者,可适当阴道局部应用雌激素,以减少术中损伤。

【操作方法】

1. 麻醉后取膀胱截石位。

2. 子宫肌瘤剔除术根据肌瘤的部位选择阴道穹窿切口,前壁肌瘤取阴道前穹窿横切口,后壁肌瘤取阴道后穹窿横切口,若子宫前后壁均有肌瘤,则可同时打开阴道前后穹窿。

3. 向下牵拉子宫肌瘤,使子宫切口嵌顿在阴道切缘上,血管受压血流受阻,能明显减少术中出血。余剔除及缝合方法同开腹子宫肌瘤剔除术。

4. 确切止血,仔细检查有无膀胱和直肠的损伤,缝合阴道穹窿切口,必要时放置引流管。

【操作后监测】

测患者的体温、引流、腹部体征及排气的情况。

【注意事项】

1. 有剖宫产术史者一定要锐性分离膀胱子宫颈间隙。

2. 有盆腔粘连、需切除附件或同时行卵巢输卵管手术者,必要时需与腹腔镜联合手术。

【并发症及处理】

由于阴道手术视野小,操作空间受到局限,手术难度大,若有盆腔粘连、子宫体积大等会更增加手术难度,操作不当易损伤邻近器官,增加感染机会。术者的手术操作技能和把握适应证充分的术前评估是减少并发症的最主要因素。

二、子宫全切术

（一）开腹子宫全切术

【适应证】

子宫肌瘤、异常子宫出血、子宫腺肌病等良性疾病需要切除子宫,宫颈病变年龄较大且无法良好随访的妇女;早期子宫恶性肿瘤,如子宫内膜癌、宫颈原位癌及附件恶性肿瘤等;盆腔炎性肿块、结核性包块等经非手术治疗无效者。

【禁忌证】

除常规的手术禁忌外,合并有较高期别的子宫、宫颈或附件恶性肿瘤患者不宜行单纯子宫全切术;急性盆腔炎症宜炎症控制后再行手术。

【操作前准备】

1. 包括常规血尿胸片心电图的检查、签署手术同意书、备皮、配血、肠道准备等同一般妇科腹部手术前准备。

2. 宫颈细胞学筛查癌细胞。

3. 疑有内膜病变的患者,术前应做诊断性刮宫,除外内膜病变。

【操作程序】

1. **麻醉与体位** 同本节开腹子宫肌瘤剔除术。

2. **切口选择** 通常选择耻骨上一横指横切口,如前次手术瘢痕可选择前次手术切口;对于评估肿瘤巨大、手术操作难度大,后续有扩大手术范围或反复手术风险者可选择左旁正中切口。逐层切开腹壁。

3. **全面探查盆腔** 包括子宫双附件及与周围脏器的关系。怀疑肿瘤恶变时,还应腹腔探查包括横膈、肝、脾、胃、肾、肠、大网膜以及淋巴结等。探查完毕,以盐水大纱布垫开肠管,置入牵开器,充分暴露手术野。

4. **提拉子宫** 用 2 把带齿血管钳,沿宫角直达卵巢韧带下方夹持子宫两侧以做牵引。亦可将子宫托出腹腔进行操作。

5. **处理圆韧带** 以组织钳提起圆韧带,在距子宫附着点 3cm 处,用中弯血管钳钳夹切断,以 7 号丝线或 1-0 可吸收线贯穿缝合结扎远侧端。

6. **处理附件** 如不保留卵巢,将子宫及输卵管、卵巢向上向侧方提拉,术者用手指或血管钳将阔韧带向前顶起,避开血管,以 3 把粗中弯血管钳,向外向内并排钳夹住骨盆漏斗韧带,钳夹后检查无其他组织,于第 2、3 把钳之间切断骨盆漏斗韧带,用 4 号及 7 号丝线或 1-0 可吸收线贯穿双重缝扎。对侧同法处理。如保留卵巢,用粗中弯钳夹住卵巢固有韧带切断并双重缝扎同上。

7. **打开膀胱腹膜反折,推开膀胱** 于子宫侧圆韧带断端处,在阔韧带两叶之间,插入钝头剪刀,沿子宫附着的边缘,分离并剪开阔韧带前叶及膀胱腹膜反折,直达对侧圆韧带断端下方阔韧带处。亦可用无齿镊子提起膀胱腹膜反折中央的疏松游离部分,剪开或电刀切开,并向两侧打开达双侧圆韧带断端处。以血管钳提起膀胱腹膜反折边缘,用手指或刀柄沿膀胱筋膜间的疏松组织,向下及两侧钝性剥离推开膀胱,至宫颈外口以下。

8. **分离并打开阔韧带后叶** 助手将子宫向前牵拉,贴近子宫电刀打开或剪开阔韧带后叶达子宫骶骨韧带附近,轻轻推开阔韧带内疏松组织,即可暴露出子宫动静脉。将子宫向一侧向上提拉。以 3 把粗中弯血管钳,于子宫峡部水平垂直钳夹切断子宫动、静脉,断端以 4 号和 7 号丝线或 1-0 可吸收线双重贯穿缝扎。对侧同法处理。

9. **处理宫骶韧带** 助手将子宫向前提拉,以中弯血管钳平子宫颈内口处,钳夹切断宫骶韧带,以 7 号丝线或 1-0 可吸收线缝扎。在两断端之间,打开子宫后壁腹膜,钝性分离推开直肠,达宫颈外口以下,以两手指触摸,可在宫颈下方前后相遇。部分患者骶韧带窄薄,亦可不单独处理,而与主韧带一并处理。

10. **处理主韧带** 将膀胱直肠充分推开后,将子宫向上向侧方牵拉,以有齿血管钳紧贴宫颈进行钳夹切断,7 号丝线或 1-0 可吸收线缝扎。对侧同法处理(主韧带的处理经常和子宫动静脉的处理同时进行)。

11. **切开阴道壁,切除子宫** 提起子宫,以纱布垫围绕子宫颈,在阴道前穹窿处横切小口,自此沿穹窿环状切断阴道,子宫随之切除。向阴道内塞入酒精或络合碘纱布 1 块(待术后自阴道取出)。阴道断端以 4 把组织钳钳夹牵引。

12. **缝合阴道断端** 阴道断端络合碘或者酒精消毒后,以 1-0 可吸收线连续锁扣式缝合或"8"字间断缝合。根据术中情况留置引流管。

13. **缝合盆腔腹膜及腹壁**

14. **取出阴道纱布**

【操作后处理】

1. **阴道出血** 术后 2 天内会有阴道少量出血,多为残留的积血,随着下床活动而逐渐排出。术后 1~2 周由于可吸收线的吸收和脱落,会有血性分泌物并逐渐减少。

2. **体温及生命体征** 术后可能会有不同程度的吸收热,体温一般不会超过 38 度。

3. **腹痛情况** 切口的疼痛及肛门坠胀感等,必要时可予以止疼药,也可术后留置止疼泵。

【注意事项】

1. **盆腔粘连** 对于既往有手术史、结核或者盆腔炎病史的患者,可能存在比较重的盆腔粘连,导致解剖结构变异,注意辨识充分暴露并避开髂血管、输尿管、膀胱和直肠等重要脏器。

2. **清点纱布** 术中术后务必仔细清点纱布,尤其是阴道纱布。

【并发症及处理】

1. **出血** 对于短期内大量阴道出血,应警惕线结脱落引起的血管活跃性出血。如为残端出血可以进行局部的压迫、结扎。如为盆腔内出血,必要时开腹止血。

2. **感染** 首先在术前应注意阴道炎、盆腔炎的排查以及阴道冲洗和预防性抗生素的应用。术后出现的感染应积极寻找病因,如肠道损伤、血肿、呼吸道和泌尿系感染等,并根据病因和药敏对症足量抗感染治疗,与此同时应充分支持治疗。

(二)腹腔镜子宫全切术

【适应证】

子宫肌瘤、异常子宫出血、子宫腺肌病等良性疾病需要切除子宫;宫颈病变年龄较大且无法良好随访的妇女;早期子宫恶性肿瘤,如子宫内膜癌、宫颈原位癌及附件恶性肿瘤等;残角子宫妊娠等。

【禁忌证】

常规的手术禁忌包括严重的心、脑血管疾病及肺功能不全,严重的凝血功能障碍、血液病,膈疝等为绝对禁忌。此外,急性炎性期、广泛盆腹腔内粘连、附件或子宫肿物体积较大、晚期或广泛转移的妇科恶性肿瘤等为相对禁忌。

【操作前准备】

术前检查、肠道准备、阴道准备和膀胱准备同前不赘述,特别注意皮肤的准备尤其是脐部的清洁。

【操作方法】

1. 麻醉和体位。首选全身麻醉,平卧位或者改良膀胱截石位。可放置肩托,术中采用头低臀高位。

2. 对于有性生活患者以及复杂腹腔镜手术应放置举宫器,便于手术操作;依据手术的不同,宫颈及阴道条件的不同选择不同的举宫装置。

3. 气腹的建立与穿刺套管置入同本节腹腔镜子宫肌瘤剔除手术,不赘述。

4. 附件的处理。保留附件者,双极电凝卵巢固有韧带与输卵管峡部而后切断;切除附件者,电凝并切断卵巢骨盆漏斗韧带。

5. 用双极电凝、剪刀或单极切断阔韧带及圆韧带。

6. 打开膀胱腹膜反折,贴近宫颈下推膀胱。

7. 双极紧贴子宫峡部电凝子宫血管,单极或切断;亦可先缝合子宫血管,再切断。

8. 紧靠子宫双极电凝子宫骶韧带以及主韧带,单极或剪刀切断。

9. 上推举宫器暴露出阴道穹窿,沿穹窿环行切开,将子宫切下。

10. 自阴道取出标本,并将举宫器的顶端置入切开的阴道穹窿之间,以防止漏气并暴露创面。

11. 自镜下或者在阴道用可吸收线连续或者间断缝合阴道残端,必要时放置阴道引流管。

12. 冲洗盆腔,彻底止血后排出腹腔内二氧化碳,关闭腹壁切口。

【操作后处理】

观察患者的生命体征、腹痛、出血和排气排便情况。

【注意事项】

1. 子宫或附件肿物体积过大是手术的重要限制因素。必要时可以先行肌瘤剔除或者吸净囊肿内液,以增加操作空间。

2. 盆腔粘连亦是影响手术的重要因素之一,应充分分离粘连,恢复解剖结构并扩大操作空间。重度粘连为腹腔镜手术的相对禁忌,必要时可转开腹手术。

3. 腹腔镜下处理子宫动脉以下步骤困难,亦可自阴道处理,于宫颈上方切开阴道穹窿黏膜一圈,钳夹、切断、缝扎残留的主韧带或宫骶韧带,取出子宫。

【并发症及处理】

除腹腔镜手术本身相关的穿刺损伤和气腹相关并发症外,腹腔镜子宫切除术有以下主要并发症。

1. 出血 主要是子宫动脉和卵巢动脉的处理,电凝功率不足凝结不彻底或者结痂脱落后出血形成血肿;如为小的血肿可动态观察,如为大的活跃出血,必要时开腹探查止血。

2. 肠管损伤和输尿管损伤 机械损伤在术中多易发现,应在相应科室的协助下,积极修补。如为热损伤多为术后出现,出现的时间与损伤的部位和程度有关。术后发现者,依据程度轻者可先行保守治疗,如膀胱损伤放置导尿管引流,输尿管损伤放置双"J"管引流,肠管损伤者胃肠减压,胃肠外营养支持,如果上述治疗措施失败则进行手术治疗。如为严重损伤或出现急腹症等情况亦可考虑直接手术治疗。

（三）经阴道子宫切除术

【适应证】

凡是有子宫切除指征而无阴道禁忌者均可,对于腹壁肥厚、伴有盆腔脏器脱垂及尿失禁者尤其合适。

【禁忌证】

除全身疾病不能耐受手术、盆腔广泛粘连、阴道粘连畸形狭窄等条件差、不能除外恶性有扩大手术范围或播散风险等常规的阴式手术禁忌证外,还有如下几点。

1. 阴道炎症患者应治愈后手术。

2. 子宫增大超过 12 周大小,附件肿物 6cm 以上等为相对禁忌。

3. 较大和较低位置的子宫峡部肿瘤、宫颈肌瘤和阔韧带肌瘤为相对禁忌,可先行肌瘤剔除术再切除子宫。

【操作前准备】

1. 术前阴道准备及肠道准备同经阴道子宫肌瘤剔除术。

2. 宫颈癌筛查,可疑内膜病变者需先刮宫明确诊断。

3. 术前全面评估,决定输卵管和卵巢的去留。

【操作方法】

1. 将两侧小阴唇固定于两侧大阴唇外侧。

2. 向外下牵拉子宫颈,于子宫颈前唇膀胱附着点稍下方横行切开阴道壁,达宫颈两侧方。

3. 用手指或剪刀钝性分离阴道前壁黏膜,着力点朝向宫颈,上推膀胱至膀胱腹膜反折,用手触摸腹膜反折有柔滑感。靠近宫颈剪开腹膜反折,4 号丝线缝 1 针作牵引,并向两侧钝性扩大。

4. 向前上方牵拉宫颈,暴露后穹窿,于后穹窿横行切开阴道壁黏膜,两侧与阴道前壁黏膜切口相连接。钝性分离直肠与子宫间隙,向两侧分离暴露子宫主韧带及宫骶韧带,剪开直肠子宫陷凹反折腹膜并向两侧扩大以 4 号丝线作牵引。

5. 将宫颈向一侧牵拉,分别分次钳夹切断,1-0 可吸收线双重缝扎对侧主韧带及宫骶韧带,注意钳夹时紧靠宫颈,保留远端缝线。同法处理另一侧韧带。

6. 沿子宫侧壁分别钳夹切断,1-0 可吸收线双重缝扎子宫两侧动、静脉。

7. 向下牵拉子宫,靠宫体钳夹切断,1-0 可吸收线双重缝扎阔韧带及宫旁组织。

8. 根据子宫位置将子宫体从直肠子宫陷凹（后位）或子宫膀胱反折（前位）腹膜切口翻出,靠近宫角部钳夹切断,1-0 可吸收线双重缝扎两侧圆韧带及同侧附件近端,保留缝线,将子宫切下,探查附件是否正常。

9. 提起标记的前后腹膜,暴露切缘,连续缝合关闭腹膜腔。

10. 腹膜腔关闭后,各韧带残端保留线相互打结,以加强固定盆底。

11. 用 1-0 可吸收线连续或间断缝合阴道黏膜。

【操作后处理】

同开腹子宫切除术。

【注意事项】

1. 根据子宫大小及阴道的条件选择合适的单叶阴道拉钩,避免膀胱及肠管损伤。

2. 膀胱宫颈附着间隙不清时,可插入金属导尿管指引。

3. 处理子宫动静脉时可以用示指和拇指触及子宫动脉的搏动和输尿管的走向。

4. 子宫体积过大或有肌瘤阻挡时可将子宫自宫颈分成两部分或剔除肌瘤后再行子宫切除。

【并发症】

主要的并发症如出血、感染、膀胱输尿管和肠管的损伤处理原则同开腹子宫切除术。重在预防,尤其合并盆腔脏器脱垂的患者,解剖结构存在移位。

三、子宫次全切除术

子宫次全切除术是于子宫颈内口水平处切除子宫体,又称部分子宫切除或阴道上子宫切除术,术中保留各项检查正常的宫颈。

【适应证】

1. 子宫肌瘤或其他子宫良性疾病如功能性子宫出血、子宫腺肌病等,需要切除子宫而子宫颈正常的年轻妇女,可保留子宫颈。

2. 子宫颈无严重病变,而患者一般情况欠佳,或有全身性严重并发症,不能承受较复杂的子宫全切术者,或有广泛粘连,行子宫全切术有困难者。

【禁忌证】

除外常规的手术禁忌,还应包括以下禁忌证。

1. 宫颈有严重病变,如非典型增生、重度糜烂或宫颈细胞学检查有可疑者,不宜保留宫颈。

2. 子宫肌瘤恶变或有其他子宫恶性病变者。

3. 年龄近绝经或家族有子宫/宫颈肿瘤家族史者通常不保留宫颈。

【操作前准备】

同子宫全切术,更强调宫颈癌的筛查。

【操作方法】

1. **麻醉与体位**　同子宫全切术。

2. **手术步骤**

(1)常规进入腹腔,探查后排垫肠管,牵拉子宫、圆韧带和卵巢的处理以及打开阔韧带和膀胱腹膜反折陷凹等同子宫全切术。

(2)下推膀胱达拟切除部分稍下,相当子宫内口略下,侧边达宫颈旁1cm。

(3)处理子宫血管:暴露子宫动静脉后将子宫向上向一侧提拉,以3把粗中弯血管钳,于子宫峡部水平垂直钳夹切断子宫动、静脉,断端以4号丝线和7号丝线或者1-0可吸收线各做一道贯穿缝扎。对侧同法处理。

(4)切除子宫体:左手将子宫提起,于子宫内口水平做楔形切除宫体,助手以Allis钳将宫颈残端提起。宫颈断端碘酒酒精消毒后,1-0可吸收线做"8"字或间断缝合宫颈。

(5)缝合盆腔腹膜:检查宫颈断端创面,彻底止血,从一侧骨盆漏斗韧带断端开始,将腹膜提起,以3-0可吸收线连续缝合,直达对侧骨盆漏斗韧带断端,缝合时将各断端翻在腹膜外,使盆腔腹膜化。

(6)常规关腹。

【操作后处理】

同子宫全切术。

【注意事项】

1. 宫颈残端厚且韧,通常不做连续缝合而选择间断或者"8"字缝合。

2. 定期进行妇科病普查,术前务必做子宫宫颈肿瘤的排除,术后长期细胞学的筛查,预防和早期发现宫颈残端癌。

【并发症及处理】

同子宫全切术。

四、子宫畸形手术

双角子宫及双子宫单宫颈矫形术

【适应证】

1. 双角子宫或双子宫单宫颈影响妊娠,已排除其他原因不孕者。

2. 宫腔较小,不足以容纳正常发育的胎儿者。

3. 月经过多或痛经久治无效者。

【禁忌证】

同其他腹部手术。

【操作前准备】

除同其他腹部手术外,还应做以下准备。

1. 泌尿系统检查排除畸形。

2. 对不孕者,于术前 1~2 个月做子宫输卵管造影。

3. 此外要注意其他不孕或者流产因素的排查。

【操作方法】

1. **麻醉及体位**　同其他子宫手术。

2. **手术步骤**

(1)常规切开腹壁,进入腹腔,探查子宫、附件及泌尿系统。

(2)将子宫提出腹腔,用组织钳将两侧子宫角固定,于两子宫角内侧做"V"形切口,尖端指向宫颈管,将宫底及前后壁楔形切开,直达宫腔。将两侧子宫的内侧半部宫壁及中间的隔一并切除,将两侧宫腔相通。

(3)第一层缝合子宫肌层,不缝透内膜层,用 1-0 可吸收线间断缝合留线,先不打结,放置宫腔填塞纱条,将一端自阴道内引出,按照自上而下前后壁顺序结扎。再用 1-0 可吸收线间断缝合浆肌层,最后用 3-0 可吸收线缝合浆膜层。

(4)常规缝合腹壁。

【操作后处理】

1. 体温及腹部症状。

2. 阴道出血。

【注意事项】

1. 术后应用抗生素预防感染。

2. 术后 24 小时抽出宫腔内纱布条。

3. 宫腔内亦可放置避孕环或者球囊防止宫腔粘连。

4. 术后避孕 2 年,妊娠后密切观察。

【并发症及处理】

1. **宫腔感染** 术前应常规阴道分泌物检查并阴道冲洗,围手术期抗生素预防感染,如术后持续发热伴子宫压痛或者阴道分泌物异常,应取出宫腔纱布并做培养,根据药敏结果应用抗生素。

2. **出血** 术中应严密止血。宫腔纱布同时有压迫止血作用,取出纱布前后观察阴道流血量。

3. **宫纱滞留** 先放置宫腔纱布再打结,避免将纱布缝合的意外发生;放置前测量宫纱长度,取出后测量长度并观察断端。如怀疑残留无法取出,必要时可行宫腔镜或者开腹检查。

五、微创介入手术

这些方法多数通过缩小病灶体积,或破坏子宫内膜达到缓解症状的目的,不易取到病灶组织进行病理检查,但是多数更加微创甚至无创,其治疗方法各有其优势及局限性。

(一) 子宫动脉栓塞

【适应证】

子宫动脉栓塞(uterine artery embolization,UAE)的适应证基本同手术治疗,适用于要求保留子宫并理解相关可能的并发症者,尤其适用于无生育要求的子宫肌瘤剔除术后复发和症状性子宫腺肌病、有多次腹部手术史、不能耐受或不愿意手术治疗者。子宫动静脉瘘等子宫大量急性出血时可行急诊栓塞。有生育要求患者需慎用并充分沟通可能并发症。

【禁忌证】

除血管造影一般禁忌如造影剂过敏、穿刺点皮肤感染、肾功能不全或机体严重的免疫抑制等之外,还包括妊娠期子宫肌瘤,合并感染或可疑恶变者。另外带蒂的浆膜下肌瘤和病灶主要由双侧卵巢动脉供血的患者并不适合 UAE。

【操作前准备】

1. 除常规的术前化验外,建议术前评估卵巢储备功能及除外血栓。

2. 栓塞前酌情预防性静脉使用抗生素。

3. CT 血管成像结合数字化三维重建可在术前评估病灶的供血动脉,从而规划入路减少盲目性。

【操作方法】

1. 患者取平卧位,建立静脉通路后,选择穿刺点消毒局部麻醉。

2. 在穿刺点上方,用刀尖做 2~3mm 的小切口,并分离皮下组织。

3. 穿刺针以 40°~45°经皮肤切口,刺进股动脉见有动脉血喷出,术者稳定住针套管。助手从针尾插入导丝。导丝入动脉 20~30cm 以上时(如导丝长为 145cm)拔出针套管,导丝留在原位。

4. 肝素盐水纱布擦净导丝上的血液,经导丝插入扩张器或导管。导管进入血管内一定深度后,拔出导丝。

5. 插管成功后先行动脉造影检查。①腹主动脉、肾动脉水平：了解腹盆腔血管形态有无变异；②髂总或髂内动脉：了解子宫动脉开口及形态；③子宫动脉：了解病灶的血供和血管网。

6. 选择血管并计算栓塞剂剂量，持续注入至流向病灶血停止，但主干可仍有少量前向血流。

7. 重复造影证明已栓塞成功拔管，压迫穿刺点 15~20 分钟止血。加压包扎穿刺区 24 小时去除。

【操作后处理】

术后需观察双下肢皮肤颜色及皮温，扪及足背动脉搏动，防止血栓形成。此外还应注意体温、疼痛和出血的问题。

【注意事项】

1. 栓塞剂的选择。分为可吸收和不可吸收两种，一般选择颗粒型栓塞剂。根据栓塞动脉的直径和栓塞的效果选择合适的栓塞剂颗粒大小。

2. 栓塞程度。栓塞分为完全性栓塞和不完全性栓塞两种。

3. 操作应在标准建制的导管室内进行。应具备数字减影血管造影设备。术前可行碘过敏试验并给予地塞米松 2~5mg。

4. 穿刺点压迫止血，如用弹力胶布等加压包扎患侧下肢制动 6 小时；血管闭合器者可缩短制动时间。

【并发症及处理】

1. 栓塞后综合征包括下腹痛、发热、恶心、呕吐等。其原因与动脉痉挛、缺血坏死分泌相应因子有关，多数患者予止痛药物或镇静剂可缓解。若疼痛超过 1 周并较为剧烈时，体温大于 38℃逐渐升高合并寒战、血象升高等应警惕继发误栓、感染等严重并发症。

2. 部分患者于栓塞后 2~3 周出现阴道分泌物增加，可能与栓塞后病灶坏死有关。此外月经量也可能明显减少。

3. 极少患者有术后尿潴留，必要时可留置尿管；下肢酸胀乏力感可持续 20 天左右。

（二）高强度聚焦超声消融

高强度聚焦超声消融（high intensity focused ultrasound ablation,HIFUA）是近些年来发展的微创技术，在子宫肌瘤和子宫腺肌病的治疗方面均显示良好的效果和安全性，随着技术的推广和发展，其适应证不断扩大，远期并发症也有待于进一步观察。此外还有射频消融术（radiofrequency ablation,RFA）、微波消融术（microwave ablation,MWA）、冷冻治疗（cryosurgery）等其他介入方法。

第六节　卵巢及输卵管手术

一、卵巢囊肿剥除术

【适应证】

1. 卵巢的非赘生性囊肿。滤泡囊肿、黄体囊肿、出血性囊肿包括卵巢巧克力囊肿等。

2. 卵巢赘生性肿瘤主要为囊性畸胎瘤。

【禁忌证】

未明确诊断前、有生育要求卵巢功能下降患者不盲目手术。无正常卵巢组织存在,或发生过感染,剔除有困难者不适用。

【操作方法】

1. 全面探查。

2. 用手将肿瘤从切口托出,如遇粘连,托出困难,则先行粘连分离。

3. 左手固定卵巢肿瘤,右手持手术刀,在卵巢肿瘤的包膜近卵巢正常组织的根部无血管的地方做一横贯切口,深度仅透过囊壁而未切开肿瘤壁。将卵巢肿瘤向前反转,在对侧对应部位做同样切口,使两侧切口连接。

4. 用 Alice 钳钳夹切开的卵巢包膜边缘,用刀柄或手指沿囊壁球面剥离。对侧同法进行。最后将肿瘤取出。取下的肿瘤应切开检查,证实为良性病变。

5. 将剩余的正常卵巢及其包膜进行缝合,包膜边缘不整齐者可进行修剪后缝合。如果创面较深,内部用 2-0 可吸收线或 1 号丝线间断缝合,包膜再连续缝合或作连续褥式缝合。如果正常卵巢组织很少,剩余的大部分是被剥离的卵巢包膜,则在进行必要的修剪后,用 2-0 可吸收线或 1 号丝线对边折缝合,以形成光滑的实质块。

6. 检查缝合的卵巢有无出血。出血处进行缝扎。

7. 以上步骤在腹腔镜下进行时,可用双极电凝代替缝扎止血,电凝时尽量精准点状电凝,以最大限度保护卵巢功能。也可在腹腔镜下缝合。卵巢肿瘤在腹腔镜下尽量保护其完整性,必要时置入标本袋中取出。

【注意事项】

1. 肿瘤伴有感染时,进行剥离有困难,必要时可行卵巢切除术。

2. 剥离时囊肿若发生破裂,将囊肿切开除去内容物,用 Alice 钳钳夹囊肿壁层,刀柄或手指剥离,使之与卵巢组织分离。

3. 如遇囊肿较小,仅占卵巢表面,用 Alice 钳夹住小囊肿及欲切的卵巢部分,用刀做楔形切口,将囊肿及附带的一部分卵巢组织一并切除。

4. 卵巢肿瘤剔除前,首先要观察卵巢肿瘤表面血管分布情况、光滑程度、是否完整、有无粘连,初步判断一下性质,然后了解肿瘤与正常卵巢组织的界限,正常卵巢组织所占比例有多少,最后确定切口的位置。切口一般沿血管分布较少的区域,与输卵管平行,弧形切开卵巢皮质。切开深度要适宜,过浅会引起剥离困难;过深则可能切破瘤壁,造成囊内容物外流。贴肿物包膜行锐性或钝性分离,使肿物与正常卵巢组织分开。剥离面止血后,用可吸收线缝合消灭无效腔,褥式缝合卵巢皮质切口。卵巢肿瘤剔除术的主要并发症是局部血肿形成。对囊腔较深者,采用两层缝合法消灭无效腔,以减少局部形成血肿。腔镜剥除囊肿的手术原则与开腹相同,将卵巢囊肿剥除,或将囊内容物吸出或取出后,将囊皮撕剥,使之完全剔除。创面电凝止血,可不缝合。明显的出血也可进行缝合。

二、卵巢楔形切除术

【适应证】

主要适应证为一侧卵巢肿瘤切除,需了解对侧卵巢性质,以排除微小肿瘤者。目前已很少因多囊卵巢综合征行卵巢楔形切除术。

【操作方法及程序】

用左手示指、中指夹持卵巢系膜缘,上提固定卵巢,且可暂时阻断卵巢血供,减少出血。使其游离缘向上,然后在系膜缘的缘脊用手术刀沿卵巢纵轴方向作一纵行切口,深达卵巢髓质近卵巢门处(深度达短轴的 1/2~2/3),检查剖面有无病变,也要用手指将两半片卵巢仔细触摸,并作一细狭楔形切除,组织送病理检查。有乳头、结节或可疑部位亦应送检。用 1 号丝线或 2-0 可吸收线间断或连续扣锁缝合卵巢切口。

1. 示指、中指将卵巢夹住外提,使游离缘向上。

2. 沿纵轴方向剖开整个卵巢,深达近卵巢门处,检查有无肿瘤生长。有小囊肿予以挖除。

3. 1 号丝线或 2-0 可吸收线连续缝合切口。

4. 以上步骤在腹腔镜下进行时,可用双极电凝代替缝扎止血,也可在腹腔镜下缝合。

三、输卵管积水的手术

【适应证】

1. 男方健康,无不孕因素者。或经治疗或处理精液可致孕者。

2. 输卵管经造影证实仅伞端或扩大部末端闭锁者。

3. 手术时间为造影术后半年(时间不可过短以免感染),月经后 3~7 天为宜。

【操作方法及程序】

1. 探查了解盆腔全面情况。

2. 解离输卵管周围粘连。大多数输卵管末端与卵巢或阔韧带后叶基底部相连,应用锐性分离法分解,使输卵管特别是其外端保持伸直游离状态。所有出血应立即结扎止血。

3. 输卵管造成新口,有许多术式,所造之口力求较大,以免日后粘连狭窄,并应注意将输卵管黏膜层翻出。可在闭锁处作一圆或斜切口,亦可在输卵管扩大部游离缘上作 1.5~2cm 长的纵切口,然后使输卵管黏膜全部外翻,形同翻折的袖口,以 3-0 可吸收线将翻出的黏膜间断缝合于相应的浆膜层上,间距约 4~5mm。

4. 以上步骤在腹腔镜下进行时,可用双极电凝代替缝扎止血,也可在腹腔镜下缝合。

四、输卵管妊娠手术

(一)保留输卵管手术

【适应证】

1. 输卵管妊娠保留输卵管手术适用于输卵管妊娠不大,胎囊未破裂者;破裂面较整齐者。

2. 输卵管妊娠流产,尚需生育者,可考虑保留输卵管的手术。

【操作方法】

1. 左手固定妊娠的输卵管,沿管壁纵行切开,直达妊娠两端。切开输卵管后,可将管腔内妊娠物及血块挤压出。如有出血点予以结扎。管壁创面可用可吸收线间断缝合。

2. 注意事项。保留输卵管手术,术中创面充分止血;为预防术后盆腹腔脏器粘连,可用防粘连制剂或防粘连膜。抗生素预防感染,宜用广谱抗生素及甲硝唑。

3. 以上步骤在腹腔镜下进行时,可用双极电凝代替缝扎止血。

（二）切除输卵管手术

【适应证】

不适合保留输卵管者。

【操作方法及程序】

1. 一般采用腹腔镜手术。步骤同输卵管切除术。

2. 探查子宫及附件，选择手术检查子宫及附件、病变部位与周围的情况。如有明显活跃出血点，双极电凝于破裂出血处止血。

3. 双极电凝于输卵管系膜血管凝闭，切断。电凝输卵管根部，切断。

4. 将所切除输卵管尽量完整地从 trocar 取出，避免妊娠物掉落入腹盆腔。尽量用标本袋取出。

五、输卵管系膜囊肿剔除术

【操作方法】

1. 切开囊肿外腹膜。选择囊肿较突出部位的腹膜做切口，切开阔韧带腹膜。切口一般在输卵管下方，长短可根据术者习惯，一般开始可小些。切口不可过深而刺破囊肿，以免囊壁塌陷不易剥离。

2. 剥离囊肿。用钝性或锐性分离阔韧带腹膜与囊壁间隙，至完整剥出囊肿。如原切口小，可用剪刀扩大腹膜切口。如剥离面适当，阻力小而不出血，剥离至囊肿下方时，多用手指分离。

3. 封闭阔韧带空腔。如果封闭前有多余的腹膜可以剪修。剔除囊肿后，腹膜可用可吸收线缝合关闭。缝合时注意缝针勿伤及周围的脏器，如髂内动静脉，子宫动静脉，输尿管，直肠等。若腹膜缺损，局部无活跃出血，也可不予缝合。

4. 以上步骤在腹腔镜下进行时，可用双极电凝代替缝扎止血，也可在腹腔镜下缝合。

六、输卵管绝育术

【适应证】

1. 有绝育要求者或辅助生殖需要时。手术时机多选月经干净后 3~7 天内，其他时期手术要注意是否已妊娠或宫外孕。

2. 一般腹腔镜下完成。腹腔镜绝育术可分为电凝绝育和机械性绝育两大类。

3. 腹腔镜下输卵管结扎除了具有微创、病人痛苦少的特点之外，更主要在于能同时检查盆腔情况并一起治疗。输卵管结扎的方法很多，有袖套式、银夹式、套扎式等，双极电凝并切除一段输卵管的方法比较简单、快捷、并发症少，但热损伤比较大，影响术后复通。直接剪断输卵管法损伤小，利于术后复通。

【操作方法】

1. 探察盆腔情况先扫描盆、腹腔的大体情况，然后观察直肠子宫陷凹、子宫、卵巢、输卵管，有粘连时予以分离暴露。

2. 电凝法。输卵管绝育术助手用弯钳钳夹并提起输卵管远端，使输卵管峡部充分暴露，双极电凝输卵管峡部，切断并切除 0.5cm 峡部输卵管，送病理。机械性绝育（需用到专门的输卵管套扎器）：钳夹输卵管，在其峡部距子宫角 3cm 处伸出单抓提取该部。套管推下套扎器外管,使输卵管峡部双折袢入内套管,而硅橡胶环则紧套扎两段输卵管。

3. 冲洗盆腔。检查出血处双极电凝止血。

【注意事项】

1. 最好选在输卵管峡部电凝切断,一是此处最细,二是便于需要时复通。

2. 切断后断端特别是近端要确认已凝固充分,防止再通可能。

3. 电凝时范围尽量不要太大,以免影响输卵管系膜血供。

4. 术中出血。先电凝后切断,确认凝固段完全止血后再切。

5. 术后感染。严格消毒,必要时使用抗生素。

6. 术后粘连。术后冲洗盆腔,防止粘连。

7. 术后宫外孕。可能手术时机不当,术时已过排卵期,以术中检查有无黄体,术后随访月经情况。

8. 术后再通。注意术中断端特别是近端加固电凝一次,防止输卵管结扎术后再通。

七、输卵管吻合术

输卵管中段阻塞者,若是输卵管腔粘连或狭窄,可通过宫腔镜下插管进行再通术,但如果是结扎后或瘢痕紧密者,插管并不能成功,此时则考虑行输卵管吻合术,以往多是开腹行显微手术,现在可在腹腔镜下开展此术式。

【适应证】

1. 输卵管中段阻塞的不孕症。

2. 输卵管正常通畅部分长度达 4cm 以上。

3. 输卵管近端能够进针缝合。

【操作方法】

1. **剪断输卵管阻塞部** 在输卵管阻塞部系膜用 1U 垂体后叶素加入生理盐水 10ml 稀释,取 5ml 浸润性注射,然后剪断阻塞部输卵管,明显出血者用双极电凝止血。

2. **确定输卵管近、远端是否通畅** 宫腔通亚甲蓝检查近端是否通畅,远端从断端注入亚甲蓝液进行检查。

3. **修剪输卵管组织** 修剪输卵管阻塞部位两断端瘢痕组织后,可于输卵管近端或远端插入输卵管支架,便于缝合。

4. **输卵管吻合** 用 4-0 或 5-0 可吸收线缝合系膜 2 针,再用 5-0 或 6-0 可吸收线从 6 点处间断缝合浆肌层 3~4 针,再缝 3 点和 9 点处,最后缝 12 点处,尽量避免穿透黏膜层。

【注意事项】

1. 先做腹腔镜游离输卵管后再做宫腔镜,宫腔镜必须用专门的检查鞘才可配套输卵管再通导管,否则难以插管成功。

2. 当宫角有膜状粘连时宜先活检,钳夹暴露输卵管开口,若宫角粘连紧密则手术困难。

3. 输卵管插管有时因宫腔镜操作时宫角与输卵管成角,需在腹腔镜监视下调整方向使进入顺畅。

八、附件切除术

【适应证】

因卵巢肿瘤要切除卵巢者一般不保留输卵管,以防保留的输卵管导致感染或者宫外孕。如果除输卵管的病变外,卵巢也有病变如输卵管卵巢炎性包块及脓肿,则应将输卵管卵巢一并切除。

卵巢肿瘤并发蒂扭转,若卵巢蒂扭转紧且圈数多或手术迟延,卵巢已严重坏死者,可行附件切除。术时可在扭转部位以下根部,钳夹并切断肿瘤蒂部切下标本。怀疑恶性者,应送冷冻切片,以确定手术范围。

部分有 *BRCA* 基因突变者,有预防性切除附件的指征。

【操作方法】

1. 探查子宫附件及其与周围的关系　有粘连则按粘连处理,最后使输卵管卵巢与子宫粘连完全分离。

2. 处理骨盆漏斗韧带　用 Alice 钳提起输卵管峡部及卵巢的固有韧带,将骨盆漏斗韧带伸展。用两把止血钳钳夹骨盆漏斗韧带所有血管,在两血管钳中间剪断,以圆针 7 号丝线或 1-0 可吸收线贯穿缝扎漏斗韧带两断端,近端可再扎一次。如果骨盆漏斗韧带蒂较宽,止血钳又皆靠近输卵管,不会损伤输尿管。但如果漏斗韧带因炎症缩短,则应特别注意输尿管与卵巢血管的关系,必要时可将漏斗韧带腹膜切开,分离血管而结扎。

3. 切除病变的附件　将病变的输卵管卵巢提起,用两把长止血钳钳夹近子宫的输卵管、卵巢固有韧带及剩余的输卵管系膜,切开血管钳间组织,取下病变的输卵管卵巢,并以 7 号丝线或 1-0 可吸收线贯穿缝扎近子宫端的断端。

4. 以上步骤在腹腔镜下进行时,可用双极电凝代替缝扎止血,也可在腹腔镜下缝合。

【注意事项】

该术式应注意下面几个问题。

1. 腹部切口大小的选择。切口大小应根据卵巢肿瘤体积大小而定,原则上以能完整挖出肿瘤为度,避免肿瘤包膜因挖出而致破裂。亦有人主张对于巨大卵巢囊肿,采用小切口穿刺抽吸囊内液体,或在囊壁上行荷包缝合,将吸引管放囊腔内,连接吸引器放出液体,待囊肿体积缩小后,从小切口处取出囊肿壁。如将巨大卵巢肿瘤完整挖出,动作要缓慢,麻醉师应密切观察血压、心率变化,防止因腹压骤减,血液向内脏倾流,心脏暂时不能代偿,而发生急性心力衰竭。对大的肿物以采用腹部纵切口为妥。

2. 输卵管卵巢肿瘤较小且与周围脏器无粘连,手术切除较易进行,一旦肿瘤较大,并与周围有广泛粘连,手术难度相应增大,易造成周围脏器的损伤。输尿管损伤较多见,通常发生在结扎骨盆漏斗韧带时。由于增大的卵巢与盆壁腹膜紧密粘连,使卵巢悬韧带短缩,骨盆漏斗韧带变宽,当上提卵巢时,卵巢悬韧带和输尿管可能一并上提,此时盲目结扎,极易造成输尿管损伤及误扎。输尿管在骨盆入口缘先位于卵巢悬韧带的内侧,由于卵巢悬韧带逐渐下行内移于输尿管前方,故输尿管则下行于该韧带的后方且构成卵巢窝的后界。因此,在钳夹骨盆漏斗韧带时,要仔细观察骨盆漏斗韧带和输尿管的关系、输尿管的走向以及有无蠕动等。也可用手指触摸,了解输尿管的位置及走向。右侧输尿管在髂外动脉前方进入骨盆腔,左侧输尿管位于乙状结肠系膜根部的深面,跨过左髂总动脉进入盆腔,双侧输尿管均沿骨盆侧壁由后外向前内侧下行。局部解剖关系熟悉后,再断扎骨盆漏斗韧带,也可剪开骨盆漏斗韧带腹膜,将血管单独游离出来再断扎更为稳妥。

3. 肿瘤粘连的处理。分离粘连应从粘连较少、容易分离的部位开始,分离方法可采用钝性分离法、锐性分离法,或二者结合。粘连比较疏松者,可采用钝性分离;对于粘连严重,界限尚清楚,多采用锐性分离;在特殊情况下,对于粘连牢固,较难分离,应紧贴病变组织侧分离,不要损伤周围正常组织和器官。

九、妊娠期卵巢输卵管手术

随着腹腔镜技术和技能的提高,妊娠中使用腹腔镜的频率增高。许多文献中报道的病例和回顾性研究显示腹腔镜能在妊娠中安全地应用。在孕妇中进行非产科手术的概率为 1.6% ~ 2.2%,腹腔镜手术在妊娠中应用主要限制在附件切除,囊肿切除和附件包块去除。

【适应证】

1. 妊娠大于 16 周,卵巢肿瘤持续存在。
2. 患者有急性症状或卵巢肿瘤的并发症。
3. 超声显示为囊实性回声的卵巢肿瘤。
4. 连续超声检查发现卵巢肿瘤增大。

【禁忌证】

1. 妊娠大于 24 周。
2. 没有熟练掌握的腹腔镜技术。
3. 已知的严重盆腔粘连。
4. 高度怀疑卵巢恶性肿瘤。
5. 内科疾病不能耐受腹腔镜手术。

【操作前准备】

1. 术前仔细估计妊娠周数、卵巢肿瘤的性质和腹腔镜手术的可行性是非常重要的。
2. 超声证实妊娠和胎儿的存活力。
3. 超声仔细检查评估卵巢肿瘤的性质,排除可能的恶性。
4. 腹腔镜手术成功的关键是顺利到达肿瘤的部位,所以需估计肿瘤相对子宫的位置。
5. 术前至少 8~12 小时禁食。
6. 不需要肠道或阴道准备。
7. 应正确告知患者手术指征,手术本身的风险,包括可能改开腹。
8. 不需要预防性保胎。

【操作方法】

1. **体位**　头低(15°~30°)左侧倾斜 15°的仰卧位,使子宫到胎盘的血流处于最大,减少下腔静脉的压迫。应避免传统的膀胱截石位,不需通过宫颈来操纵子宫而且仰卧位避免了对腿过大压力和脊柱腰段过度前弯的风险,减少了深部静脉血栓和手术后背部疼痛的概率。

2. **穿刺孔位置**　根据宫底的水平和病理症状位置,在脐水平调整所有穿刺孔的位置。所有的穿刺针必须以可控制方式在直视下放入。第一个穿刺针放在正中线宫底上 5cm,这就允许腹腔镜顶部和宫底之间有足够的距离适当显像腹腔,足够的外科空间来进行器械操作,而不需改变视角。另外 5mm 的套管针放置在每侧上腹部、宫底和第一个穿刺针之间的水平确切的位置应该个体化,原则上使附件包块处理容易,避免损伤子宫。

3. **气腹**　腹腔内的压力应保持在 12mmHg（1.6kPa）,减少对子宫血流量影响和降低母亲高碳酸血症和胎儿酸中毒的可能风险。

4. **探查**　与非妊娠妇女的常规腹腔镜下卵巢肿瘤手术相似,盆、腹腔需要系统检查来估计腹腔镜手术的可行性,因为增大的子宫将卵巢肿瘤推到了子宫顶部,暴露卵巢肿瘤一般较容易。但是当卵巢肿瘤位于子宫后面和直肠子宫陷凹时,肿块需首先移出来,此时轻轻地推动子宫,暴露卵巢,常常是腹腔镜跟随着器械移动,才能看到卵巢。然后用一对爪钳将卵巢抓起,逐渐地从子宫后面取出,并进行相应操作。

5. **腹腔灌洗**　手术结束后,应用足量的温盐水冲洗腹腔,特别当囊内容物有溢出时。

【注意事项】

1. 根据术前病史、症状、肿瘤标记物和 B 超等影像学检查结果,结合镜下所见综合判断卵巢囊肿的良、恶性,制订治疗方案。

2. 根据卵巢囊肿的大小、性质、位置以及粘连情况等充分估计手术的难易程度,设计具体的手术方式。

3. 第一个套管必须用可视的方法放置,避免损伤子宫。

4. 因为妊娠子宫的增大,手术操作空间有限,所有腹腔镜器械一定要在直视下慢慢地放入腹内,避免损伤妊娠子宫。

5. 尽量小心避免在妊娠子宫表面留下抓痕,将子宫的操作尽可能减少到最低程度。

6. 腹腔内的压力≤15mmHg（2.0kPa）,更好的是 12mmHg（1.6kPa）,避免幅度较大的头低脚高。

7. 如果有子宫内膜异位症,卵巢可紧紧地粘在子宫侧壁和后壁,活动度欠佳。在这些情况下要切除部分囊肿壁来暴露囊肿并送去组织学检查,需抽吸出巧克力样液体,用大量温盐水冲洗。

8. 电凝术产生的烟雾包含了一氧化碳,其可与血红蛋白形成碳氧血红蛋白,减少血中氧含量。如果足够量的一氧化碳聚集在腹部,从理论上讲供给胎儿的氧将受到影响。故电凝术的使用应减少到最低程度。

9. 保护正常卵巢组织,避免过多电凝,必要时可以缝扎止血。

10. 切除后的组织应用专用无菌塑料袋取出,避免囊内容物污染盆、腹腔及切口。

11. 术后酌情使用抑制宫缩药物及止疼药。

第七节　恶性肿瘤手术

一、外 阴 手 术

(一) 单纯外阴切除术

单纯外阴切除术(simple vulvectomy)指整个外阴的皮肤和皮下组织的切除,即手术范围包括大阴唇、小阴唇、阴阜和会阴的皮肤及部分皮下组织。

但是,近年来对于外阴手术的理念发生了一系列的变化,其中就包括对于那些局限性病变不再采用整个外阴切除的办法,进而衍生出一些新的术式。这样手术的最大益处是对于手术患者外阴的干扰或影响较小。

局部切除(local excision):切缘距离病变达到 0.5cm,切除病变皮肤及部分皮下组织。

扩大局部切除(wide local excision):切缘距离肿瘤至少达到 1cm,最好达到 2cm,切除病变部位的皮肤和部分皮下组织。

【适应证】

1. 外阴上皮内瘤变Ⅲ(VINⅢ)或原位癌,病变范围广泛或可疑有浸润癌存在者。

2. 外阴 Paget 病病变范围较大者。

3. 病变范围大的外阴皮肤疾病或良性病变。尖锐湿疣、腹股沟肉芽肿、性病淋巴肉芽肿。

4. 大小有限的黑色素瘤。

5. 有严重的症状,外阴营养不良性病变经保守治疗无效者。

【禁忌证】

手术本身没有绝对禁忌,但是如果有下列情况也可以视为禁忌证。

1. 全身严重内科疾患无法耐受手术者。

2. 高度可疑浸润的外阴病变或明确的外阴癌。

【术前准备】

1. 术前全套化验。

2. 术前备皮。最好手术开始前备皮。

3. 肠道准备。术前 3 日肠道准备较好,术前 1 日禁食。

4. 术前准备预防应用抗生素。最好切皮前半小时应用。

5. 使用阿司匹林的患者需要停药 7~10 天手术。

【操作方法及程序】

1. 体位。膀胱截石位。

2. 确定切除范围。切口应距病变区至少 1cm。

3. 设计切口。外侧切口从阴阜上方病变范围外侧,向下沿大阴唇两侧延展至阴唇后联合(或会阴);内侧切口从尿道口上方,沿阴道口外侧缘。

4. 沿外切口切开皮肤全层,Allis 钳钳夹、牵拉切除组织侧皮缘,逐步切除需切除的皮肤及部分皮下组织,深度不必达筋膜层。切至耻骨弓时,其下为尿道口上方,应注意避免损伤尿道,必要时可用金属导尿管插入尿道指示位置所在。如果没有病变累及,应该尽量多保留尿道周围的组织,这样缝合时比较简单,同时又不影响术后患者的排尿。

5. 如果阴蒂未受肿瘤累及,是可以争取保留的,尤其是年轻的患者。有指征行阴蒂切除时,则从上面向阴蒂系带方向分离,于阴蒂根部切除阴蒂,并缝扎断端。

6. 认真止血,必要时应做缝扎止血。

7. 在内外切缘之间间断缝合皮下脂肪层,然后间断缝合皮肤,将尿道口及阴道口黏膜分别与周围皮肤对缝。必要时可置引流。

8. 术毕留置导尿管。

【注意事项】

1. 术后 24 小时内应加压包扎外阴伤口,压迫止血。

2. 术后 24 小时后完全开放伤口、通风,也可拔除尿管。

3. 每日清洁外阴,外阴吹风,7 天拆线。

4. 大便后应随时冲洗或擦洗,清洁外阴。

5. 预防血栓形成。

6. 术后 3 个月内避免用力下蹲动作。

【并发症】

1. 切口感染、血肿及皮肤切口裂开。

2. 血栓形成。

(二) 根治性外阴切除术

根治性外阴切除术(radical vulvectomy)指切除整个外阴(包括肿瘤),主要侧重于外阴癌病变以及足够周围组织的切除,以保证切缘干净,确切的手术切缘取决于肿瘤的范围,不仅强调切缘距离病变至少要达到 2cm 以上,深度还需要达到筋膜表面。通常同时进行双侧腹股沟淋巴结切除术。

【适应证】

外阴癌,病变范围广或期别晚者(病灶较大的 T_2 期或累及尿道、肛门的 T_3 期)。

【禁忌证】

1. 全身严重内科疾患无法耐受手术者。

2. 没有明确诊断的外阴病变。

3. 已经存在远处转移,更应该进行综合治疗,局部如此大的手术似乎已经没有意义。

【操作前准备】

1. 术前全套化验。

2. 术前备皮。最好手术开始前备皮。

3. 肠道准备。术前 3 日肠道准备较好,术前 1 日禁食,最好清洁洗肠。

4. 术前准备预防应用抗生素。最好切皮前半小时应用。

5. 使用阿司匹林的患者需要停药 7～10 天手术。

【操作方法及程序】

1. 体位。膀胱截石位。因常和腹股沟淋巴清扫术同期进行,故通常采用改良的膀胱截石位,即在截石位的基础上将大腿向外伸展,尽量使下腹部、会阴以及大腿在同一个平面。

2. 切口选择。根据癌灶大小、部位,做外、内两个环形切口,皮肤切口与单纯外阴切除术相似,但切缘更宽,外切口两侧可达阴股皮褶处,切除深度应达耻骨联合骨膜,两侧内收肌深筋膜,中可达泌尿生殖膈筋膜,应切除癌变全部病灶。

3. 根据病灶大小及部位,必要时可切除部分尿道、阴道壁,彻底地清除癌灶。切缘应至少距癌灶 2cm 以上。

4. 切断阴蒂及阴蒂悬韧带,沿耻骨筋膜剥离阴阜处的皮下组织。

5. 仔细处理阴部内动、静脉,分离外阴侧方组织至阴道侧壁,游离阴道壁 2cm。

6. 分离会阴皮肤及阴道后壁 2cm,侧方达肛提肌。注意肛提肌和肛门括约肌的保护。

7. 分离尿道口上方内切口边缘,贯通内外切口(必要时可切除部分尿道,切除尿道 1～

2cm 并不会出现尿失禁)。

8. 沿阴道侧壁,自上而下,切除外阴,止血,冲洗创面。

9. 缝合加固肛提肌,将切口的皮下组织逐层间断缝合,最好能够减张缝合。最后缝合皮肤。若缺失区大,缝合张力大,应做肌皮瓣移植。必要时置引流管,加压包扎。

10. 根治性外阴切除术多与腹股沟淋巴结清扫术同时采用,腹股沟淋巴结清扫术可用分开切口或与根治性外阴切除术联合切口,目前多以三切口代替传统的大蝴蝶切口。

11. 近年来更强调对于外阴癌病变的根治性切除,而不是对于外阴的根治性切除。改良根治性外阴切除术(modified radical vulvectomy)对根治性外阴切除术进行了改良,强调对患有肿瘤的外阴部分进行根治性切除,使部分健康外阴保持完整。如肿瘤位于会阴部,仅需对下半部分外阴进行根治性切除;如肿瘤位于外阴的上半部分,仅需对上半部分外阴行根治性切除;如肿瘤位于外阴的一侧,则仅需对患侧的外阴进行根治性切除。

【注意事项】

1. 术后应加压包扎,保持引流通畅,保持外阴清洁,抗生素预防感染,预防血栓形成。

2. 术后 24~72 小时后完全开放伤口,通风。

3. 依据患者的状况 3~5 天可拔除尿管。

4. 术后 3 日内少渣饮食,必要时禁食或进行肠内营养,尤其是进行了肛门括约肌或直肠修复的患者,5 日后如未排便应服缓泻剂。

5. 每日清洁外阴,外阴吹风,7 天拆线。

6. 大便后应随时冲洗或擦洗,清洁外阴。

7. 预防血栓形成。

8. 术后 3 个月内避免用力下蹲动作。

9. 若切缘有残留癌灶或骨膜上癌灶无法切除者,术后应做放射治疗。

【并发症】

1. 切口裂开、坏死、感染、出血、血肿。出现切口延迟愈合时,需积极换药,利于切口愈合。

2. 下肢水肿。

3. 血栓形成。

(三) 外阴根治性局部切除术

外阴根治性局部切除术(radical local excision)切除肿瘤以及肿瘤周围至少 2cm 的皮肤以及全部皮下组织,切除深度与根治性外阴切除术相似,应该达到筋膜。

【适应证】

外阴癌灶局限的早期外阴癌,癌灶周围外阴皮肤组织正常。

【禁忌证】

1. 全身严重内科疾患无法耐受手术者。

2. 没有明确诊断的外阴病变。

3. 已经存在远处转移。

【操作前准备】

1. 术前全套化验。

2. 术前备皮。最好手术开始前备皮。

3. 肠道准备。术前 3 日肠道准备较好,术前 1 日禁食。

4. 术前准备预防应用抗生素。最好切皮前半小时应用。

5. 使用阿司匹林的患者需要停药 7~10 天手术。

【操作方法】

1. 体位。膀胱截石位。

2. 切缘应距病灶至少 2cm,切除深度与根治性外阴切除术相似。根据切除癌灶部位,必要时可保留阴蒂或会阴等健康外阴组织。

3. 止血(结扎或电凝)。

4. 间断分层缝合外阴各层组织。

5. 加压包扎,保留尿管。

【注意事项】

1. 根治性局部扩大切除后,应做组织学检查明确切缘有无病变残留,必要时应扩大手术范围。

2. 必要时应同时做腹股沟淋巴结清扫术。

3. 术后应加压包扎,给抗生素预防感染。

【并发症】

1. 切口感染或裂开。应及时换药,清洁、消毒局部。

2. 血栓形成。

(四)腹股沟淋巴结清扫术

【适应证】

外阴癌或外阴恶性黑色素瘤。

【禁忌证】

1. 全身严重内科疾患无法耐受手术者。

2. 腹股沟区域感染者。

3. 耻骨已受累或有远处转移者。

4. 腹股沟淋巴结转移固定无法切除者。

【操作前准备】

同根治性外阴切除术。

【操作方法及程序】

1. 仰卧,分腿或低膀胱截石位,大腿微外展,暴露腹股沟及股三角部位,消毒、铺巾。

2. 沿髂前上棘内侧做 8~10cm 切口(纵切口或沿腹股沟横弧形切口均可)。

3. 腹股沟浅淋巴结切除范围。腹股沟韧带下方、内收肌和缝匠肌之间,阔筋膜上方的淋巴脂肪组织。切开皮肤,游离皮下组织,保留的皮肤应该至少保留 5mm 以上的皮下脂肪,这样可以保留皮肤的血运,预防术后皮肤坏死。从切口的外上方开始,向内下方,从阔筋膜的上方将皮下脂肪连同其内的淋巴结一起完整切除,遇到血管或淋巴管,结扎或电凝闭合。

4. 腹股沟深淋巴结(股淋巴结)切除。因腹股沟深淋巴结仅仅位于股静脉的内侧,手术时不必切除阔筋膜,只需将腹股沟浅淋巴结从阔筋膜表面剥离至卵圆孔附近,提取游离该处脂肪及一段大隐静脉,并加以牵引,暴露大隐静脉和股静脉的交界处,将交界处的上方和下方的数个(1~3 个)淋巴结切除。

5. 仔细扪及此区域,是否还有增大的淋巴结。

6. 放置引流,缝合皮下脂肪层,注意避免留无效腔。

7. 缝合皮肤。加压包扎。

【注意事项】

1. 腹股沟淋巴结清除术的皮肤切口可与外阴切口分开切口(保存切口间的皮肤梁),有利术后皮肤愈合。

2. 若癌灶大,亦可共用同一切口,但术后应置负压引流,并注意切口感染及裂开。

3. 术中注意股血管损伤,仔细止血。

4. 术后切口部位加压包扎。

5. 预防血栓形成。

【并发症】

1. 切口裂开、皮肤切缘坏死。

2. 淋巴囊肿、淋巴水肿。

3. 血栓形成。

二、根治性宫颈切除术

【适应证】

1. 渴望生育的年轻子宫颈癌患者。

2. 临床分期为 $Ia_2 \sim Ib_1$ 期的早期子宫颈鳞癌或腺癌。

3. 肿瘤直径≤2cm。

4. 影像学未发现区域淋巴结转移。

【禁忌证】

1. 肿瘤直径>2cm 和/或累及血管和淋巴管的 Ib_2 期以上的子宫颈癌患者。

2. 有高危因素和中危因素的患者。

【操作方法】

1. 盆腹腔全面探查。先行腹腔镜盆腔淋巴结切除术,依次切除髂总淋巴结、髂外淋巴结、腹股沟淋巴结、髂内淋巴结、闭孔淋巴结,切除淋巴结送快速冷冻病理检查。

2. 病理检查证实盆腔淋巴结无肿瘤转移后,再行根治性宫颈切除术(radical trachelectomy)(经腹、经阴道或经腹腔镜)。

3. 分离及显露直肠侧窝及膀胱侧窝。游离输尿管和子宫动脉,切断子宫动脉的下行支和阴道支,处理子宫骶骨韧带和主韧带,充分下推膀胱后打开阴道前后壁,在宫颈外口下3cm 处切断阴道壁,自阴道牵拉出阴道"袖口"及截除宫颈,取子宫颈内口切缘保留侧组织,送病理检查证实无肿瘤累及;子宫颈内口断端锁边缝合;子宫颈内口断端与阴道切缘缝合,形成新的"子宫颈"。

4. 可安置宫内节育器防止宫颈粘连。

5. 术毕留置尿管 2 周,并予以抗生素预防感染。

【注意事项】

1. 术前明确判断子宫颈肿瘤大小、肿瘤与子宫颈管内口的关系和子宫下段肌层是否有浸润很重要,可应用盆腔 MRI 检查测量并评估。

2. 术后 6 个月后可以妊娠,如自然受孕失败,可考虑采用辅助生殖技术。

3. 对于完成生育后是否需要行子宫切除术,需结合患者自身情况,由医师和患者共同商议后决定。

三、卵巢癌手术

(一) 全面分期手术

全面分期手术(comprehensive staging surgery)是指临床考虑为早期的患者,实施的确定手术病理分期的手术,手术范围包括:子宫及双附件切除、盆腔及腹主动脉旁淋巴结切除、大网膜切除、阑尾切除和可疑及容易转移部位的活检。

【适应证】

1. 术中冷冻病理或者术前穿刺病理考虑为卵巢上皮性癌。

2. 术前评估及术中探查考虑为早期。

【禁忌证】

手术本身没有绝对禁忌,但是如果存在全身严重内外科疾患无法耐受手术者可以视为禁忌证。

【操作前准备】

1. 完成充分的影像学评估,胸、腹、盆腔的增强 CT,必要时增强 MR 及 PET 检查。

2. 潜血检查连续 3 次(-)或已行胃肠镜检查除外消化道肿瘤。

3. 其他影像学及辅助检查除外其他部位原发肿瘤和卵巢转移瘤可能。

4. 做好阴道、肠道准备。

5. 完善血栓相关风险的评估。高危因素的患者除外新发血栓后,术前穿弹力袜,并穿入手术室。

6. 充分备血。

【操作方法】

1. 根据患者情况,完成中心静脉穿刺或动脉穿刺置管。

2. 患者通常取平卧位。

3. 足够大的纵切口,通常需要达到脐上方 7~10cm,以保证充分的手术野显露。在缺少恶性肿瘤的证据前,可选择能完成手术操作的稍小的手术切口。

4. 留取腹水或腹腔冲洗液送病理检查。

5. 显露出输尿管后,高位结扎切断卵巢动静脉,卵巢肿物送冷冻病理。

6. 冷冻病理考虑为卵巢上皮性癌,行全子宫及附件切除,高位结扎切断卵巢动静脉。

7. 沿横结肠、胃大弯及脾脏下缘切除大网膜,如果胃大弯血管弓没有肿瘤受累,尽量保留胃大弯侧的血管弓。

8. 以髂内动脉为内侧界,腰大肌表面为外侧界,旋髂深静脉或者腹股沟韧带为下界,髂动脉分叉为上界,清扫双侧的髂血管旁淋巴结,清晰显露闭孔神经,并深度需达到闭孔神经水平,如果深度超过闭孔神经水平,需避免深部的静脉损伤。

9. 以髂动脉分叉为下界,腹主动脉分叉为上界,清扫双侧髂总淋巴结,需注意牵拉开输尿管。

10. 以腹主动脉分叉为下界,双侧腰大肌为外侧界,上界为肠系膜下动脉或左肾静脉,清扫腹主动脉旁淋巴结,需注意下腔静脉表面的细小静脉和肠系膜下动脉。清扫到左肾静脉水平时,需注意在肠系膜下动脉水平,结扎下腔静脉和腹主动脉表面的卵巢动静脉的分支。

11. 取可疑有转移部位或粘连处活检,常规可取肝脏下方、脾脏下方、升结肠侧沟、降结肠侧沟、直肠子宫陷凹和膀胱腹膜反折等处的活检。

12. 黏液性肿瘤的患者,同时行阑尾切除术。

13. 术后放置阴道引流或者腹腔引流管。

【注意事项】

1. 实施腹腔镜分期手术必须符合以下情况。

(1)肿瘤体积不宜过大,能将肿瘤完整取出,避免肿瘤破裂。

(2)术前充分的影像学评估(最好是 PET/CT),腹腔内其他部位或脏器未发现广泛转移病灶。

(3)术者有足够的技术以完成整个手术。

2. 术中探查初步考虑为ⅠA 或者ⅠB 期、年轻、有生育要求的患者,在充分知情同意,并理解有二次手术可能的情况下,可考虑保留子宫和/或正常侧的附件。

3. 术后腹部切口加压包扎 8 小时。

4. 全麻术后需注意患者的呼吸道症状,积极镇咳、雾化、化痰,并注意包裹腹带,避免切口裂开。

5. 术后除外活动性出血、循环稳定后,鼓励下床活动,对于有高危因素的患者,予以预防性抗凝。

6. 下床活动后,视引流量切口拔除引流管。

【并发症】

1. 切口感染、血肿、裂开等。

2. 肠梗阻。

3. 泌尿系损伤,如输尿管瘘、膀胱瘘等。

4. 肠道损伤。

5. 下肢静脉血栓、肺栓塞。

6. 淋巴囊肿、淋巴回流障碍等。

(二)再分期手术

再分期手术(re-staging surgery)指首次手术未明确分期,亦未用化疗而施行的全面分期手术。如术后患者已用化疗,应属于中间性(间歇性)肿瘤细胞减灭术(interval cytoreductive surgery)。

【适应证】

1. 已经病理证实为卵巢上皮性癌。

2. 首次手术未完成全面分期,术中探查及辅助检查考虑为早期。

3. 未接受化疗等治疗措施。

【禁忌证】

手术本身没有绝对禁忌,但是如果存在全身严重内外科疾患无法耐受手术者可以视为禁忌证。

【术前准备】

同全面分期手术

【操作方法】

二次手术时注意分离粘连恢复盆腔解剖,并需要把前次手术剩余的子宫附件全部切除,其他同全面分期手术。

【注意事项】

1. 实施腹腔镜分期手术必须符合以下情况:①肿瘤体积不宜过大,能将肿瘤完整取出,避免肿瘤破裂;②术前充分的影像学评估(最好是 PET/CT),腹腔内其他部位或脏器未发现广泛转移病灶;③术者有足够的技术以完成整个手术。

2. 术中探查初步考虑为 IA 或者 IB 期、年轻、有生育要求的患者,在充分知情同意,并理解有二次手术可能的情况下,可考虑保留子宫和/或正常侧的附件。

3. 术后腹部切口加压包扎 8 小时。

4. 全麻术后需注意患者的呼吸道症状,积极镇咳、雾化、化痰,并注意包裹腹带,避免切口裂开。

5. 术后除外活动性出血、循环稳定后,鼓励下床活动,对于有高危因素的患者,予以预防性抗凝。

6. 下床活动后,视引流量切口拔除引流管。

【并发症】

1. 切口感染、血肿、裂开等。

2. 肠梗阻。

3. 泌尿系损伤,如输尿管瘘、膀胱瘘等。

4. 肠道损伤。

5. 下肢静脉血栓、肺栓塞。

6. 淋巴囊肿、淋巴回流障碍等。

(三) 肿瘤细胞减灭术

肿瘤细胞减灭术(cytoreductive surgery)是指尽最大努力切除原发灶及一切转移瘤,使残余癌灶直径<1cm,甚至肉眼无残留灶(满意的肿瘤细胞减灭术)。

【适应证】

1. 术前妇科检查及影像学评估,有手术切净或残留灶<1cm 可能。

2. 术中冷冻病理或者术前穿刺病理考虑为卵巢上皮性癌。

3. 术前评估及术中探查考虑为晚期。

【禁忌证】

严重内外科疾患、一般状况差,无法耐受手术。

【操作前准备】

同全面分期手术,此外还需以下准备。

1. 如果需要切除受累的其他脏器,联系相关的外科医生协助手术。

2. 若输尿管扩张积水,必要时放置输尿管 D-J 管。

【操作方法】

1~10 步骤同全面分期手术

11. 尽可能切除转移瘤,可能包括肠切除、部分横膈或腹膜剥除、脾切除、部分肝切除、胆囊切除、胃部分切除、膀胱部分切除、输尿管膀胱种植、胰尾切除、盆腔廓清术等,必要时请有经验的相关外科医生上台协助手术。

12. 黏液性肿瘤的患者,同时行阑尾切除术。

13. 术后放置阴道引流或者腹腔引流管。

【注意事项】

1. 术后腹部切口加压包扎 8 小时。

2. 全麻术后需注意患者的呼吸道症状,积极镇咳、雾化、化痰,并注意包裹腹带,避免切口裂开。

3. 术后除外活动性出血、循环稳定后,鼓励下床活动,对于有高危因素的患者,予以预防性抗凝。

4. 下床活动后,视引流量切口拔除引流管。

5. 如果行胃肠道手术,术后需放置胃管,待排气后拔除胃管,过渡饮食。

6. 如果行泌尿系手术,根据手术情况,术后保留导尿管。

7. 目前绝大多数妇科肿瘤学家都不主张采用腹腔镜下肿瘤细胞减灭术。

【并发症】

1. 切口感染、血肿、裂开等。

2. 肠梗阻,肠漏等。

3. 泌尿系损伤,如输尿管瘘、膀胱瘘等。

4. 肠道损伤。

5. 淋巴囊肿、淋巴回流障碍。

6. 下肢静脉血栓、肺栓塞等。

(四) 中间性(间歇性)肿瘤细胞减灭术

中间性(间歇性)肿瘤细胞减灭术(interval cytoreductive surgery)是指对于某些晚期卵巢癌病例,术前评估或术中评估或腹腔镜下评估难以达到满意的肿瘤细胞减灭,或因为其他并发症暂时无法耐受肿瘤细胞减灭术,可采用先期化疗(最多不超过 3 个),再行肿瘤细胞减灭术。目前的循证医学证据已经证明这种治疗策略至少不影响最终的治疗结果,但是由于其可以明显地提高手术质量和减少手术并发症的发生,同时降低了手术难度,也不失为一种好的治疗手段。

【适应证】

1. 腹腔镜或穿刺病理考虑为卵巢上皮性癌,诊断为晚期。

2. 初次手术由于肿瘤转移广泛,未能达到满意的减灭。

3. 经过先期化疗后有手术切净或残留灶<1cm 可能。

【禁忌证】

严重内外科疾患、一般状况差,无法耐受手术。

【操作前准备】

同本节"肿瘤细胞减灭术"。

【操作方法】

同本节"肿瘤细胞减灭术"。

【注意事项】

同本节"肿瘤细胞减灭术"。

【并发症】

同本节"肿瘤细胞减灭术"。

(五) 再次肿瘤细胞减灭术

再次肿瘤细胞减灭术(re-cytoreductive surgery)是指对残余瘤或复发瘤的手术,如果没有更有效的二线化疗药物,这种手术的价值是很有限的。

【适应证】

1. 完成一线化疗后,>6 个月以上的复发。

2. 残余瘤或复发灶有完整切除的可能。

3. 对先前的化疗有很好的反应。

4. 患者年龄较轻,有很好的生活状态评分。

【禁忌证】

1. 耐药复发卵巢癌患者。

2. 严重内外科疾患、一般状况差,无法耐受手术。

【操作前准备】

1. 完成充分的影像学评估,胸、腹、盆腔的增强 CT,最好 PET 检查。

2. 做好阴道、肠道准备。

3. 完善血栓相关风险的评估。高危因素的患者除外新发血栓后,术前穿弹力袜,并穿入手术室。

4. 充分备血。

5. 如果需要切除受累的其他脏器,联系相关的外科医生协助手术。

6. 准备输尿管、膀胱手术及肠道手术的器械及材料。

7. 若前次盆腔淋巴结清扫术,本次需处理盆腔复发灶,术前放置输尿管 D-J 管。

【操作方法】

1. 根据患者情况,完成中心静脉穿刺或动脉穿刺置管。

2. 患者通常取平卧位,如需要行低位结直肠切除者,采用截石位或分腿位。

3. 足够大的纵切口,通常至少需要达到脐上方 7~10cm,以保证充分的手术野显露。

4. 全面探查,评估手术切净的可行性,规划手术切除的范围和顺序,切除顺序尽量遵循先清洁后污染的原则。

5. 可能包括肠切除、部分横膈或腹膜剥除、脾切除、部分肝切除、胆囊切除、胃部分切除、膀胱部分切除、输尿管膀胱种植、胰尾切除、盆腔廓清术等,必要时请有经验的相关外科医生上台协助手术。

6. 术后放置阴道引流或者腹腔引流管。

【注意事项】

同第二章第七节肿瘤细胞减灭术。

【并发症】

同第二章第七节肿瘤细胞减灭术。

（六）二次探查术

二次探查术(second look operation)是指经过满意的肿瘤细胞减灭术施行了至少6个疗程的系统化疗,通过临床物理检查及辅助或实验室检测(包括 CA125 等肿瘤标志物)均无肿瘤复发迹象,而施行的再次腹腔镜或者开腹探查术。其目的在于了解腹腔癌灶有无复发,作为日后制订治疗方案的依据。但是,近年的研究表明二次探查术并不能改善患者的生存时间和预后,现已很少应用。

【适应证】

1. 卵巢上皮癌经过满意的肿瘤细胞减灭术施行了至少6个疗程的系统化疗,通过临床物理检查及辅助或实验室检测(包括 CA125 等肿瘤标志物)均无肿瘤复发迹象。

2. 需要通过二次探查术来决定下一步的处理。

【禁忌证】

严重内外科疾患、一般状况差,无法耐受手术

【操作前准备】

1. 完成充分的影像学评估,胸、腹、盆腔的增强 CT,最好 PET 检查。

2. 做好阴道、肠道准备。

3. 完善血栓相关风险的评估。高危因素的患者除外新发血栓后,术前穿弹力袜,并穿入手术室。

4. 充分备血。

5. 做好准备,一旦术中探查发现肿瘤病灶,行再次肿瘤细胞减灭术的可能。

【操作方法】

1. 患者通常取平卧位。

2. 留取盆腔、升结肠旁沟、结肠肝曲、膈下、结肠脾曲、降结肠旁沟冲洗液。

3. 全面探查盆腹腔,对可疑癌灶进行活检。若无明显可疑癌灶,则自上而下进行多点活检,包括横膈、大网膜残端、结肠肝曲、脾曲、升结肠旁沟、降结肠旁沟、肠壁粘连增厚处、原发肿瘤残端、漏斗韧带残端、阴道残端顶部、膀胱表面以及后腹膜肿大淋巴结等。

4. 切除可疑病灶,送冷冻病理。

5. 若病理证实为转移,评估可切除性,决定是否行再次肿瘤细胞减灭术。

【注意事项】

同第二章第七节肿瘤细胞减灭术。

【并发症】

同第二章第七节肿瘤细胞减灭术。

四、子宫内膜癌分期手术

目前广为接受的国际指南要求子宫内膜癌分期手术为全子宫、双附件切除加腹膜后淋巴结切除术,有宫颈受累证据可考虑改良广泛性子宫及双附件切除加腹膜后淋巴结切除术。

【适应证】

Ⅰ型子宫内膜癌(Ⅱ型子宫内膜癌分期手术同卵巢癌分期手术)。

【禁忌证】

全身严重内科疾病无法耐受手术者。

【术前准备】

1. 经腹术式时同一般妇科腹部手术前准备。腹腔镜术式时注意脐部的清洁,腹部及外阴皮肤备皮。

2. 宫颈刮片检查癌细胞。

【操作方法】

1. 体位。平卧位(经腹)或头低臀高膀胱截石位(腹腔镜)。

2. 设计切口,开腹一般取下腹旁正中纵切口进腹,腹腔镜取脐上切口进镜,下腹取三切口或四切口进操作 Trocar。

3. 留取腹腔冲洗液送病理找肿瘤细胞。

4. 全面探查盆腹腔。

5. 经腹术式下,用两把带齿血管钳,沿宫角直达卵巢固有韧带下方夹持子宫两侧;腹腔镜下电凝凝闭双侧输卵管根部。

6. 行筋膜外全子宫双附件切除。临床Ⅱ期(子宫内膜癌侵犯宫颈间质)患者,行广泛性/改良广泛子宫切除术+双侧附件切除术。(参见宫颈癌手术)

7. 盆腔淋巴结切除。打开血管鞘膜,切除腹股沟深、髂外、髂内、闭孔及髂总部位淋巴结。

8. 腹主动脉旁淋巴结切除。切除双侧髂总动脉上段周围淋巴结及肠系膜下动脉水平(有条件者可达肾血管水平)以下的腹主动脉旁淋巴脂肪组织。

9. 对病变局限子宫的子宫内膜癌可考虑前哨淋巴结活检,以替代系统淋巴结切除术。可使用的显像剂包括放射性标记物锝-99m(99mTC),以及颜色染料(1%异硫蓝,1%甲基蓝等)。吲哚菁绿(IGC)是一种红外显像染料。进行前哨淋巴结染色时,分别于宫颈浅表(1~3mm)和深部(1~2cm)注射染料,使染料到达宫颈或宫体部主要的淋巴管。若某侧前哨淋巴结无法显像,需对该侧淋巴结进行系统切除。对于可疑转移或增大的淋巴结,无论显像结果如何均应进行切除。

【注意事项】

1. 注意盆腔解剖,防止误伤,淋巴清扫时副损伤发生概率较高。

2. 术后必要时应留置盆腹腔引流,确保引流通畅。

3. 加强抗感染治疗。

4. 注意根据患者病情,确定淋巴结切除的范围。

【并发症】

1. 感染。

2. 出血,血肿形成。

3. 血管损伤,血栓形成及栓塞。

4. 肠管损伤,消化系统瘘。

5. 泌尿系统损伤:如输尿管损伤、膀胱损伤、输尿管瘘和膀胱瘘等。

6. 神经损伤,导致下肢等功能变化。

7. 淋巴囊肿形成,下肢因淋巴回流障碍而出现下肢肿胀等。

8. 大出血、严重感染、继发 DIC 和栓塞。

9. 肾动脉破裂、栓塞。

10. 乳糜腹。

11. 由于粘连而致肠梗阻。

五、子宫次广泛切除术

【适应证】

1. 子宫颈癌 IA1 期伴脉管浸润和 IA2 期

2. 子宫内膜癌宫颈间质受侵者。

【禁忌证】

1. 子宫颈癌 IA2 期以上分期者。

2. 全身情况较差,或合并其他疾病不能耐受子宫次广泛切除术者。

【切除范围】

全子宫切除;阴道切除 1~2cm;输尿管在输尿管隧道处打开,推离宫颈;宫旁在输尿管子宫动脉交叉处切断宫颈旁组织(离宫颈约 1~2cm);宫骶韧带切除约 1~2cm,保留腹下神经丛;膀胱分离至阴道上段;直肠分离至宫颈下;盆腔淋巴结清扫或前哨淋巴结。

【手术技巧】

进入腹腔后应探查盆腹腔,以除外盆腹腔内转移。于近根部切断双侧圆韧带。沿骨盆漏斗韧带外侧的腰大肌表面腹膜打开。向内侧牵拉骨盆漏斗韧带可辨认出输尿管和髂血管。切除盆腔淋巴结。

向外牵拉侧脐韧带(髂内动脉终末支),于子宫动脉尾侧,侧脐韧带与膀胱间打开膀胱侧窝,至盆底。于子宫动脉头侧,侧脐韧带与输尿管间打开直肠侧窝。对于次广泛子宫切除手术,直肠侧窝并不一定要完全打开。

打开膀胱侧窝直肠侧窝后,于两者之间辨认子宫动静脉。于子宫动脉跨过输尿管上方处电凝切断子宫动脉。

从内侧腹膜上游离出输尿管及输尿管下方贴于直肠系膜的腹下神经至宫旁。于 1/2 处切除内侧腹膜。

子宫前屈,切开直肠及阴道后壁间的腹膜,打开直肠阴道间隙至宫颈下。暴露宫骶韧带,切除 1~2cm。腹下神经及腹下神经丛位于次广泛子宫切除手术切除水平的下方。

打开覆盖膀胱子宫间隙的腹膜,将膀胱从宫颈及阴道前壁上游离至阴道上段。

将切断的子宫动脉掀起,沿输尿管上方切断膀胱子宫韧带浅层,将输尿管向外推离宫颈。进一步游离输尿管至膀胱入口处。切断膀胱子宫韧带深层,沿阴道壁继续游离阴道。

将完全游离的宫体宫颈及阴道上段约 1~2cm 切除,注意无瘤原则,避免肿瘤暴露于盆腹腔。缝合阴道残端,留置引流。

【注意事项】

1. 术前评估包括明确组织学诊断,盆腔检查及影像学检查。影像学检查包括全身 PET-CT 或胸部、腹部、盆腔 CT 检查以评估转移情况;盆腔 MRI 检查评估局部病灶范围。除了胸部 CT 不要求增强,MRI 及 CT 均推荐为增强检查,除非有禁忌证。

2. 小于 45 岁的宫颈鳞癌患者,卵巢正常者可保留卵巢;子宫内膜癌患者,一般应同时切除双侧附件。

3. 保留卵巢者,用银夹分别钳夹卵巢的两端标出卵巢范围,将卵巢悬吊固定于盆腔外髂棘上方,术后需追加放疗前,设定放射野时,避开银夹所标区域,防止放射线损伤卵巢,影响卵巢功能。

4. 术后需留置导尿管 10 天或更长,前 7 天长期开放,后 3 天夹闭尿管 2 小时后间断开放,夜间完全放开。拔除尿管后嘱患者多饮水,解小便后立即用金属导尿管测残余尿,残余尿量>150ml 者再留置尿管 3~5 天,处理同上。引流管需在术后 2 周后拔除,如引流量增多,必要时需检测引流液肌酐值,排除输尿管损伤。

5. 术后禁性生活 3 个月。

【并发症】

子宫广泛切除术术中并发症包括血管损伤、肠道损伤、膀胱损伤、神经及输尿管损伤。血管损伤可以发生于淋巴组织或宫旁组织切除时。通常静脉出血可以单纯压迫、止血药或电凝即可控制,大静脉损伤较大时需要缝合处理。动脉出血需要电凝或缝合处理。处理血管时,需避免损伤周围器官如输尿管或神经等。术中发现肠道损伤需及时修补,术后出现的肠瘘可导致腹膜炎,感染性休克等,需及时排除,必要时二次手术探查。神经损伤包括生殖股神经、闭孔神经和盆腔内脏神经。生殖股神经损伤导致外阴及股三角区皮肤麻木,闭孔神经损伤可导致:大腿内侧下 1/3 皮肤感觉缺失及内收肌群麻痹萎缩,而盆腔内脏神经损伤可影响患者大小便功能及性功能。多数神经损伤是暂时性的,无需特殊处理可恢复。如果闭孔神经被完全切断,需手术连接修复。膀胱损伤可全层缝合修补,术后保留尿管 2 周。输尿管损伤好发于输尿管入盆腔处及宫旁,如果术中发现,需根据损伤部位选择吻合或输尿管种植,需放置输尿管导管 2~3 个月。术后出现者需行影像学检查判断损伤部位及大小,选择放置输尿管导管保守治疗,或手术处理。

六、子宫广泛切除术

【适应证】

1. 子宫颈癌 IB1 ~ IB2 期、ⅡA1 期和选择性部分 IB3 期及部分 ⅡA2 期。
2. 子宫内膜癌宫颈间质受侵者。

【禁忌证】

1. 子宫颈癌 Ⅱb 期及以上分期者。
2. 全身情况较差,或合并其他疾病不能耐受子宫广泛切除术者。

【切除范围】

全子宫切除;切除阴道上 1/4~1/3;输尿管于隧道处打开,推离宫颈及宫旁外侧;切除宫颈旁组织至与髂内血管系统交界处,深达子宫深静脉;C1 为保留神经术式,宫骶韧带切除至直肠系膜根部,至少 2cm;膀胱分离至阴道中段;直肠分离至阴道中段以下;盆腔淋巴结+/-腹主动脉旁淋巴结切除、活检,腹主动脉旁淋巴结切除达肠系膜下动脉水平,更高范围的切除可以根据临床和影像学结果进行调整。

【手术技巧】

进入腹腔后应探查盆腹腔,以除外盆腹腔内转移。于近根部切断双侧圆韧带。沿骨盆漏斗韧带外侧的腰大肌表面腹膜打开。向内侧牵拉骨盆漏斗韧带可辨认出输尿管和髂血管。切除盆腔淋巴结。可疑淋巴结转移,可送冰冻病理。根据分期或淋巴结情况,可选择腹主动脉旁淋巴结切除达肠系膜下动脉水平,更高范围的切除可以根据临床和影像学结果进行调整。

向外牵拉侧脐韧带(髂内动脉终末支),于子宫动脉尾侧,侧脐韧带与膀胱间打开膀胱侧窝,至盆底。于子宫动脉头侧,侧脐韧带与输尿管间打开直肠侧窝,至盆底。

打开膀胱侧窝、直肠侧窝后,于两者之间辨认子宫主韧带,内含子宫动脉子宫浅静脉子宫深静脉。将子宫动脉自髂内动脉起始处切断。电凝切断子宫浅静脉。子宫深静脉于髂内静脉起始处切断。子宫深静脉下方为盆腔内脏神经,若需要保留神经时,应游离深静脉后切断上翻,尽量保留下方组织;若无需保留神经,则可成片钳夹切断。

从内侧腹膜上游离出输尿管及输尿管下方位于直肠侧间隙内侧的腹下神经至宫旁。沿直肠系膜切除内侧腹膜。

子宫前屈,切开直肠子宫陷凹处的腹膜,打开直肠阴道间隙至阴道中段以下。暴露宫骶韧带,至少切除 2cm。

打开覆盖膀胱子宫间隙的腹膜,将膀胱从宫颈及阴道前壁上游离至阴道中段,充分暴露阴道旁间隙,也即第四间隙。

上提子宫动脉,暴露并切断子宫动脉输尿管支,子宫浅静脉源自膀胱上静脉,切断膀胱上静脉,进一步游离输尿管至膀胱入口处。沿膀胱边缘切开膀胱宫颈血管,即处理完膀胱子宫韧带浅层,将输尿管向外完全推开。

切断膀胱子宫韧带深层(即膀胱中静脉、膀胱下静脉及结缔组织),辨明盆腔内脏神经子宫支和膀胱支,切断子宫支。沿阴道壁进一步离断直肠阴道韧带,游离阴道旁组织,分离至足够阴道距离。

将完全游离的宫体宫颈及阴道上段切除,注意无瘤原则,避免肿瘤暴露于盆腹腔。缝合阴道残端,留置引流。

【注意事项】

1. 术前评估包括明确组织学诊断,盆腔检查及影像学检查。影像学检查包括全身 PET-CT 或胸部、腹部、盆腔 CT 检查以评估转移情况;盆腔 MRI 检查评估局部病灶范围。除了胸部 CT 不要求增强,MRI 及 CT 均推荐为增强检查,除非有禁忌证。

2. 宫颈癌 I B3 期及 II A2 期,首选同期放化疗。

3. 小于 45 岁的宫颈鳞癌患者,卵巢正常者可保留卵巢;子宫内膜癌患者,一般应同时切除双侧附件。

4. 保留卵巢者,用银夹分别钳夹卵巢的两端标出卵巢范围,将卵巢悬吊固定于盆腔外髂棘上方,术后需追加放疗前,设定放射野时,避开银夹所标区域,防止放射线损伤卵巢,影响卵巢功能。

5. 术后需留置导尿管 10 天或更长,前 7 天长期开放,后 3 天夹闭尿管 2 小时后间断开放,夜间完全放开。拔除尿管后嘱患者多饮水,解小便后立即用金属导尿管测残余尿,残余尿量>150ml 者再留置尿管 3~5 天,处理同上。引流管需在术后 2 周后拔除,如引流量增多,必要时需检测引流液肌酐值,排除输尿管损伤。

6. 术后禁性生活 3 个月。

【并发症】

子宫广泛切除术术中并发症包括血管损伤、肠道损伤、膀胱损伤、神经及输尿管损伤。血管损伤可以发生于淋巴组织或宫旁组织切除时。通常静脉出血可以单纯压迫、止血药或电凝即可控制,大静脉损伤较大时需要缝合处理。动脉出血需要电凝或缝合处理。处理血管时,需避免损伤周围器官如输尿管或神经等。术中发现肠道损伤需及时修补,术后出现的肠瘘可导致腹膜炎,感染性休克等,需及时排除,必要时二次手术探查。神经损伤包括生殖股神经、闭孔神经和盆腔内脏神经。生殖股神经损伤导致外阴及股三角区皮肤麻木,闭孔神经损伤可导致大腿内侧下 1/3 皮肤感觉缺失及内收肌群麻痹萎缩,而盆腔内脏神经损伤可影响患者大小便功能及性功能。多数神经损伤是暂时性的,无需特殊处理可恢复。如果闭孔神经被完全切断,需手术连接修复。膀胱损伤可全层缝合修补,术后保留尿管 2 周。输尿管损伤好发于输尿管入盆腔处及宫旁,如果术中发现,需根据损伤部位选择吻合或输尿管种植,需放置输尿管导管 2~3 个月。术后出现者需行影像学检查判断损伤部位及大小,选择放置输尿管导管保守治疗,或手术处理。

第八节　腹腔镜手术

【适应证】

1. **妇科急诊手术**　异位妊娠、黄体破裂、卵巢囊肿扭转等急腹症情况。

2. **卵巢良性肿瘤**　成熟性畸胎瘤、单纯囊肿以及其他卵巢上皮性肿瘤,或附件区包块性质的探查。

3. **子宫内膜异位症**　腹膜型子宫内膜异位症、深部浸润型子宫内膜异位症、卵巢子宫内膜异位囊肿等。

4. **子宫良性病变**　子宫肌瘤、子宫腺肌病等。

5. **盆腔重建手术**　Cooper 韧带悬吊术、人工阴道成形术、阴道残端悬吊术等。

6. **早期妇科恶性肿瘤**　子宫内膜癌、宫颈癌等。

7. **其他手术**　绝育术、子宫穿孔修补或腹腔镜辅助下的宫腔手术、腹腔镜下的辅助生育手术(如卵母细胞收集等)。

【禁忌证】

1. 严重心肺功能障碍等内科疾病。

2. 凝血功能障碍。

3. 相对禁忌。严重的结核性腹膜炎或弥漫性腹膜炎史、多次腹部手术史等可能造成腹腔严重粘连的情况,肠梗阻,晚期恶性肿瘤等。

【术前准备】

1. **常规术前化验及检查**　血尿常规及生化、凝血功能、血型及 RH 因子、感染相关检查、胸片、心电图和疾病相关其他检查。

2. **特殊检查** 必要时可加做超声心动图、血气分析、肺功能等检查,以协助评估手术及麻醉风险。

3. **皮肤准备** 常规进行腹部及外阴部备皮,特别注意清洁脐部。

4. **阴道准备** 常规术前1天进行阴道冲洗1次。

5. **肠道准备** 急诊手术可不进行肠道准备,常规手术可视手术范围选择肠道准备的天数和程度。一般良性手术可于术前1天进行口服药物或灌肠准备,恶性手术肠道准备时间可为3天。

【操作方法】

1. 常规消毒腹部及外阴、阴道,铺治疗巾。

2. 放置举宫器,使子宫固定为前位,并在术中根据需要进行活动。

3. **第1个切口选择** 于脐孔下缘纵行或横行切开皮肤及皮下组织;若肿瘤太大,可根据需要,第1个切口可选择在脐与剑突之间。

4. **Veress 气针穿刺** 检查 Veress 气针弹簧完好、通气塞灵活后,于脐孔切口将 Veress 气针插入腹腔。

5. **Veress 气针进入腹腔的客观指标**

(1) Veress 气针穿过腹直肌前鞘及腹膜时有落空感。

(2) 负压试验(hiss test):提高腹壁时,空气自 Veress 气针进入发出"嘘嘘"声。

(3) 滴注试验(drop test):将注射器固定于 Veress 气针上,上提腹壁,注射器内的生理盐水因负压而流入腹腔。

(4) 抽吸试验(aspiration test):将装有生理盐水的注射器接于 Veress 气针上,如果气腹针位置正确,则抽吸容易且无内容物吸出;如果吸出肠内容物或血液,则提示气腹针插入相应的器官中。

(5) 充气机压力指示(quadro test):重要参数包括腹腔内压力,进气速度及进气总量。如果充气开始时腹腔内压力<0.667kPa(5mmHg),则表明气腹针位置良好。

6. 充气完毕,拔除 Veress 气针,于挤孔切口置入 10mm 或 11mm 直径的套管针(Trocar),Trocar 需按 Z 形插入。穿刺时可用右手持 Trocar,左手提起腹壁,勿用力过猛。通过腹直肌前鞘及腹膜时亦有落空感。

7. 拔除针芯,将腹腔镜插入腹腔。此时将患者从平卧位转为头低脚高位。

8. 辅助 Trocar 的插入:在左右侧下腹,脐部与髂前上棘连线的外 1/3 处按需要置入 5mm 或 10mm 的 Trocar,必要时可在耻骨联合上方放置第4个 Trocar,再根据病情进行各种手术操作。

【操作后处理】

1. 根据手术范围及术中情况决定术后饮水和饮食的恢复时间。

2. 一般良性手术可于次日拔除尿管,恶性手术或特殊手术(如:盆底手术等)可根据手术情况及范围决定保留尿管时间。

3. Ⅰ类切口术后可以不使用抗生素,其他手术可酌情予以预防性抗生素。

下面按照不同类型的腹腔镜手术具体介绍操作方法和注意事项。

一、腹腔镜下附件区手术

包括:卵巢囊肿剥除术,输卵管系膜囊肿剥除术,输卵管开窗术,输卵管切除术,输卵管绝育术,附件切除术等。

【操作方法】

(一) 异位妊娠手术

1. 输卵管开窗术

(1)适应证:患者希望保留生育功能,输卵管相对较完整或破裂程度较轻。

(2)手术步骤:充分暴露患侧输卵管,选择输卵管系膜的对侧缘、妊娠物最为突出之处,采用单极电针沿输卵管长轴纵行切开。取出管腔内的妊娠组织及血块。取出后,若无活动性出血,不需处理,切口可自行愈合;若切口有活跃性出血,可以采用电凝或者缝合加以止血。

2. 输卵管切除术

(1)适应证:患者无保留生育功能的需求,或输卵管已严重破坏、功能明显受损。

(2)手术步骤:充分暴露患侧输卵管,用抓钳提起输卵管,自伞端或根部开始用双极电凝靠近输卵管钳夹、电凝输卵管系膜,而后用剪刀剪断系膜,切除患侧输卵管。

【注意事项】 术后应注意随诊检查血 β-hCG,特别是输卵管开窗术,注意持续性宫外孕的发生,必要时术后可应用 MTX 肌内注射。

(二) 卵巢囊肿剥除术

【操作方法】

(1)钳夹卵巢韧带,固定卵巢位置。

(2)以双极电凝卵巢囊肿表面的血管,再用单极或剪刀切开此处卵巢皮质,暴露囊肿壁。

(3)于卵巢皮质与囊壁之间,用分离钳进行分离,亦可用吸引器进行水分离。

(4)扩大卵巢包膜切口,分别钳夹卵巢包膜缘与囊壁,并轻轻分别向相反方向牵拉直至囊肿蒂部。

(5)电凝卵巢囊肿蒂部血管,将囊肿完整剥出。

(6)检查卵巢创面有无出血,必要时用电凝止血,亦可缝合止血。

(7)取出标本:可用标本袋或于后穹窿穿刺吸出囊肿内容物后取出,亦可切开后穹窿取出标本。应常规检查囊肿壁有无异常,必要时送冷冻切片病理检查。

【注意事项】

(1)若术中囊肿破裂,则应尽量在直肠子宫陷凹吸净囊肿内容物,以免污染上腹腔,并注意囊肿内壁情况。

(2)如术中发现囊肿内外壁有乳头者,应送冷冻切片病理检查。

(三) 附件切除术

【操作方法】

(1)钳夹骨盆漏斗韧带,并注意输尿管走行。

(2)以双极电凝骨盆漏斗韧带,并以剪刀或单极电凝切断。

(3)电凝并切开阔韧带。

（4）电凝并切断卵巢韧带及输卵管根部。

（5）标本取出方法同卵巢囊肿剔除术。

【注意事项】

同卵巢囊肿剔除术。

（四）输卵管绝育术

【操作方法】

1. **弹簧夹法**　于输卵管峡部中段放置弹簧夹阻断输卵管。

2. **输卵管环结扎法**　于输卵管峡部中段放置输卵管环阻断输卵管。

3. **电凝法**　电凝并切断输卵管峡部,将两侧断端输卵管系膜部分切开,以使两侧断端远离。

【注意事项】

注意术中操作离断输卵管明确,双侧断端注意浆膜包埋。

（五）卵巢冠囊肿剔除术

操作方法和注意事项与卵巢囊肿剔除术同。

二、腹腔镜下子宫手术

包括子宫肌瘤剔除术、全子宫切除术等。

（一）腹腔镜子宫肌瘤剔除术

适用于:希望保留生育功能的子宫浆膜下肌瘤或中等大小肌壁间肌瘤;肌瘤大小不宜过大,数目不宜过多。

【操作方法】

1. 于肌瘤假包膜内注入稀释的垂体后叶素或缩宫素。

2. 电凝肌瘤表面子宫浆膜血管。

3. 用单极电针或者超声刀等器械切开子宫浆肌层,直至切入肌瘤组织内部。

4. 采用有齿抓钳钳夹肌瘤,边旋转边牵拉,直至肌瘤与假包膜分开,蒂部双极电凝后单极切断。

5. 将剔除的肌瘤放在直肠子宫陷凹。

6. 采用双极或者单极电凝子宫创面上活跃性出血。

7. 缝合关闭子宫创面。如果创面较大,为防止死腔形成,应考虑分层缝合。

8. 使用电动的粉碎机将肌瘤粉碎取出或切开阴道后穹窿,自阴道用抓钳钳夹肌瘤取出。

【注意事项】

1. 前壁肌瘤可选择子宫表面纵向切口或斜行切口,后壁肌瘤可选择横切口或斜行切口,有利于切口的缝合。

2. 粉碎肌瘤时应尽量在盆腔操作,避免肌瘤残渣飞溅或残留。

（二）腹腔镜全子宫切除术

1. 附件处理。保留附件者,双极电凝卵巢固有韧带与输卵管峡部而后切断;切除附件者,电凝并切断卵巢骨盆漏斗韧带。附件处理亦可应用结扎后切断的方法。

2. 处理阔韧带及圆韧带。用双极电凝、剪刀或单极切断阔韧带及圆韧带。

3. 打开膀胱腹膜反折,并贴近宫颈下推膀胱。

4. 处理子宫动静脉。用双极紧贴子宫峡部电凝子宫血管,之后单极切断;亦可先缝合子宫血管,再切断。

5. 处理主韧带及宫骶韧带。紧贴子宫用双极电凝子宫骶韧带以及主韧带,单极或剪刀切断。

6. 经阴道或经腹腔镜于宫颈上方切开阴道穹窿黏膜一圈,钳夹、切断、缝扎残留的主韧带或宫骶韧带,从阴道取出子宫。若子宫较大,直接取出困难之时,可以采用刀或剪刀分解子宫、缩减子宫体积,再取出。经腹腔镜或经阴道连续缝合阴道残端,视情况留置阴道引流管。

7. 腹腔镜下检查阴道残端有无出血,如有出血应电凝止血。

【注意事项】

1. 子宫体积过大和盆腔粘连严重可能造成腹腔镜全子宫切除手术困难。

2. 完全经腹腔镜切除子宫,需放置特制的举宫器,将阴道穹窿上顶,暴露出阴道穹窿,以便沿穹窿环行切开,将子宫切下。

3. 如果腹腔镜下处理子宫动脉以下步骤困难,亦可自阴道处理。

三、妊娠期腹腔镜手术

【适应证】

1. 任何 6cm 以上的卵巢囊肿,且妊娠 12 周以后仍持续存在应择期手术。

2. 怀疑卵巢囊肿扭转者,不论孕周大小均应急诊手术。

3. 怀疑恶性肿瘤者,应综合病情及孕周选择手术时机及围手术期处理。

4. 妊娠期择期手术时间应尽量选择在孕 13~16 周之间。

【禁忌证】

1. 晚期妊娠为相对禁忌。

2. 怀疑卵巢恶性肿瘤者。

【操作方法】

同非妊娠期。手术风险主要包括流产、胎儿宫内窘迫、早产、胎膜早破以及血栓等。目前认为手术风险主要与疾病本身的性质有关。

【注意事项】

1. 妊娠中期腹部穿刺切口应较高,第 1 个 Trocar 的穿刺点以距宫底 6cm 为宜,可选择脐与剑突之间的切口,辅助切口的位置亦相对上移。

2. 术中尽量减少对子宫的刺激,冲洗盆腹腔尽量使用温盐水。

3. 术中不用单极电凝。

4. 尽量缩短手术时间,降低气腹压力。

5. 术后注意有无阴道流血及宫缩,必要时应用保胎治疗及宫缩抑制剂。

四、腹腔镜下妇科恶性肿瘤手术

【适应证】

1. 早期子宫内膜癌。

2. 早期子宫颈癌。

3. 早期卵巢癌分期手术。

4. 腹腔镜探查术以明确诊断、确定分期及病理类型等,为先期化疗提供依据。

【禁忌证】

晚期宫颈癌、子宫内膜癌及卵巢癌为相对禁忌。

【操作方法】

(一)子宫内膜癌

1. 留取腹腔冲洗液送病理,寻找瘤细胞。

2. 盆腹腔全面探查。

3. 子宫双侧附件切除术参考腹腔镜全子宫双附件切除术。

4. 有下列因素之一者,应进行盆腔淋巴结的切除,必要时行腹主动脉淋巴结切除。

(1)病理类型为非子宫内膜样腺癌者。

(2)病理分级为 G2 及以上者。

(3)术前超声或其他辅助检查提示有深肌层浸润者。

(4)术中剖视子宫可疑有深肌层浸润者。

【注意事项】

1. 术者需具有坚实的妇科恶性肿瘤诊治基础。

2. 术者需熟悉盆腔脏器解剖,有良好的妇科恶性肿瘤开腹手术经验,良好的腹腔镜操作技术,具有处理术中各种并发症的经验。

(二)卵巢癌全面分期术

1. 腹腔冲洗,留取腹水或冲洗液送病理。

2. 盆腹腔全面探查。

3. 自根部切除大网膜。

4. 根据患者的年龄以及卵巢癌的病理类型,选择全子宫双附件切除或者一侧附件切除及对侧卵巢剖探,卵巢血管高位结扎。

5. 盆腔及腹主动脉淋巴结清扫。

6. 腹膜多点活检。

7. 根据病理类型,决定是否切除阑尾。

【注意事项】

1. 术者需具有坚实的妇科恶性肿瘤诊治基础。

2. 术者需熟悉盆腔脏器解剖,有良好的妇科恶性肿瘤开腹手术经验,良好的腹腔镜操作技术,具有处理术中各种并发症的经验。

(三)宫颈癌根治术

1. 留取腹腔冲洗液送病理,找肿瘤细胞。

2. 盆腹腔全面探查。

3. 附件处理。年轻者可电凝或者结扎切断卵巢韧带及输卵管根部,保留卵巢;年龄较大者,电凝或者结扎切断漏斗骨盆韧带,切除附件。

4. 打开膀胱腹膜反折,下充分推膀胱。

5. 打开阔韧带后叶,游离输尿管至宫旁。

6. 分离子宫动脉,于近髂内动脉分叉处电凝或者结扎后切断。

7. 分离直肠侧窝,于宫骶韧带远端分次电凝切断。

8. 小心电凝并分次切开主韧带,即输尿管"隧道",将输尿管游离。

9. 分离膀胱侧窝,打开膀胱宫颈韧带,此时输尿管已经完全游离。

10. 进一步下推膀胱,电凝切开阴道旁组织,游离阴道3~4cm。

11. 切断阴道,从阴道取出子宫,缝合阴道残端。

12. 行盆腔淋巴结清扫术。

13. 保留卵巢者,应将卵巢移位并悬吊至腹腔。

14. 亦可先行盆腔淋巴结清扫术,再进行根治性子宫切除(手术步骤3~10)。

【注意事项】

1. 术者需具有坚实的妇科恶性肿瘤诊治基础。

2. 术者需熟悉盆腔脏器解剖,有良好的妇科恶性肿瘤开腹手术经验,良好的腹腔镜操作技术,具有处理术中各种并发症的经验。

【并发症及处理】

1. **穿刺损伤** 是腹腔镜气针或者 Trocar 穿刺引起的机械性损伤,包括:腹部血管损伤、胃肠道损伤以及周围脏器损伤。有腹部手术史者,腹腔内粘连、患者过瘦或腹壁过薄是损伤发生的高危因素。术者的手术技巧也影响了损伤的发生率。一旦发生损伤,腹膜后大血管的损伤应开腹手术处理。大网膜或者脏器血管损伤可电凝止血或者缝合止血。腹壁血管的损伤可压迫、缝合或者电凝,术后腹壁血肿可进行非手术治疗,必要时手术治疗。注意掌握手术适应证,重视术前评估,提高手术技术,可以降低此类并发症的发生。

2. **气腹相关并发症** 由于 CO_2 气体进入腹膜外间隙、气体栓塞、气体进入血管而发生。其中皮下气肿较常见,大多无需处理,可以自行吸收。对于发生气胸或气体栓塞的患者,应当马上停止手术,输液和吸氧,必要时穿刺排气。手术操作时注意明确气针进入腹腔再充气,且形成气腹的速度不宜过快、压力过大,可以减少此类并发症的发生。

3. **能量器械相关并发症** 电手术器械(电凝或者电切)、激光、超声刀均可以造成电损伤或者热损伤如肠道、膀胱输尿管损伤等。在术中或术后可疑出现副损伤并发症时,应及时评估,必要时开腹止血或修补。注意掌握手术指征,提高手术技术,熟悉能量器械的使用,可以尽量降低并发症的发生。

4. **麻醉并发症** 腹腔镜术中,气腹的压力以及体位的影响,心肺的负担加重,麻醉的风险相对增加。包括心肺功能异常、误吸等。术前应评估心肺功能、空腹6小时以上、首选全麻,气腹的压力不宜过高,以不超过 16mmHg 为宜。

5. **术后疼痛** 腹腔镜为微创手术,相对术后疼痛较少,程度轻。主要疼痛为肋间或者肩膀的疼痛,与 CO_2 气腹和残留气体的吸收有关,切口疼痛较少。可对症治疗。术中 CO_2 气腹压力不宜过高,充气速度不宜过快;尽量缩短手术时间,术后尽量排空腹腔内气体。

6. **感染** 包括切口及盆腔的感染。发生率低为腹腔镜的优点之一。注意对于有感染风险的患者,术中和术后进行抗生素治疗。

7. **腹壁切口疝** 与切口大、腹壁筋膜薄弱、切口感染等相关,可行手术修补。

8. **神经的损伤** 包括上肢臂丛神经以及坐骨神经的损伤。与手术中上肢或者臀部受压、患者体型过瘦有关。进行非手术治疗如针灸或者理疗,一般可自愈。

9. **恶性肿瘤术后肿瘤切口种植** 术中注意切口保护,特别是取出标本时。也与肿瘤的特性有关。一旦发生,可以手术切除。

第九节　单孔腹腔镜

【适应证】

1. 妇科良性肿瘤手术

（1）附件手术

1）输卵管手术：包括异位妊娠手术和节育手术。

2）卵巢手术：卵巢囊肿剔除术、附件切除手术、卵巢打孔或取卵术。

（2）子宫手术

1）子宫肌瘤剔除术。

2）子宫切除术。

2. 妇科恶性肿瘤手术

（1）盆腔和/或腹主动脉旁淋巴结活检或清扫术。

（2）子宫内膜癌分期术。

（3）根治性子宫切除术。

3. 盆腔粘连松解术

4. 盆腔器官脱垂手术

【禁忌证】

1. 盆腹腔严重粘连。

2. 晚期恶性肿瘤。

3. 单孔腹腔镜子宫全切术中过大的子宫。

4. 脐部发育异常。

5. 身体状况不能耐受麻醉、凝血功能障碍及腹盆腔严重感染者。

【操作前准备】

与传统腹腔镜术前准备基本一致。妇科单孔腹腔镜常采用脐部入路，故需重视脐部的准备。具体操作：术前 12 小时将橄榄油或汽油 1ml 滴入脐部，2~3 分钟后使用棉签轻拭，然后肥皂水清洗。

【手术体位和手术野消毒】

多采用膀胱截石位。手术野皮肤消毒和传统腹腔镜范围一致。

【脐部入路的建立】

1. 脐部切开。可采用纵行切口、Ω 形切口、Y 形切口切开脐部皮肤。逐层钳夹、切开皮肤、皮下筋膜和腹膜。

2. 经脐部切口置入单孔腹腔镜入路平台，连接气腹管建立人工气腹。经脐部入路平台包括：传统腹腔镜经脐入路、皮肤单一切口配合多个筋膜切口及单孔腹腔镜专用入路平台，以专用入路平台使用较为广泛。

【操作方法】

单孔腹腔镜下手术操作和原则与传统腹腔镜基本一致。比较特殊的有以下几方面。

1. 单孔腹腔镜手术的缝合及打结技巧。

2. 单孔腹腔镜手术中由于所需腔镜和操作器械均需通过单一切口进入体内，使得体外操作的手柄相互干扰,操作杆在腹壁套管内相互牵绊,难以在腹腔内展开。同时,由于同轴操作,违背了传统的三角分布原则,在一定程度上影响了术者对深度和距离的判断,使得操作精准度下降。单孔腹腔镜的直线视野,画面立体感及稳定性差,所以腔内缝合和打结是最具挑战的工作。除了传统的缝合方法外,可以参考的缝合方法如下。

(1)腹腔镜下自固定可吸收线(V-LOC)缝合残端:整条线体有均匀分布的"倒刺"结构,在缝合组织后可以产生持久、均匀的张力,避免缝线反向滑脱,进而避免反复收紧缝线。

(2)腔外打结法:于体外在缝线尾部做一滑结,用爪钳夹住缝线靠近缝针的一端。从转换器送入腹腔内,缝针从组织出针后,持针器将缝针穿入滑结中,拉紧缝线即可形成一外科结。

(3)自动缝合器:是一种腔镜下自动缝合器,可用于内镜手术中的软组织上进行连续或不连续缝合,可单手完成,降低镜下缝合的难度。

3. 单孔腹腔镜手术的标本取出

(1)经脐取出:对于卵巢囊肿、异位妊娠病灶、输卵管及附件等可使用爪钳经脐取出。如果组织较大,难以整块取出,可用剪刀 Z 形剪开组织,再沿其径线取出。为了避免内容物流出,也可使用取物袋取出标本。

对于肌瘤标本,可以使用爪钳将肌瘤瘤体牵到切口时拔出手术平台通道,进一步把肌瘤牵至切口水平,直视下使用手术刀将肌瘤切开,自脐部直接取出。

(2)经阴道切口标本取出:使用举宫器或纱布卷顶起阴道后穹窿,在腹腔镜下使用单极电钩或超声刀切开后穹窿;或者经阴道开后穹窿进入腹腔。使用爪钳或取物袋插入切口抓住或包裹组织标本取出。最后缝合后穹窿切口。

(3)脐部皮肤的缝合 手术完成取出入路平台后,要仔细检查切口创面有无出血。为了保证腹壁筋膜确实关闭,单独连续缝合筋膜切口。使用鼠齿钳钳夹并上提筋膜,"鱼钩形"针更容易缝合。使用可吸收缝线皮内缝合脐部皮肤。缝合原则:①保证腹壁筋膜确实关闭;②脐部皮肤对合完整;③脐部接近原有凹陷形态的成形。

【并发症】

1. 一般手术相关并发症 出血、膀胱输尿管损伤、肠道损伤等。

2. 腹腔镜特殊并发症 穿刺导致的脏器损伤、皮下气肿、二氧化碳气腹相关并发症及能量器械相关并发症。

3. 其他可能并发症 麻醉及心血管意外、内科并发症患者的特殊并发症。

【单孔腹腔镜特有的并发症】

1. 手术入路导致的并发症 主要包括穿刺进入腹腔后的小肠或血管损伤。可在切开脐部切口后手指进入腹腔内探查,如果发现穿刺损伤应及时转为传统腹腔镜或开腹手术修补。

2. 术中并发症

(1)视野的问题:单孔腹腔镜中采用曲状镜头,并置于"非操作区域",所以术者常常难以找到一个绝对的最佳视野,术中误操作的风险增加。故术中操作需更加谨慎小心,避免意外损伤。

(2)术中出血:单孔腹腔镜术中由于视野问题,一些视野盲区的止血困难,是转为传统腹腔镜或开腹手术的主要原因。轻微出血可以采用压迫止血,而迅猛的出血需要进行迅速、有效的缝合止血。

（3）转为传统腹腔镜：术前应充分评估患者情况决定手术方案。当术中发生严重出血、损伤或手术难度大于术前评估时，应及时转为传统腹腔镜或开腹手术。

（4）切口疝或切口愈合不佳：腹壁切口确切的逐层缝合，可以有效地预防术后切口愈合不良及切口疝的发生。针对高危患者使用腹带、减张缝合等方式降低腹壁张力。

3. 术后并发症

（1）手术切口皮下淤血及切口感染：术中取标本时尽可能轻柔操作，如组织块过大可预先将组织切碎，分次取出。

（2）Trocar 疝：在允许范围内，尽量使用小切口，避免不必要的扩大切口。腹壁切口应分层确切缝合，增强腹壁强度，降低腹壁张力。

第十节　宫腔镜手术

【适应证】

1. 子宫内膜息肉需手术切除者；

2. 子宫黏膜下肌瘤、凸向宫腔的肌壁间肌瘤或宫颈肌瘤，需要手术者。

3. 月经过多、经保守治疗无效，拟切除子宫内膜者。

4. 宫腔异物需手术取出者。

5. 宫腔粘连有手术治疗指征者。

6. 子宫畸形需手术治疗者。

7. 其他可疑宫腔或子宫病变需探查和治疗者。

【禁忌证】

1. 内科疾病不能耐受手术或麻醉者。

2. 宫颈瘢痕，不能充分扩张宫颈者。

3. 子宫屈度过大，宫腔镜无法进入宫底者。

4. 生殖道急性感染期者。

5. 宫颈恶性肿瘤者。

6. 妊娠期。

7. 近期有子宫穿孔史者。

【操作前准备】

一般选择在月经干净 3~7 天之内，经后不同房的情况下进行手术。需要排除急性炎症期及其他禁忌证情况。如果持续淋漓出血，则可以在排除炎症或预防性抗生素治疗的情况下进行手术，注意消毒。

【操作方法】

1. 患者取截石位，行妇科检查明确子宫大小及方向，常规消毒外阴、阴道。

2. 常规铺巾，麻醉方式可选用静脉全麻、腰麻、连续硬膜外麻醉，若合并腹腔镜手术可选用插管全麻。

3. 用宫颈钳钳夹宫颈，探针探查宫腔深度，逐号扩张宫颈内口至大于手术宫腔镜的外径，通常为 10~11mm。

4. 5%葡萄糖溶液或5%甘露醇液膨宫,膨宫压力设定在平均动脉压水平。

5. 电切电流功率80W,电凝电流功率60W。

6. 放置宫腔镜,观察宫腔形态及病变位置等情况。

7. **子宫内膜切除术** 切除子宫内膜按一定的程序进行,首先用环形电极切割宫底部,或用滚球电极电凝宫底部内膜。然后用环形电极自宫底向子宫内口切除子宫内膜,切除深度包括子宫内膜全层及其下方2~3mm的浅肌层。最后检查宫腔,进行补切或电凝止血。

8. **子宫肌瘤切除术** 肌瘤表面和蒂部有粗大血管时可先电凝,以减少术中出血。对于有蒂黏膜下肌瘤,首先切割缩小瘤体,或切断瘤蒂部,然后钳夹取出。如肌瘤较大或表面光滑无法钳夹取出,则分次片状切割瘤体,使肌瘤体积缩小,将肌瘤完全切除,或于瘤体上切割凹槽,用卵圆钳钳夹肌瘤,边捻转边牵拉取出。术中给予缩宫素静脉滴注,可以增加黏膜下肌瘤的突出程度,甚至使一些壁间肌瘤向宫腔内突出,变成黏膜下肌瘤而有可能切除。术后检视宫腔,降低宫内压,电凝出血点止血,出血较多可于宫腔内放置球囊导尿管压迫止血,注入灭菌生理盐水,使球囊与原肌瘤等大,约4~6小时取出。同时用宫缩药、止血药等。

9. **子宫内膜息肉切除术** 将息肉自根蒂部切除,以免日后复发。切除组织表面有粗大血管时,应先电凝血管,再切除息肉。对于多发息肉可在切割部分息肉后用负压吸引器吸取内膜及息肉,被覆在息肉表面的内膜被吸去,只剩下息肉的间质组织,体积缩小,根蒂显露,便于切割。

10. **宫腔粘连切开术** 对膜样粘连只需用诊断性宫腔镜的尖端推压进行分离,但只适用于新鲜粘连或陈旧的宫颈内口粘连。对波及宫底和宫腔两侧壁的陈旧性、复杂性粘连,则需要在宫腔镜下用微型剪、电切环或激光光纤切除。术后需要辅助治疗(放置IUD、预防性抗生素及雌孕激素等)加速创面上皮化,术后继续行机械分离宫腔,以预防再次形成粘连。术中可放置IUD,2个月后取出。有宫腔广泛粘连者,术后可立即宫腔置入8号球囊导尿管或宫腔球囊,注入3~5ml灭菌生理盐水,放置1周,预防粘连再次形成。有子宫内膜创伤或操作广泛者,应常规使用预防性抗生素。术后行人工周期治疗。宫腔粘连广泛且形成时间长者,需较长时间使用激素。人工周期治疗撤退性出血停止后,做HSG判断手术效果,以决定以后的治疗和妊娠。薄的、局灶性粘连不必做HSG,但需宫腔镜检查评价宫腔的对称性。

11. **宫腔内异物取出术** 适用于IUD嵌顿或断裂,可逆性输卵管节育器嵌顿,胚胎组织物或骨片残留,缝线等异物残留等。可使用宫腔治疗镜配鳄鱼嘴钳、异物钳等在直视下夹取,或使用开放式半环形电切环套入不锈钢圈丝之间钩出异物。若IUD嵌顿入宫壁内,穿过肌瘤或套于肌瘤上,则用电切环切开嵌顿环周围的肌壁或切除肌瘤后取出,或在其侧方放入取环钩或长弯血管钳,在电切镜的直视下钩出或夹出。嵌顿深者同时腹腔镜检查,以确定IUD是否已经穿出子宫浆膜层。残留的胚胎组织物可用电切环刮除或切除,残留的胎骨可用活检钳或环形电极取出。存留的缝合线可在宫腔镜下用鳄鱼嘴钳钳夹取出,或用环形电极将残留的丝线头或丝线结带入镜鞘内夹出。

12. 术中所有组织物送病理检查。

【注意事项】

1. 电切时注意不要将切割环向肌层推得过深,尤其在切割子宫角时,以免发生子宫穿孔。

2. 宫腔膨胀不良时,视野不清,不能手术,否则可致切割不全及子宫穿孔。其常见的原因及对策如下。

（1）颈管松弛：可缝合宫颈或用宫颈钳围绕宫颈夹持，以闭合宫颈外口。

（2）膨宫压力低下：加大膨宫压力，若无膨宫泵，可用三通管加压、增加盛灌流液容器的高度、增加灌流液容量等方法解决。

（3）子宫穿孔：立即停止手术，检查腹部体征，B 超观察子宫周围及腹腔有无游离液体。

（4）其他：入水、出水接口阀门不通畅，内外镜鞘间有血块堵塞，入水管打折或盛灌流液容器进气不畅等亦可导致膨宫不良。

3. 电切环断裂或变形，切割电流强度过低均可导致切割不充分。

4. 出血。电凝止血后，可于宫腔内放置球囊导尿管压迫止血，4~6 小时取出。

5. 注意手术时间应限制在 1 小时内，灌流液吸收拭在 2 000ml 内，避免 TURP 综合征的发生。

6. 不带蒂的、直径 6cm 以上的大肌瘤，术前应考虑用 GnRH-a 预处理。如果肌瘤不能完全切除时，可用 9mm 电切镜将已突出于腔内的肌瘤及肌层内残留的肌瘤部分切除。手术后 3 个月宫腔镜复查，可再次将又突出于子宫腔内的肌瘤完全切除。无蒂黏膜下肌瘤完全切除后子宫收缩，瘤床闭合，残留的肌瘤包膜呈灰白色絮状在宫腔中漂浮，以后会自然消融，不必强制切除。按术中情况决定术后避孕时间。

7. 嵌顿于肌层的胎骨残片不能完全取出时，不必强求取净嵌入肌壁的胎骨，以免夹取时致子宫穿孔。宫颈妊娠宫腔镜治疗适用于胚胎已死、出血不多、无感染迹象者。因宫颈管不能存留灌流液并使之膨胀，故不能像处理宫腔出血那样便于止血，有大量活动出血皆应视为本手术的禁忌证。可疑异物穿孔或进入腹腔者，应配合腹腔镜监视和诊断。

【手术并发症及处理】

1. **子宫穿孔** 穿孔多发生在子宫底的角部，子宫峡部等易穿孔的部位，最常用的电能以及激光均可发生意外损伤。有剖宫产史和子宫内膜去除史者更容易发生子宫穿孔。穿孔后可能导致体液超负荷、邻近脏器（消化道、泌尿道、大血管等）损伤。一旦可疑发生子宫穿孔，应及时停止手术操作，仔细查找穿孔部位，决定处理方案。对于宫底部穿孔者，可以尝试缩宫素及抗生素治疗，密切观察。对于子宫侧壁及峡部穿孔者，应警惕有无子宫血管损伤，可疑损伤者应及时开腹探查进行修补和止血。对于术中损伤情况不明或者术后出现异常疼痛、腹膜炎等症状的患者，必要时应进行腹腔镜探查明确病情并治疗。进行宫颈术前预处理（米索前列醇/海藻棒等），术中操作注意细致操作，必要时术中超声或腹腔镜监测，可降低子宫穿孔的发生率。

2. **过度水化综合征（TURP）** 宫腔镜电切术必须用非导电溶液灌流，以免损耗电流功率，灌流液过度吸收能造成低钠血症和低渗透压，进而引起 TURP 综合征，出现恶心、呕吐和肌肉抽搐、癫痫发作及昏迷等神经症状。灌流液吸收可使血液稀释，同时灌流液也有渗透性利尿排钠作用，手术损伤也使钠离子向细胞内转移，故术中血钠有不同程度的下降。低钠血症的程度与电切时间、灌流液摄和切除组织重量有关。如患者出现恶心、呕吐、头晕和烦躁等，血钠较术前降低 15mmol/L 以上时，应提高警惕。一旦发生 TURP 综合征，应及时诊断和处理，连续监测血清钠、钾水平及尿量，进行利尿、纠正电解质紊乱。为了更好地预防 TURP，对于预计创面大、手术时间长的宫腔镜手术，术中应严密监测灌流液差值和患者生命体征，尽量采取低压灌流，手术时间尽量控制在 1 小时之内。一旦诊断 TURP 综合征，应立即停止手术。在中心静脉压测定下可适当延长手术时间。大肌瘤的患者应考虑分次手术。

3. **术中及术后出血** 肌瘤、纵隔和息肉手术期间如果创面较大、切入肌层较深而深达子宫血管层时,可能导致出血较多。子宫腺肌症患者可能宫缩不佳,也容易导致术中术后出血。术中可以经电凝止血并使用缩宫素治疗。也可以放置宫腔球囊压迫止血。

4. **空气栓塞** 宫腔镜手术时,患者取头低位,心脏低于子宫水平,每次心脏舒张时,静脉产生负压,如子宫肌壁深层大静脉窦开放,并与外界相通,外界空气可被吸入静脉循环,在右心形成泡沫,阻碍血流,导致肺动脉压上升,甚至心脏骤停。手术过程中,如果怀疑空气栓塞应立即阻止气体进入,倒转头低臀高位,给100%的氧气吸入,放置中心静脉压导管,如有心肺衰竭,立即进行心肺复苏,如果有中心静脉导管,可放至空气舱内尽可能将空气抽出。注入大量生理盐水,促进血液循环和送高压氧舱治疗。为了尽量避免空气栓塞的发生,应在手术过程中注意正压通气,尽量避免或减少头低臀高位,尽量避免宫颈扩张后创面长时间暴露于空气之中。

5. **术后感染** 宫腔镜检查术的感染发生率为0.2%;宫腔镜治疗术的发生率:0.3% ~ 2.0%。手术中需要注意无菌操作和消毒,并进行预防性抗生素应用。

6. **宫腔粘连(IUA)** 是宫腔镜手术的主要远期并发症,发生率低,术后发生IUA的可能性、发生率和严重程度与最初手术的病变有关。术中注意创面的处理,必要时可以使用防粘连制剂、球囊等与防粘连的方法,可以进一步降低IUA的发生率。如果可疑发生IUA,宫腔镜再次探查和粘连分解手术是最常用的诊断和治疗方法。

7. **电意外损伤** 包括电灼伤事故、电击伤事故和电磁干扰引起的事故。大面积负极板密切接触于血流丰富的肌肉上、尽量贴近距手术部位,能够保证高频波回路,避免非电解质消毒液流入贴好的负极板之间,可以尽量减少灼伤事故。注意定期排查电路,对于使用人工起搏器的患者加强术前评估和术中监护,可以减少电击伤事故和电磁干扰事故发生。

第十一节 耻骨后膀胱尿道悬吊术

Burch手术作为耻骨后膀胱颈悬吊术的代表,曾为治疗压力性尿失禁(stress urinary incontinence,SUI)的"金标准"术式。手术经耻骨后将膀胱颈两侧的盆内筋膜组织固定于耻骨梳韧带(Cooper韧带),以上提膀胱颈及近端尿道,纠正解剖上尿道和膀胱颈的过度活动。可以经开腹及腹腔镜两种路径完成,腹腔镜进入耻骨后间隙的路径有腹膜内和腹膜外路径两种。

【适应证】
尿道高活动型SUI。
【禁忌证】
1. 尿道内括约肌障碍引起的压力性尿失禁。
2. 未完成发育的患者。
3. 妊娠患者。
4. 计划要怀孕的患者。
【操作前准备】
同普通开腹或腹腔镜术前准备。

【操作方法】

1. 患者膀胱截石位,导尿。其他同开腹或腹腔镜手术。

2. 充分暴露耻骨后间隙,在尿道膀胱交接处和膀胱颈底部(膀胱三角)外侧的阴道前壁至同侧的髂耻韧带。

3. 手指伸入阴道内尿道膀胱连接处水平并顶起,用延迟吸收或不吸收缝线缝合膀胱颈旁 1cm 外阴道筋膜组织和同侧的 Cooper 韧带(缝合点距耻骨联合 4cm)(图 2-4),每侧共缝 2~3 针。注意缝线不能穿透阴道黏膜层,打结的松紧以抬高尿道膀胱连接处且不能阻塞膀胱出口为度。一般主张使膀胱颈上抬 2cm 左右。必要时膀胱镜检查。

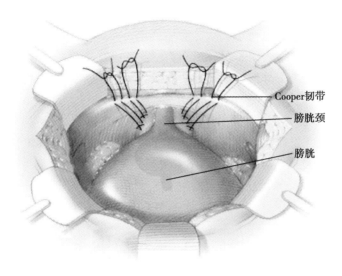

Cooper韧带

膀胱颈

膀胱

图 2-4 Burch 示意图

【操作后处理】

1. 术后静脉应用抗生素预防感染。

2. 监测伤口出血、渗血情况及阴道出血情况。

3. **排尿管理** 术后常规留置尿管 24 小时,保持尿管通畅;术后第 1 日晨拔除尿管,嘱患者适量饮水、观察排尿有无异常,排尿 3 次后超声检测残余尿,排尿困难者,可于测量前 20 分钟肌内注射新斯的明 1mg(窦性心动过缓、哮喘等禁用)。如残余尿量>100ml,结合患者症状和术前残余尿水平,必要时重置尿管。如需重置尿管者,一般保留 3~7 天后再拔除。如果暂不重置尿管,应每日监测残余尿,直到残余尿<100ml 或小于术前残余尿水平为止,可辅助口服溴吡斯的明。

【注意事项】

1. 如术前存在排尿淋漓不尽、排尿中断、延迟,甚至尿潴留等病史,体检中存在外阴阴道萎缩,术前尿动力学检查尤为重要,术前存在逼尿肌不稳定、逼尿肌压力过高、尿流率减弱(<25ml/s)、残余尿阳性(>80ml)者术后排尿障碍高危,选择抗尿失禁手术要慎重,应注意术中悬吊不可过紧。

2. 自耻骨后剥离膀胱颈及暴露阴道前筋膜时,避免损伤两侧的静脉丛。

3. 缝合阴道前筋膜时,必须将膀胱拉开,充分暴露,注意勿缝入膀胱。

4. 正确缝合阴道前筋膜及 Cooper 韧带,尽量紧贴耻骨进针,尽可能多地包括强有力的韧带组织,避免重复缝合造成血肿,避免缝合穿透阴道黏膜。

【并发症及处理】

常见并发症包括出血、耻骨后血肿、耻骨炎、发热、泌尿系统感染、术后排尿障碍、膀胱输尿管损伤、逼尿肌不稳定。

1. **术后排尿障碍** 多数症状较轻,仅表现为术后排尿困难,需用力、抬高臀部排出或分次排尽,无残余尿。症状较重患者可出现慢性尿潴留、排尿不尽、充溢性尿失禁等。轻度术后排尿障碍通常由于术后膀胱尿道水肿、痉挛、感染等引起;有的可能为术前存在轻微逼尿肌功能减弱,这些排尿障碍症状多为短暂性,经 1 个月左右多可恢复,不需特殊处理,可给予消炎、解痉药以及物理疗法、盆腔电刺激等对症治疗。

2. **尿潴留** 表现为尿频、尿不尽感,下腹胀满不适及超声检查提示膀胱残余尿增多。发生尿潴留者可用胆碱能受体激动剂溴吡斯的明等增加逼尿肌收缩。经保守治疗无效者可松解或拆除缝线。

3. **膀胱输尿管损伤** 观察有无血尿发生,膀胱损伤者需持续留置尿管 2 周。系腹腔镜下 Burch 术的最常见并发症,腹腔镜下 Burch 术的并发症与腹腔镜技术密切相关,该术式的开展须有良好的腹腔镜技术。另外,腹部手术史是并发症高危因素。

4. **逼尿肌不稳定** 除外膀胱异物、尿路感染、酒精、吸烟等因素外,多为局部水肿引起,短期内可消失。如持续存在,可通过膀胱训练、M 受体拮抗剂药物治疗。

第十二节 抗压力性尿失禁手术

一、阴道无张力尿道中段悬吊带术

【适应证】

以下患者可施行阴道无张力尿道中段悬吊带术(tension free vaginal tape,TVT)。

1. 保守治疗效果不佳或依从性不好的压力性尿失禁患者。

2. 重度压力性尿失禁患者可直接选择手术治疗。

3. 以压力性尿失禁为主的混合性尿失禁。

4. 解剖型压力性尿失禁或尿道内括约肌功能障碍型压力性尿失禁患者。

5. 盆腔器官脱垂伴有压力性尿失禁患者,需行盆底重建手术者可以同时行抗 SUI 手术。

【禁忌证】

1. 若合并以急迫性尿失禁为主的混合性尿失禁,若药物治疗后症状明显改善,不宜选择手术治疗。

2. 合并尿道阴道瘘、尿道侵蚀、尿道憩室的 SUI 患者,均不宜使用合成吊带。

3. SUI 合并逼尿肌功能减退、尿潴留、膀胱容量小的患者应慎重选择该术式。

4. 合并严重心、肝、肺、肾等疾病,或正在进行抗凝治疗的患者。

5. 泌尿系感染。

6. 有生育要求和计划怀孕者。

【术前准备】

1. 存在排尿障碍和逼尿肌不稳定者,术前应行尿动力学检查了解膀胱逼尿肌功能及残余尿情况。

2. 绝经后患者注意有无老年性阴道炎及泌尿系感染,必要时使用抗生素和雌激素。

【操作程序】

1. 推荐阴道前部尿道处和耻骨联合前部局部麻醉加静脉注射镇静药,或采用腰麻或脊髓硬膜外麻醉。

2. 用 18F 导尿管排空膀胱,导管囊确定膀胱颈位置,测量尿道长度。

3. 在腹部耻骨联合上缘中线旁开 1~2cm,两侧局部注射"水垫"切开皮肤做两个 0.5cm 腹壁切口。

4. 于阴道前壁中线上距尿道外口 1cm 处阴道下方注射"水垫"后切开阴道黏膜全层,做 2cm 切口。钳夹阴道上皮切缘,剪刀在尿道两侧阴道上皮下分离形成黏膜下"隧道",并向同侧耻骨支方向前行数厘米达耻骨下缘,用于放置 TVT 穿刺针。

5. 将硬质尿管支架插入 16F 或 18F 导尿管,并向一侧偏移,在阴道切口的对侧黏膜"隧道"内置穿刺针通过尿道旁筋膜,进入耻骨后间隙,从腹部切口出来。注意远离尿道支架,避免尿道损伤。

6. 同法行对侧穿刺,每次穿过后,不拔出进行膀胱镜检查,如果穿孔,取出再插。

7. 确认无膀胱损伤后,去除吊带护套前,调节吊带的张力,在吊带和尿道之间插入钝性器械如组织剪,拉动吊带的腹部端使组织剪和吊带微微接触,保证吊带无张力。

8. 可吸收线连续缝合阴道切口,缝合腹壁切口。

【术后监测】

1. 了解患者术中情况,如麻醉方式、术中出血量等。术后每小时巡视患者,观察病情变化,根据需要监测生命体征。

2. 严密观察阴道出血量、颜色、性质,观察穿刺点有无渗血、渗液、血肿等。

3. 术后 6 小时可进食普食,保持大便通畅。

4. 术后即拔出尿管或术后第 1 日晨拔除尿管,嘱患者适量饮水,排尿 3 次后行 B 超测残余尿,排尿困难和无法排尿者,也可于测量前 20 分钟肌内注射新斯的明 1mg(窦性心动过缓、哮喘等禁用)。如残余尿量>300ml,结合患者术前残余尿结果,如残余尿在 100~300ml,一般重置尿管。需重置尿管者,一般保留 3~7 天后再拔除。亦可暂不重置尿管,每日测残余尿,直到残余尿<100ml 或小于术前残余尿水平为止,同时可辅助口服溴吡斯的明。

5. 预防感染。监测体温,每日给予会阴冲洗 2 次。对于排尿困难并发尿潴留者应注意泌尿系感染发生,可辅助中药治疗或遵医嘱使用抗生素治疗。

6. 患者术后禁性生活 3 个月,指导患者加强盆底肌锻炼,不做重体力活动,同时养成良好的生活习惯。遵医嘱定期复查随诊。

【注意事项及并发症处理】

1. 膀胱穿孔。膀胱镜检查时,膀胱应充盈到 250~300ml,穿孔通常发生在膀胱前壁 1~11 点的位置。术后保留导尿管 7 天。

2. 阴道出血。如果阴道出血持续存在,直接按压 5~10 分钟,如果持续大出血,应立刻检查。

3. 耻骨后血肿。多数为静脉血肿,如血肿<6cm,无需手术治疗,术后48小时理疗可促使血肿吸收。如血肿>6cm,应考虑局麻下引流。

4. 术后不能排尿。术前排除逼尿肌功能障碍,术后保留尿管24~72小时。术后不能排尿,可局麻下打开尿道切口,下拉吊带。如属吊带张力过紧,必要时术后3~4周,待吊带与周围组织粘连后,从中线剪断吊带。

5. 吊带暴露和侵蚀。缝合不当、早期性交、感染、阴道萎缩或损伤均可造成网片暴露或侵蚀,使用抗生素和雌激素治疗可治愈,部分患者需要剪除外露网片。

二、经闭孔阴道无张力尿道中段悬吊带术

【适应证】

经闭孔阴道无张力尿道中段悬吊带术(TVT obturator,TVT-O)的适应证同TVT。另耻骨后路径手术史患者建议行经闭孔路径。

【禁忌证】

同TVT。

【术前准备】

同TVT。

【操作程序】

1. 患者平躺在手术台上时臀部应和手术台边水平,患者的双腿应该被放置在膀胱截石位的位置并且髋骨过度弯曲在腹部之上。

2. 推荐阴道前部尿道处和耻骨联合前部局部麻醉加静脉注射镇静药,或采用腰麻或硬脊膜外麻醉。

3. 用18F导尿管排空膀胱,导管囊确定膀胱颈位置,测量尿道长度

4. 尿道口下方1cm处阴道下方注射"水垫"后切开阴道黏膜全层2cm。钳夹阴道上皮切缘,剪刀在尿道两侧与中线45度角的阴道上皮下至耻骨支后方分离形成黏膜下"隧道"。

5. 在阴蒂水平左右旁开4~6cm,两侧大腿皱褶皮肤处做一0.5~1cm手术切口为出点。

6. 将翼状导引器置入"隧道",沿导引器插入螺旋状穿刺针,穿破闭孔膜、旋转手柄,从确定的TVT-O的出点穿出。

7. 固定穿刺针的顶端、反转手柄,退出推进器。将穿刺针从腹壁拉出。剪断穿刺针与吊带连接处,止血钳钳夹吊带外套。相同步骤处理对侧。吊带放置松紧同TVT术。

【术后监测】

1. 同TVT手术。

2. 腿痛是该手术常见并发症。评估患者疼痛的部位、程度、持续的时间,报告医生,遵医嘱进一步诊断治疗。

【注意事项及并发症处理】

1. 同TVT。但TVT-O一般较少发生膀胱损伤。

2. 腿痛。因分布在大收肌和短收肌上的坐骨神经前后支走向各异,无法防范经闭孔术式在穿刺路径对坐骨神经前后支的损伤,腿痛问题是无法避免的并发症。

第十三节 子宫脱垂的手术

一、骶骨阴道固定术

1962 年 Lane 报道了经腹骶骨阴道固定术(abdominal sacrocolpopexy)治疗阴道穹窿膨出,其后又发展出保留子宫的子宫骶骨固定术、保留宫颈的宫颈骶骨固定术。开腹和腹腔镜两种途径完成。

【适应证】

1. 以中盆腔缺陷为主的盆腔器官脱垂[POP;盆腔器官脱垂定量(POP-Q)分度法为Ⅲ度及以上],特别适用于年龄相对较轻、性生活活跃的患者。

2. 有症状的阴道穹窿脱垂(POP-Q≥Ⅱ度)。

3. POP 术后阴道顶端脱垂复发(有症状,且≥POP-QⅡ度)。

【禁忌证】

1. 阴道炎、阴道溃疡等生殖道急性感染者。

2. 严重的内科并发症不能耐受手术者。

3. 多次盆腹部手术史和严重盆腹腔粘连。

【操作前准备】

1. 行隐匿性尿失禁筛查试验;所有患者均应测定残余尿量,有条件行尿流率检查。

2. 对于强烈要求保留子宫的患者,要排除子宫内膜和子宫颈病变。

3. 同一般妇科腹部手术前准备;术前进行充分的肠道准备。

4. 术前充分知情并签署同意书,交代手术相关并发症特别是网片相关并发症。

【操作方法】

1. 麻醉与体位 一般采用全身麻醉,手术体位取膀胱截石位。

2. 手术步骤

(1)腹腔镜阴道骶骨固定术

1)首先行腹腔镜下骶前区域的分离:患者取头低臀高位、左低右高位暴露右侧结肠旁间隙,辨认右侧输尿管,纵行打开骶岬前腹膜,暴露骶前区域,取第 1 骶椎(S_1)椎体前无血管区作为缝合位点,沿右侧宫骶韧带内侧打开侧腹膜(或将网片穿行侧腹膜下方)至阴道穹窿处。有子宫者可先行子宫切除术。

2)经阴道或腹腔镜下分离膀胱阴道间隙和直肠阴道间隙;腹腔镜操作时,阴道内应放置抬举穹窿的器械。对于阴道顶端缺陷的纠正,一般认为分离阴道顶端黏膜距离穹窿长 3cm 即可。可以经阴道或腹腔镜下将网片分排间断缝合固定于阴道前后壁纤维肌层上,注意缝线(可吸收缝线或不可吸收缝线均可)不能穿透阴道黏膜层。

3)向上牵拉网片至缝合位点,用不可吸收缝线将网片另一端间断缝合固定于 S_1 椎体前方的骶骨前纵韧带上,缝合深度应包含前纵韧带全层,并将网片充分展平,一般需 2~3 针。注意网片悬吊固定后阴道没有过多张力,C 点达−6cm 以上。

4)可吸收线关闭侧腹膜,将网片包埋于腹膜后。

5）有指征时可以行其他附加手术,如阴道旁修补术、Burch 手术、尿道中段悬吊术及任何经阴道的手术。

（2）腹腔镜子宫或子宫颈骶骨固定术:保留子宫或子宫颈的骶骨固定术手术步骤与阴道骶骨固定术相似。

1）打开直肠子宫陷凹腹膜,分离阴道后壁与直肠间隙,将网片缝合在宫骶韧带附着子宫颈处的子宫颈周围环上;前方打开膀胱阴道间隙,将网片包绕子宫颈前唇,必要时向下延伸至耻骨宫颈韧带处。

2）两侧分别间断缝合在主骶韧带复合体上,同时展平膀胱阴道间隙和直肠阴道间隙网片材料,网片向下延伸达脱垂平面远端,其长度根据 Ⅱ 水平脱垂状况而定,以覆盖所有 Ⅱ 水平缺陷,甚至可达会阴体。

【注意事项】

1. 术后阴道内压迫纱条有助于止血和固定网片位置。

2. 拔除尿管测残余尿。

3. 术后 3 个月内避免增加腹压及提重物等增加腹压的情况。

4. 禁性生活和盆浴 3 个月,或者阴道黏膜修复完好为止。

二、骶棘韧带固定缝合术

将阴道顶端固定在骶棘韧带上,即骶棘韧带固定缝合术（sacrospinous ligament fixation,SSLF）。通常的手术方式是经阴道途径,同时还能进行其他的尿失禁和脱垂相关的阴式操作。已有术者采用经腹和腹腔镜途径。

【适应证】

POP-Q Ⅲ 度子宫脱垂、阴道前后壁膨出或穹窿膨出患者。

【禁忌证】

1. 阴道炎、阴道溃疡等生殖道急性感染者。

2. 阴道狭窄。

3. 严重内科并发症不能耐受手术者。

【操作前准备】

1. 行隐匿性尿失禁筛查试验;所有患者均应测定残余尿量,有条件行尿流率检查。

2. 如经阴道途径,同一般妇科阴式手术;如经腹腔镜途径,同一般妇科腹部手术前准备。

【操作方法】

1. **麻醉与体位** 一般采用全身麻醉,手术体位取膀胱截石位。

2. **手术步骤**

（1）经阴骶棘韧带固定术

1）三把 Kocher 钳分别钳夹阴道后穹窿（如要保留子宫,钳夹于宫颈后唇下方 1cm 处）、阴道口内 2cm 处皮肤黏膜交界及这两者的中点,提拉阴道后壁。Kocher 钳应钳夹在后壁中线部位,在黏膜下方注射生理盐水形成水垫。

2）在 Kocher 钳之间纵向切开阴道后壁黏膜约 2cm,Allis 钳钳夹切开的黏膜边缘,向两侧牵拉。

3）手指由 4 点到 8 点位置分离阴道直肠间隙的疏松结缔组织，注意不要分离到主韧带附近，以避免静脉丛出血。放置拉钩，将直肠推向右侧，向坐骨棘水平钝性分离至骶棘韧带。

4）触摸坐骨棘和骶棘韧带，用手指包裹纱布钝性分离并将疏松结缔组织和脂肪推向一侧，暴露骶棘韧带。骶棘韧带外观为白色膜状组织由于盲目操作可能引起大出血或神经损伤，如果直视情况有所怀疑，可撤去拉钩，触摸骶棘韧带。如无法触到韧带，可尝试触摸对侧韧带，选择确切的侧别进行手术。

5）7 号丝线在距离坐骨棘 2cm 位置缝合一侧骶棘韧带下方韧带 2 针以防滑脱，骶棘韧带较坚韧，牵拉应该很有固定感，不易拉动，如果缝合后牵拉活动度大，应补缝一针。

6）确定固定后的阴道顶端位置，注意保持阴道前后壁基本对称。2 把 Allis 钳在合适的位置钳夹阴道黏膜边缘。缝线缝合阴道顶端纤维肌层，以缝合同侧宫骶韧带附着处为佳，打结，感到阴道顶端被吊到该侧骶棘韧带处，完成阴道壁的关闭缝合。

（2）腹腔镜骶棘韧带固定术

1）建立人工气腹，常规腹腔镜操作，分别于脐部、右侧脐旁以及双侧下腹行四切口进 trocar。

2）膀胱注入生理盐水 300ml 使之充盈，以利于辨别膀胱底部及分离 Retzius 间隙（来秋氏间隙，也称耻骨后间隙）。膀胱腹膜反折处注射副肾生理盐水（100ml 生理盐水中加入 4～5 滴去甲肾上腺素）后弧形剪开膀胱腹膜反折，分离进入来秋氏间隙。

3）排空膀胱，钝性分离耻骨后间隙至双侧耻骨支，分离暴露双侧闭孔血管神经束、Cooper 韧带和骨盆筋膜腱弓后继续向背侧分离至坐骨棘，分离坐骨棘表面的疏松组织暴露骶棘韧带。

4）2-0 不可吸收线在坐骨棘内侧 2～3cm 处缝穿骶棘韧带，术者的左手在阴道里做指引并上抬阴道侧穹窿，缝穿骶棘韧带的不可吸收线缝合阴道顶端（以宫骶韧带附着部位阴道组织为佳），打结，可根据术者的习惯同法进行对侧骶棘韧带固定术。

【注意事项】

1. 术后严密观察阴道出血量、色、性质，观察外阴和会阴部有无渗血、渗液、血肿等。

2. 术后 24 小时取出阴道内压迫纱条，观察阴道出血情况。

3. 拔除尿管后测残余尿。

4. 部分患者术后出现手术侧臀部疼痛，这类神经损伤所致疼痛多为自限性，于术后 2～3 个月内逐渐缓解。评估患者疼痛部位、程度、持续时间，遵医嘱可给予止痛药物对症治疗，保持坐位时垫软枕以减轻疼痛。

三、高位子宫骶韧带悬吊术

高位骶韧带悬吊术（high uterosacral ligament suspension，HUS）可经开腹、腹腔镜或阴道途径来完成。"高位"是指在坐骨棘水平高度缝合骶韧带，因此可将穹窿悬吊得更高和保留更深的阴道。

【适应证】

1. 症状性中度以上子宫或阴道穹窿脱垂。

2. 直肠子宫陷凹疝。

【禁忌证】

1. 宫骶韧带松弛薄弱者。

2. 泌尿系炎症和生殖道炎症急性期。

3. 合并内科疾患,其情况不允许手术者,如严重心脏病、活动性肺结核等。

【操作前准备】

1. 行隐匿性尿失禁筛查试验;所有患者均应测定残余尿量,有条件者行尿流率检查。

2. 对于强烈要求保留子宫的患者,要排除子宫内膜和子宫颈病变。

3. 如经阴道途径,同一般妇科阴式手术;如经开腹/腹腔镜途径,同一般妇科腹部手术前准备。

【操作方法】

1. **麻醉与体位**　一般采用全身麻醉;体位取膀胱截石位。

2. **手术步骤**

(1)切除子宫者:可采用经阴道、开腹、腹腔镜途径。①若有直肠子宫陷凹疝,先予以处理,可采用经典的 McCall 后穹窿成形术法封闭子宫直肠陷凹来解决肠膨出。②每侧宫骶韧带自身折叠缝合 2~3 针打结,以缩短宫骶韧带达到坐骨棘水平。③用不可吸收缝线将缝合的耻骨宫颈筋膜和直肠筋膜悬吊在子宫骶韧带上,从而悬吊下移的阴道,以恢复阴道的正常位置及功能。

经阴道高位骶韧带悬吊术的方法分述如下。

1)子宫及附件切除后,先行阴道前壁传统"桥式"修补或局部缺陷点修补术。

2)上提阴道残端,在腹腔内触摸及确认坐骨棘及走行于子宫骶韧带上方 1~5cm 的输尿管,暴露从坐骨棘内后侧向骶骨方向走行的宫骶韧带。用 24cm 长组织钳在后腹膜 5 点和 7 点平坐骨棘水平处钳夹双侧宫骶韧带残迹向上、向尾侧反复牵拉,使其伸张。

3)再次触摸并确认钳尖周围 2cm 组织内无输尿管后,用 10 号丝线于坐骨棘水平分 3 针连续缝合宫骶韧带及其间的直肠子宫反折腹膜,打结后缩短宫骶韧带。同法处理对侧。宫骶韧带缝合打结后留线。

4)行膀胱镜检查,辨认膀胱三角区及两侧输尿管口,确认输尿管通畅后用宫骶韧带的留线缝合至阴道前、后壁残端的耻骨宫颈筋膜和直肠阴道筋膜,然后逐一打结,并常规缝合阴道残端。需行阴道后壁和会阴体修补者按常规进行。

(2)保留子宫者:通常采用腹腔镜途径。

1)探查双侧输尿管走行,于其内侧注射肾上腺素盐水,水分离输尿管与同侧宫骶韧带间隙,切开腹膜,游离出发自宫颈后部全层宫骶韧带。

2)在坐骨棘水平,不可吸收缝线将宫骶韧带连续自身缝合 2~3 针,然后拉紧打结以缩短宫骶韧带,同法处理对侧。

3)也可用不可吸收缝线将宫骶韧带悬吊至宫颈周围环后侧。

4)同时修复其他盆底部位特异性缺陷。

5)对完成生育并且宫颈延长者,如同时行宫颈截除术,可更好地达到修复目的。

【注意事项】

1. 同"骶骨阴道固定术"。

2. 由于术中容易损伤输尿管或造成输尿管梗阻,因此术后应严密观察有无腰痛症状。

3. 臀部、肛提肌疼痛为术后常见并发症,但不会留下持久后遗症,评估疼痛症状、程度,做好解释工作,必要时给予止痛药物和/或拆除缝线。

四、曼 氏 手 术

传统的曼式手术(Manchester operation)属于针对中盆腔缺陷的手术,包括诊刮、子宫颈部分截除、主韧带缩短和阴道前、后壁修补。

【适应证】

1. POP-Q 分期子宫脱垂Ⅱ度以上,伴宫颈延长。

2. 无子宫病变,不存在重度阴道前后壁膨出。

3. 要求保留子宫的年轻患者。

【禁忌证】

1. 阴道炎、阴道溃疡,中重度子宫颈糜烂,宫颈溃疡。

2. 宫颈癌前病变,宫颈癌,子宫内膜癌。

3. 部分子宫颈截除之后,宫颈功能不全,希望生育者应慎重考虑。

【操作前准备】

1. 盆腔 B 超未见子宫病变,宫颈细胞学检查结果正常。

2. 充分肠道准备。

3. 如条件允许,阴道冲洗 3 天。

【操作方法】

1. **麻醉与体位** 一般采用全身麻醉;体位取膀胱截石位。

2. **手术步骤**

(1)诊断性刮宫。

(2)分离阴道前壁黏膜及膀胱筋膜,推开膀胱。

(3)切断、缝扎主韧带,截除宫颈并行 Sturmdorf 缝合。

(4)将结扎的两侧主韧带缝合固定于缩短的宫颈前方。

(5)修补阴道前后壁,宫颈管放置碘仿纱条,阴道内放置油纱卷或络合碘纱卷,查肛。

【操作后处理】

1. 手术 6~24 小时后可取出阴道内填塞物。

2. 拔除尿管后应测定残余尿。

3. 手术后 3~7 天取出碘仿纱条。

【注意事项】

1. 禁盆浴、性生活 3 个月。

2. 保持大便通畅,必要时服用通便药。

3. 避免提重物、慢性咳嗽等增加腹压的因素。

五、阴道封闭术

阴道封闭术分为阴道全封闭和阴道半封闭术,对于保留子宫的患者,行阴道半封闭术,即 Lefort 手术,是 1877 年由 LeFort 发明,缝合阴道前后壁中间大部分,形成阴道纵隔,使阴道基本闭合(两侧留孔道),便于分泌物从孔道流出。阴道全封闭术就是完全封闭阴道,不留有孔道,适用于无子宫或术中同时切除子宫的患者。

【适应证】

1. 仅适用于重度子宫或阴道穹窿脱垂且没有性生活要求的绝经后妇女。如果患者有伴侣,需要其伴侣理解并同意手术。

2. 手术不能纠正与解剖缺陷相联系的子宫或阴道脱垂,因此手术仅适用于无法耐受大范围手术的患者。术前应行宫颈细胞学检查和诊断性刮宫以除外宫颈和内膜病变。

【禁忌证】

1. 有正常性生活。

2. 阴道炎、阴道溃疡,中重度子宫颈糜烂,宫颈溃疡。

3. 宫颈癌前病变,宫颈癌,子宫内膜癌。

4. 严重内科并发症不适宜手术者。

【操作前准备】

同本节"四、曼氏手术"。

【操作方法】

1. **麻醉与体位**　一般取全身麻醉;体位取膀胱截石位。

2. **手术步骤**

(1)阴道半封闭术

1)在阴道前、后壁分别切除一个狭长的长方形黏膜瓣,双侧保留约 3cm 孔道,注意分离紧贴阴道黏膜,保留阴道膀胱筋膜和直肠筋膜,不致发生膀胱或直肠的损伤。

2)间断缝合近宫颈口的黏膜边缘,缝针由阴道前壁创缘的黏膜面进针,越过前后壁新鲜创面,由后壁创缘的黏膜面出针,结扎于新创面外的黏膜面。间断缝合两侧前后壁的黏膜边缘。

3)对新鲜创面,由内向外,可吸收线作一排一排的间断褥式缝合,使前后壁创面紧贴,不留无效腔。

4)最后缝合尿道口下及阴道口内的黏膜边缘。

5)注意保留阴道两侧的通道,以能放入 Kelly 钳为度。

(2)阴道全封闭术:阴道前后壁剥离阴道黏膜时不留有孔道,缝合时阴道前后壁完全间断褥式缝合,两侧及阴道顶端皆不留有孔道。

【注意事项】

1. 同一般阴道术后。

2. 术后常规留置尿管 24 小时,保持尿管通畅。

3. 避免增加腹压的活动。

六、经阴道植入网片的全盆底重建术

经阴道植入网片的全盆底重建术(total vaginal mesh,TVM)通过将网片后部两翼固定于骶棘韧带上实现第一水平的支持,同时还能加强膀胱阴道筋膜和直肠阴道筋膜,实现第二水平的支持。主要优点是能够同时纠正多腔室缺陷,纠正中央型缺陷和侧方缺陷,手术操作简化。可使用成品网片套盒或自裁网片。该术式在部分国家禁用,使用时应严格掌握适应证。

【适应证】

1. POP 术后复发的患者。

2. 年龄≥60 岁的重度 POP(POP-Q Ⅲ～Ⅳ度)初治患者。

【禁忌证】

1. 拟妊娠或妊娠期妇女。

2. 年轻性生活活跃、慢性盆腔痛患者慎重选择。

【操作前准备】

1. 同一般妇科阴道手术。

2. 行隐匿性尿失禁筛查试验;所有患者均应测定残余尿量,有条件行尿流率检查。

3. 术前充分知情并签署同意书,交代手术相关并发症特别是网片相关并发症。

【操作方法】

1. **麻醉与体位**　一般采用全身麻醉,体位为膀胱截石位。

2. **手术步骤**

(1)前盆底重建

1)首先在膀胱阴道间隙注射生理盐水以利充分水分离,然后由距尿道外口下方 3～4cm 的位置起向阴道顶端纵行切开阴道前壁黏膜,Allis 钳夹黏膜边缘。

2)锐性分离使耻骨宫颈筋膜保留在切开的阴道壁上,以减少术后网片的阴道侵蚀。钝锐结合分离膀胱阴道间隙直达双侧闭孔内肌。锐性分离宫颈旁环,上推膀胱。

3)左右各作两个皮肤出口放置深浅两组网带。第一个皮肤标志点为双侧生殖股皮皱尿道外口水平,在皮肤上做出标记,用于放置前部网片的浅带。第二点为大腿内侧,位于前一标志点外侧 1cm,下方 2cm,用于放置网片的深带。在阴道拉钩充分暴露操作侧术野并拉开膀胱的条件下,用特制穿刺针由内向外经膀胱颈水平的盆筋膜腱弓从第一皮肤切口穿出,把左右两侧的网片浅带穿出皮肤。同样在手指的引导下,从第二皮肤标志穿入从坐骨棘上 1cm 盆筋膜腱弓穿出完成网片深带的放置,术者的手指始终在膀胱阴道间隙内作指引。

4)调整网带位置以使网片进入膀胱阴道间隙,衬垫于膀胱下方,并使其没有张力,可吸收线连续扣锁缝合阴道前壁切口,最好分别缝合膀胱阴道筋膜层和阴道黏膜层两层。紧贴皮肤剪除深浅网带,完成前盆底的重建。

(2)后盆底重建

1)Allis 钳钳夹阴道后穹窿。直肠阴道间隙注射盐水,进一步水分离。

2)由阴道后壁上 1/3 至中 1/3 纵行切开阴道后壁黏膜,Allis 钳夹黏膜边缘。随后钝锐结合分离阴道和直肠旁间隙直达双侧坐骨棘和骶棘韧带。

3)选择肛门外 3cm、下 3cm 为后部切口标志,穿刺针经臀部,穿过坐骨肛门窝,距离坐骨棘内侧 2cm 穿过骶棘韧带下 1/2。放置网片后部并固定在阴道外。同法处理对侧。

4)网片放入直肠阴道间隙,调整网片位置以使其没有张力。剪除网片远端多余的部分。再次确认网片无张力后可吸收线连续扣锁缝合阴道后壁切口。紧贴皮肤剪断网带,缝合皮肤切口,完成后腔的重建。

【注意事项】

1. 术后注意阴道引流量及外阴和会阴部位的血肿。

2. 术后 24 小时取出压迫纱条。

3. 拔除尿管后测残余尿。

4. 术后避免腹压增加和提重物。

第十四节 女性生殖道瘘修补术

一、经阴道膀胱阴道瘘修补术

【适应证】

1. 产伤及其他外伤所致膀胱阴道瘘,尤其是瘘孔位置较低,远离输尿管者。

2. 外阴、阴道及瘘孔周围组织无明显感染(黏膜健康)者。

【禁忌证】

1. 癌性或放射性损伤所致瘘。

2. 局部严重感染或炎性反应严重者。

3. 全身状况极差不能手术者。

【操作方法】

1. **麻醉及体位** 可选用硬膜外麻醉、骶管阻滞或蛛网膜下腔阻滞。体位根据瘘孔部位选用膀胱截石位或膝胸位。

2. **手术步骤**

(1)消毒,导尿及暴露瘘孔。

(2)沿瘘孔缘锐性分离阴道壁及膀胱壁,游离的组织距瘘孔边缘 1~2cm 为宜。

(3)止血,用0-4可吸收缝线连续褥式缝合,或间断缝合膀胱瘘孔第 1 层,勿穿膀胱黏膜。若瘘孔大或近输尿管口可先做输尿管插管,避免缝合或损伤输尿管。

(4)用4-0可吸收缝线,同法缝合膀胱肌壁第 2 层。

(5)置尿管,将亚甲蓝溶液 150ml 注入膀胱,检查缝合口有无渗漏。若有渗漏,可在局部加强间断缝合,冲洗创面。

(6)用 0 号或 2-0 可吸收缝线间断缝合阴道黏膜。

(7)保留导尿管。

【注意事项】

1. 术后应用抗生素预防感染,保持外阴清洁。

2. 保留导尿管 10~21 天,尿管应通畅。多饮水,增加尿量。

3. 术后 3 个月内禁性生活及阴道检查。

4. 尿瘘修补后再分娩时应做剖宫产。

5. 若瘘孔大或局部组织不健康,瘢痕过多(反复修补),血供差或感染,修补失败,可在术后 3 个月酌情再行修补。

二、经腹膀胱阴道瘘修补术

【适应证】

1. 膀胱阴道瘘经阴道暴露困难,如瘘孔高,阴道瘢痕多或狭窄者。

2. 经阴道多次修补失败,可选用经腹进行修补。

【操作方法】

1. **麻醉及体位**　硬膜外麻醉或全麻,仰卧位。

2. **手术步骤**

(1)下腹正中切口,分离腹直肌,暴露腹膜外膀胱部分,切开膀胱前壁,检查膀胱三角及瘘孔部位。

(2)沿瘘孔边缘切开,分离膀胱壁及阴道壁间隙。

(3)0 或 2-0 可吸收缝线间断缝合阴道壁。

(4)4-0 可吸收缝线间断缝合膀胱肌壁。

(5)4-0 可吸收缝线连续缝合膀胱黏膜。若瘘孔小,距尿道内口远,可经尿道放置 Foley 尿管。

(6)2-0 可吸收缝线连续缝合膀胱前壁切口全层,4-0 线间断缝合膀胱肌层(第 2 层)。若瘘近膀胱三角区可在膀胱壁切口上端放置 Foley 尿管。

(7)逐层缝合腹壁,膀胱两侧置引流条。

【注意事项】

1. 同经阴道膀胱阴道瘘修补术。

2. 膀胱两侧引流条,于术后 4~5 天后取出。

3. 耻骨上 Foley 尿管可在术后 21 天左右拔除。

4. 修补好瘘孔后,若在直视下经尿道外口放置尿管者,亦可在 14~21 天拔出。

5. 若修补失败,可酌情在 3 个月后,待局部炎性反应消退后再次修补。

三、膀胱尿道阴道瘘修补术

【适应证】

膀胱尿道阴道瘘(为产伤或外伤所致)。

【禁忌证】

同本节"一、经阴道膀胱阴道瘘修补术"。

【操作方法】

1. **麻醉与体位**　持续硬膜外麻醉,仰卧位(或膝胸卧位)。

2. **手术步骤**

(1)消毒阴道,暴露瘘孔,用尿道探条自尿道外口插入尿道,明确尿道、膀胱与瘘孔的解剖关系。

(2)分离瘘孔周围组织,可根据瘘孔大小于阴道壁做延伸切口,以便充分暴露瘘孔两侧(耻骨弓后方),尽可能游离膀胱尿道断端(以减少缝合后张力)。

(3)4-0 可吸收缝线连续或间断缝合瘘孔(膀胱及尿道黏膜及部分肌壁)第 1 层,4-0 可吸收缝线缝合膀胱及尿道壁第 2 层(可于两侧角处间断加强缝合)。

(4)在相当于尿道内口处两侧加强缝合膀胱肌层各 1~2 针。

(5)膀胱内注入亚甲蓝生理盐水液 150ml 左右,检查缝合处有无渗漏。

(6)0 号或 2-0 可吸收线间断缝合阴道黏膜,置尿管。

【注意事项】

同本节"一、经阴道膀胱阴道瘘修补术"。

四、输尿管移植术

【适应证】

输尿管阴道瘘。

【操作方法及程序】

1. **麻醉及体位** 持续硬膜外麻醉或全麻,仰卧位。

2. **手术步骤**

(1)常规切开腹壁(可经腹或腹膜外),暴露及游离损伤的输尿管下段,应游离距损伤部5~6cm。

(2)切除损伤部位输尿管,远端用7号丝线结扎,肾侧插入输尿管导管。

(3)于同侧输尿管开口处上方切开膀胱侧壁3cm,黏膜1cm(切口下方)。

(4)剪开输尿管口下方0.5cm(扩大吻合口)。

(5)将输尿管导管下端或双螺旋形内支架管一端经膀胱切口处送入膀胱,另一端插入输尿管。4-0可吸收缝线间断缝合输尿管口与膀胱黏膜。

(6)将输尿管置于膀胱肌壁内潜行,用2-0可吸收缝线间断缝合膀胱肌壁层及输尿管壁,膀胱侧置引流条。

(7)缝合后腹膜,常规关腹。

【注意事项】

1. 膀胱侧方引流应于术后3~5天取出。

2. 保持尿管通畅及尿道外口清洁。

3. 2周后取输尿管插管。

4. 若用输尿管双J管可于术后3个月经膀胱取出。

5. 其他同膀胱阴道瘘修补。

五、直肠阴道瘘修补术

【适应证】

直肠阴道瘘(产伤或外伤)。

【操作方法】

1. **麻醉及体位** 持续骶管阻滞或蛛网膜下腔阻滞,膀胱截石位。

2. **手术步骤**

(1)消毒外阴、阴道,暴露瘘孔。

(2)沿瘘孔周围做环形切开,分离并游离阴道黏膜及肠壁1~1.5cm。

(3)4-0可吸收缝线间断褥式缝合肠壁第1层,关闭瘘孔。同法缝合直肠壁第2层。

(4)冲洗,止血。2-0可吸收线间断缝合阴道黏膜,若渗血应置橡皮引流条。

【注意事项】

1. 同会阴Ⅲ度撕裂伤修补术,术前应做肠道准备。

2. 若置引流条,应在 48~72 小时拔出。

3. 为污染手术,易感染,若手术失败可在术后 3 个月复查,决定是否再次修补。

4. 若瘘孔大,估计愈合困难,个别患者可先做乙状结肠造口(暂时)后再做直肠阴道瘘修补。

5. 术后应给予正确的肠道管理和营养支持治疗。

第三章　妇科恶性肿瘤放射治疗

放射治疗是妇科恶性肿瘤的主要治疗方法之一。放射治疗的多种方法如外照射和近距离放疗等均在妇科肿瘤的治疗中发挥重要作用。随着放疗技术的发展和我国放疗设备的更新,目前外照射多能采用三维适形或调强放疗技术,近距离除传统二维腔内放疗外,三维腔内±组织间插植的应用也逐渐增多。

妇科恶性肿瘤治疗方式的合理选择直接关系到患者的预后。在妇科恶性肿瘤中,放射治疗主要用于宫颈癌、外阴癌、阴道癌,以及子宫内膜癌、子宫肉瘤术后的重要辅助治疗。

第一节　外阴癌放射治疗

【概述】

外阴癌 90% 为鳞癌,好发于大小阴唇,可直接侵犯至邻近器官如阴道、尿道、肛门等,一侧病变可以蔓延至对侧。腹股沟淋巴结转移概率为 30% ~ 50%,疾病早期即可发生腹股沟淋巴结转移,发生率与原发肿瘤大小、浸润深度相关。血行转移少见。放射治疗常作为其术后重要的辅助治疗手段以减少局部复发率,也可作为术前新辅助手段提高邻近中线区域大肿物的 R0 手术切除率,还可作为根治性或姑息手段治疗手术禁忌者。

【适应证】

1. **术后辅助放疗**　原发灶≥4cm 或切缘阳性或近切缘(切缘≤8mm),伴或不伴区域淋巴结阳性者。

2. **术前新辅助放疗**　病灶距中线结构过近不能 R0 切除,病变累及肛门、直肠、尿道或膀胱,病变达盆壁,腹股沟大淋巴结转移者。

3. **根治性放疗**　用于不能手术者,同步放化疗较单纯放疗可提高生存率。

4. **姑息放疗**　主要用于止痛和缓解压迫症状。

【禁忌证】

无绝对禁忌证。相对禁忌证包括:一般状态差,KPS<70 分,合并重要器官严重功能不全,合并急性传染病,严重骨髓抑制,罹患精神疾病无法配合治疗,急性盆腔炎,严重感染等。

【放疗前准备】

1. **专科检查**　术前或根治性放疗者测量并记录原发肿瘤的直径及与中线结构(阴蒂、阴道、尿道、肛门)的关系,检查会阴、肛门、阴道、尿道是否有播散、侵袭性病变,及双侧腹股沟淋巴结触诊。术后辅助者需检查外阴及腹股沟切口愈合良好,并了解术前上述妇科检查情况。

2. **血液检查**　血常规,肝肾功能,血清 SCCAg(鳞癌)、CA125。

3. **影像学检查**　腹盆腔的增强 CT 扫描或增强 MRI 扫描。

4. **手术记录及术后病理**　术后辅助放疗者。

【放疗的实施】

1. **常规放疗技术**　常规放疗技术根据骨性标记确定照射范围,前后对穿照射,蛙腿状,X线与电子线混合线照射减少股骨头受量。其中腹股沟区应选择直线加速器电子束和低能X射线混合照射,对外阴浅表病变用适当能量的电子束加补偿物照射,外阴较深的病变及盆腔区选择高能X射线照射。X线照射时:上界为髂内外汇合成髂总处,若怀疑或证实髂内外淋巴结转移则上扩至$L_4 \sim L_5$间隙;下界包全整个外阴或在肿瘤下方(以位置较低者为主);两侧界前野为股骨大转子外侧,后野为真骨盆外放2cm。宽前野与窄后野对穿,较宽边界为前野,较窄边界为后野。电子线照射时:外阴野床270°,机架90°或转至平行于外阴最大平面处,照射范围包括肿瘤病灶外2cm,或全部外阴;腹股沟野中轴位于腹股沟韧带,上、下平行于该韧带,距离该韧带3~5cm,内侧达耻骨结节,外侧达髂前上棘,一般单野大小(8~10)cm×(10~12)cm

2. **调强放疗技术**

(1)CT定位:定位前提前1.5小时口服肠道显影剂,排空直肠,适当充盈膀胱,仰卧位,蛙腿状,铅丝标记淋巴结、切口、肛门,热塑体膜、真空垫或发泡胶固定。扫描时静脉注射增强对比剂(过敏或严重肾功能不全者除外),扫描层厚3~5mm。范围:上界为L_3上缘,下界至坐骨结节下10cm。

(2)靶区勾画

1)GTV包括影像学可见的原发肿瘤病灶。

2)CTV1包括GTV、全部外阴、邻近软组织。

3)CTV2包括盆腔及双侧腹股沟淋巴引流区。盆腔淋巴引流区勾画方法参照本章第三节。腹股沟淋巴结的勾画没有统一的推荐意见,大部分的肿大淋巴结是在股血管的内侧和前内侧,为了覆盖90%的阳性淋巴结:股血管周围的外放是:前内侧>29mm;前部>23mm;前外侧>25mm;内侧>22mm;后侧>9mm。下界有争议,常用大隐静脉汇入股静脉处,或缝匠肌和长收肌交接处,或坐骨结节下缘或坐骨结节下2.5cm。

4)PTV为CTV1外扩10mm,CTV2外扩6~10mm,PTV外放后缩至皮肤表面。

(3)危及器官勾画:膀胱、直肠、小肠、股骨头、骨髓。

(4)剂量与分割模式

1)术后辅助放疗45~50.4Gy(残留肿瘤至少60Gy),1.8~2Gy/次

2)术前新辅助放疗:45Gy

3)根治性放疗59.4~64.8Gy(部分大块病灶可至70Gy),1.8~2Gy/次

(5)危及器官限量

危险器官	照射剂量	范围
直肠	V40~45Gy	<50%
膀胱	V40~45Gy	<50%
股骨头	V50Gy	<5%
小肠	V20Gy	<40%
	V54Gy	<2cc

3. **近距离放疗** 阴道受累者可通过近距离补量,不能手术者也可以通过经会阴组织间插植来局部补量。三维近距离治疗技术与传统的二维腔内治疗技术相比,能更准确地评估靶区及危及器官受量,临床上已获得认可。

若阴道受累可通过阴道柱状施源器或个体化阴道施源器阴道补量,驻留长度依据放疗前阴道受累长度确定,驻留深度依据外照射后肿瘤残留深度而定。若外照射后外阴明显残留或阴道肿瘤残留深度>5mm 者,可结合组织间插植局部补量。操作中注意质控,如施源器与受累阴道区域的贴合度,以及操作、治疗期间可能的施源器位置变化。

【注意事项】

1. IMRT 可减少股骨头、股骨颈、小肠、直肠、膀胱受量,同步放化疗患者中还可减少骨盆骨髓受量。但需注意 IMRT 可能出现皮肤或皮下组织欠量,建议混合线皮肤补量。

2. 定位时外阴区域外敷蜡膜有助于提高皮肤表面剂量。若定位时未外敷蜡膜,计划设计及后续放疗治疗时也需外敷蜡膜。

3. 蛙腿状定位有助于展开皮肤褶皱,减少股骨头受量。

【并发症】

1. **急性放疗相关并发症**

(1)皮肤:外阴癌放疗最明显的急性反应,减少擦洗和衣物摩擦,保持通风透气,并配合三乙醇胺、薄荷淀粉、溃疡油、超氧化物歧化酶等药物外用也能减轻局部皮肤反应,尽量减少因皮肤反应重导致的放疗中断。

(2)消化系统反应:肛门坠痛、里急后重,恶心、呕吐,腹部绞痛、腹泻常在放疗开始 2~3 周时开始发生,止痛、止吐和止泻药物缓解症状。

(3)泌尿系统:尿痛、尿急等症状,可对症使用非甾体抗炎药、抗痉挛药。

(4)造血系统:治疗期间常有骨髓抑制,尤其同步放化疗者,可用粒细胞集落刺激因子。

2. **晚期放疗相关并发症**

(1)皮肤反应:皮肤溃疡,尤易见于术后患者,生长因子、换药可促进愈合。

(2)泌尿系统:尿频、尿急、血尿等。

(3)肠道功能障碍:小肠粘连、狭窄、梗阻少见。出现放射性直肠炎时有里急后重、肛门坠胀、黏液便,甚至血便,对症处理,必要时药物灌肠。

(4)生殖系统:不孕、绝经。阴道干燥、狭窄,可导致性功能障碍。

(5)淋巴水肿:外阴及腹股沟淋巴水肿发生率高,穿戴弹力袜、物理康复治疗可帮助缓解。

(6)造血、骨骼系统:长期骨髓抑制,程度轻者不用处理。

(7)盆骨骨折,易被误诊为骨转移。

第二节 阴道癌放射治疗

【概述】

原发性阴道癌发病率低,可为多中心病变,所有阴道黏膜均为高危受累区域。最常见发病部位为阴道上 1/3 后壁,若侵犯阴道穹窿并达宫颈外口区域应诊断为宫颈癌。晚期可浸润至膀胱、尿道、直肠,也向两侧盆壁扩展至盆骨。上段阴道的淋巴引流与宫颈癌相同,下1/3阴道的淋巴先引流至腹股沟淋巴引流区,再到盆腔淋巴结。血行转移少见。根治性放射治疗可以保全阴道结构与功能,尤其是中下段阴道的首选治疗手段。术后辅助放疗也可减少局部复发率。

【适应证】

1. **根治性放疗**　适用于各期阴道癌患者。Ⅰ期不能手术或拒绝手术者,尤其是肿瘤位于阴道中下段或大小>2cm可根治性放疗,Ⅱ-ⅣA期首选根治性放化疗。

2. **术后辅助放疗**　术后切缘阳性、邻近切缘,或FIGO分期≥Ⅱ期,建议术后放疗或放化疗。

【禁忌证】

无绝对禁忌证。相对禁忌证有:一般状态差,KPS<70分,合并重要器官严重功能不全,合并急性传染病,严重骨髓抑制,罹患精神疾病无法配合治疗,急性盆腔炎,严重感染等。

【放疗前准备】

1. 妇科查体。彻底检查整个阴道全周及穹窿,任何异常区域或肿块都应进行活检。注意外阴、尿道、肛门、子宫颈情况,严格排除继发性阴道癌。双合诊、三合诊检查,评估阴道旁、宫旁、直肠和盆壁受累情况。

2. 子宫颈及阴道细胞学涂片,阴道镜及阴道活检。

3. 血液检查。血常规,肝肾功能,血清SCCAg(鳞癌)、CA125、CA199、CEA(根据病理类型)。

4. 影像学检查。盆腔增强CT扫描或增强MRI扫描,MRI有助于确定肿瘤的大小和范围,T_2像可行阴道内凝胶灌注,腹股沟B超用于帮助判断腹股沟淋巴结转移情况。腹盆腔增强CT或PET-CT有助于淋巴结转移的判断与勾画。膀胱或直肠可疑受侵时,行膀胱镜或直肠镜检查。

5. 手术记录及术后病理。术后辅助放疗者。

【放疗的实施】

1. **外照射的实施**

(1)病灶位于阴道上2/3,外照射方法类似宫颈癌;病灶位于下1/3阴道,则还需包括腹股沟淋巴引流区。建议采用精确放疗技术,术后辅助放疗推荐IMRT;根治性放疗推荐3D-CRT,或图像引导下的IMRT。

(2)CT定位:定位前1.5小时口服肠道显影剂,排空直肠,适度充盈膀胱,仰卧位/俯卧位,热塑体膜固定。扫描时阴道内置标记物,静脉注射增强对比剂(过敏或严重肾功能不全者除外),扫描层厚5mm。范围:盆腔放疗为L_3上缘至阴道口下5cm,腹膜后延伸野的上界为T_{10}上缘,照射腹股沟区的下缘至股骨上1/2处。

(3)靶区勾画:病灶位于阴道上2/3时,外照射靶区勾画原则同子宫颈癌。病灶位于或侵及下1/3阴道时,靶区还需包括腹股沟淋巴引流区。腹股沟淋巴引流区勾画尚无统一标准,建议以股血管外放>2cm,包括阳性淋巴结,前界与体重指数相关,外侧界为髂腰肌内缘,内界为长收肌侧缘或耻骨肌内缘末端,后界为髂腰肌侧和耻骨肌前间隙,内前界为缝匠肌前缘,下界为坐骨结节下缘或腹股沟阳性淋巴结下1~2cm。

(4)危及器官勾画:膀胱、直肠、小肠、股骨头、骨髓、脊髓。

2. 近距离放疗的实施

(1)近距离前评估及施源器的选择:外照射结束后行妇科检查,结合 MRI、CT 或超声评估残留肿瘤范围,推荐采用 MRI 检查。阴道病灶厚度≤5mm,一般选择能将阴道撑至最大程度的型号的柱状施源器,也可自制个体化施源器;阴道病灶厚度>5mm,可根据病灶范围、大小、距阴道口距离选择经会阴组织间插植或阴道内组织间插植。对于残留病变位于阴道上 1/3 的患者,可采用 Flecher 施源器腔内照射。

(2)施源器置入术

1)阴道腔内放疗施源器置入术:患者双腿屈曲分开平卧于治疗床上→术者站立于患者一侧平行于尿道、直肠方向将涂抹润滑剂的阴道施源器置入患者阴道内,直至顶端阻力感停止→手扶施源器嘱患者双腿伸直→外固定。

2)阴道组织间插植施源器置入术:据术前肿瘤残留情况预先设计好进针方式(经会阴或经阴道,是否联合腔内)、进针数目、角度、深度,及麻醉条件、固定方式→按预计划予以施源器置入。

(3)处方及计划设计:阴道腔内放疗处方剂量参考点位于黏膜下 0.5cm(HDR)或黏膜表面(LDR)。三维计划根据 CT、MRI 图像勾画靶区,基于 MRI 的靶区勾画可参考 GEC-ESTRO 工作组原发性阴道癌靶区近距离靶区勾画建议:分别勾画近距离时残留肿瘤(GTV-T_{res})、高危临床靶区(CTV-T_{HR})及中危临床靶区(CTV-T_{IR})。基于 CT 的靶区勾画尚无统一原则,可借鉴 MRI 勾画标准。DVH 评估膀胱、直肠、乙状结肠等危及器官受量。

(4)术后近距离放疗:首次内照前妇检了解残端情况,选取形态、尺寸适合的施源器。置入方法同前。推荐口服造影剂透视下或 CT 扫描评估小肠与残端距离。

3. 剂量与分割模式

(1)外照射剂量与分割模式

靶区名称	单次剂量	总剂量	分割
PCTV	1.8Gy/次	45~50.4Gy	25~28 次
PGTVnd	2.15Gy/次	60.2Gy	28 次

阴道旁、宫旁肿瘤残留,近距离治疗不能充分包括时,适当外照射补充剂量。危及器官外照射限值参考本章第三节。

(2)近距离放疗剂量与分割模式:HDR:每周 1~2 次,每次 4~5Gy,共 10~20Gy。

(3)外照射和近距离放疗总剂量与肿瘤大小及分期相关,在精确放疗条件下 EQD2 的推荐:原位癌及Ⅰ期病灶≤2cm、厚度≤5mm 者达 60~70Gy,Ⅰ期病灶>2cm、厚度>5mm 者达 70~80Gy,Ⅱ~Ⅲ期达 75~80Gy。危及器官外照射和近距离总限量参考本章第三节。

【注意事项】

1. 外照射与近距离放疗的结合是阴道癌根治性放疗必不可少的手段,单纯外照射难以达到根治剂量。

2. 妇科查体有助于放疗计划的制订,放疗前及近距离放疗前均需进行妇科查体,并详细记录。

3. MRI 有助于确定肿瘤的大小和范围,阴道内凝胶灌注有助于描述疗前肿瘤状况,施源器置入后的 MRI 有助于近距离靶区勾画的精确性。

【并发症】

1. 急性放疗相关并发症

(1)皮肤:精确放疗的皮肤、黏膜反应较常规放疗明显减轻,但照射腹股沟或阴道下段时,仍可有较重的皮肤、黏膜反应。

(2)消化系统反应:恶心、呕吐,腹部绞痛、腹泻在放疗开始2~3周时可发生,止吐药物和止泻药物可缓解症状。

(3)泌尿系统:排尿困难、尿频、尿急等症状,可对症使用非甾体抗炎药、抗痉挛药。

(4)造血系统:治疗期间常有骨髓抑制,尤其同步放化疗者,可用粒细胞集落刺激因子。

2. 晚期放疗相关并发症

(1)泌尿系统:尿频、尿急、血尿等,严重者有膀胱阴道瘘。

(2)肠道功能障碍:小肠粘连、狭窄、梗阻少见。出现放射性直肠炎时有里急后重、肛门坠胀、黏液便,甚至血便,对症处理,必要时药物灌肠。严重者有直肠阴道瘘。

(3)生殖系统:不孕、绝经。阴道干燥、狭窄,阴道壁坏死,可导致性功能障碍,建议放疗后进行长期的阴道扩张预防。

(4)淋巴水肿:约有1/4的患者出现下肢甚至外阴水肿,可物理康复治疗。

(5)造血、骨骼系统:长期骨髓抑制,程度轻者不用处理。盆骨骨折,易被误诊为骨转移。

第三节　子宫颈癌放射治疗

【概述】

子宫颈癌以鳞癌为主,易向周围蔓延侵及宫旁、阴道、宫体,严重者也可侵及膀胱、直肠,淋巴结转移规律性较强,随着肿瘤增大及浸润深度的增加,易出现盆腔淋巴结转移,侵及下1/3阴道者也可出现腹股沟淋巴结转移。当髂总血管旁淋巴结转移,或双侧盆腔淋巴结转移多也可出现腹主动脉旁淋巴结转移。血行转移相对少见。根治性同步放化疗是局部进展期子宫颈癌首选治疗手段,术后辅助放疗是子宫颈癌根治术后有高中危因素患者必要的辅助治疗手段。

【适应证】

1. 根治性放疗　根治性同步放化疗是FIGO 2018分期IB3、ⅡA2、ⅡB、ⅢB、ⅢC1、ⅢC2、ⅣA期的局部进展期的首选治疗手段。早期子宫颈癌如IA1期伴脉管瘤栓阳性、IB1、IB2、ⅡA1者,若有手术禁忌,或绝经后,也可行根治性放疗±化疗替代手术治疗。

2. 术后辅助放疗　早期子宫颈癌如IA1~ⅡA1期,术后病理有淋巴结转移、宫旁受累、切缘阳性高危因素,或发现有以下中危因素(Sedlis标准)者,建议术后辅助放疗(表3-1)。

表3-1　建议术后辅助放疗的中危因素

淋巴脉管间隙浸润	间质浸润	肿瘤直径(取决于临床触诊)
+	深1/3	任何大小
+	中1/3	≥2cm
+	浅1/3	≥5cm
−	中或深1/3	≥4cm

3. **个体化放疗** ⅣB 期。

4. **复发转移放疗** 盆腔术后中心型复发首选同步放化疗,包括外照射+近距离放疗±化疗;放疗后中心型复发姑息放疗,非中心型复发可选择外照射±化疗(尤其是野外复发者),或盆腔廓清术±术中放疗(近切缘或切缘阳性者)。

【禁忌证】

放射治疗的禁忌证是相对的,但如有以下情况需结合时间、经验、设备等综合考虑放疗:患者一般状态差,KPS<70 分,合并重要器官严重功能不全,合并急性传染病,严重骨髓抑制,罹患精神疾病无法配合治疗,急性盆腔炎,严重的感染等。

【放疗前准备】

1. **妇科查体** 描述宫颈肿瘤的位置、形态、大小,阴道受累情况,子宫的大小及位置,三合诊判断宫旁受累情况(单/双侧、增厚情况及程度、子宫活动度)。

2. **血液检查** 血常规,肝肾功能,血清 SCCAg(鳞癌)、CA125、CA199、CEA(根据病理类型)。

3. **近距离放疗前检查** 凝血全套、感染相关项目。

4. **影像学检查** 盆腔 MRI 可确定宫颈病变大小和侵犯范围及盆腔淋巴结转移与否,有助于外照射及近距离靶区勾画;PET-CT 或腹盆增强 CT 有助于影像分期及外照射靶区范围的确定及勾画,更推荐 PET-CT。膀胱或直肠可疑受侵时,行膀胱镜或直肠镜检查明确。

5. **手术记录及术后病理** 术后辅助放疗者,或根治性放疗者手术淋巴结分期用。

【放疗的实施】

1. **外照射的实施**

(1)常规外照射技术:传统照射技术,在模拟机下定位,依据骨性标记确定照射野范围,临床已很少应用。盆腔照射主要用箱式四野或前后对穿照射,照射野上界在 $L_4 \sim L_5$ 间隙,下界在闭孔下缘,外界在真骨盆外 1.5~2cm 处,侧野的前界包括了耻骨联合,后界一般在 $S_2 \sim S_3$ 间隙(若宫骶韧带受累、子宫后位或肿瘤沿直肠扩展或盆腔淋巴结阳性时,后界建议包括整个骶骨),建议应用铅块或多叶准直器(MLC)前后野遮挡部分小肠,两侧野遮挡部分膀胱和直肠。36~40Gy 后改前后对穿,并用 4cm 左右挡铅或 MLC 屏蔽直肠、膀胱,屏蔽范围应个体化。当有腹主动脉旁淋巴结转移时,需行包含腹膜后及盆腔的延伸野放疗;当下 1/3 阴道受侵时,照射野包括盆腔及双腹股沟淋巴引流区,因照射野过大,更积极推荐此类患者采用三维适形或调强放疗。

(2)三维适形或调强放疗技术

1)因能降低急慢性膀胱、直肠毒性反应,调强放疗已成为子宫颈癌术后放疗的首选治疗技术。考虑到子宫颈、宫体中心区域的器官运动,及分次间膀胱、肠道充盈的重复性,三维适形技术是目前子宫颈癌根治性放疗推荐的治疗技术。但调强放疗有着更好的保护正常组织、可同步淋巴结加量缩短疗程的优势,图像引导的调强放疗技术广泛应用于子宫颈癌根治性放疗中,尤其是延伸野及宫旁补量、淋巴结同步加量的放疗中。

2)CT 定位:定位前排空直肠,适当充盈膀胱,腹膜后延伸野放疗者酌情空腹。提前 1.5~2 小时口服稀释的复方泛影葡胺溶液小肠造影。取仰卧位/俯卧位,体膜固定,CT 扫描腹盆腔区域,层厚 3~5mm。扫描时阴道内设 X 线不能穿透的标记物。

3）靶区范围及勾画

①靶区范围:参照 NCCN 指南 2021 版

手术/影像分期 LN(-)者,范围包括髂内、髂外、闭孔、骶前淋巴引流区;较高淋巴结受累风险(肿瘤大、真骨盆内怀疑 LN 受累)者,范围包括髂内、髂外、闭孔、骶前、髂总淋巴引流区;髂总/腹主动脉旁 LN(+)者,建议延伸野照射,上界肾血管水平或转移淋巴结上方一定外放;阴道下 1/3 受累者,靶区范围包括盆腔及双侧腹股沟淋巴引流区。

②术后放疗靶区勾画:CTV(临床靶区)勾画参照 RTOG0418 研究及 NRG 妇科肿瘤/RTOG 子宫内膜癌/宫颈癌术后调强靶区勾画共识(2021 版),具体如下。

• 髂总分叉上的上部 CTV:包括髂总血管外扩 7mm 范围;中线包括椎体前 1~1.5cm 软组织;并包括邻近可疑淋巴结,淋巴囊肿,手术标记。CTV 不包括椎体、小肠、腰大肌。

• 髂总分叉至阴道断端的中部 CTV:包括髂内外血管外扩 7mm 范围,其中髂外外侧组向前外侧方向外扩 10mm,骶前区域包到梨状肌出现层面(S_2下缘);并包括邻近可疑淋巴结,淋巴囊肿,手术标记,CTV 不包括骨、小肠、肌肉。

• 阴道残端(阴道标记)的下部 CTV:向上包括阴道标记上 0.5~2cm(根据小肠定);下端包括阴道残端下 3cm 或闭孔下缘 1cm,两侧包括阴道、阴道旁、宫颈旁软组织(外放 0.5cm,可扩大到血管周和肠周脂肪),连接两侧淋巴结,在体中线可包括部分膀胱、直肠前壁,形成前后径 1.5cm 的区域。

③根治性放疗靶区勾画

• GTV-T:为妇科查体结合 MRI 上所见的宫颈及邻近的宫旁、宫体、阴道受累的肿瘤病灶。

• GTV-N:为 CT/MRI/PET 多模态影像综合所见的腹盆腔转移淋巴结。转移淋巴结定义为 CT 横断面图像上淋巴结短径≥1cm,或 PET-CT 或 MRI-DWI 等功能影像提示代谢异常考虑转移。

• CTV1:宫颈、宫体、部分阴道、宫旁、附件。据 CT 所示勾画,通常下界包括至上 1/2 阴道处,当阴道中段受累时下扩至阴道肿瘤下 2cm,当阴道 1/3 受累时下扩至阴道口。据妇检及 MRI 所示勾画宫骶韧带受累区域。

• CTV2:盆腔淋巴引流区,参考上述术后盆腔淋巴引流区勾画方法。

• CTV3:腹膜后淋巴引流区,勾画方法尚有论,目前本中心勾画方法为包括腹主动脉左侧外扩 1~1.5cm 至腰大肌边缘,腹侧血管前方 3~5mm 区域,上界据病情不同自肾血管水平至 T_{12} 下缘间。

④PTV 外放:与图像引导质量与频次有关。通常 CTV 向前(A)、后(P)、左(L)、右(R)方向外放 6~8mm,向进(S)、出(I)方向外放 8~10mm 形成 PCTV,根治性放疗者宫颈、宫体区域据 ITV 酌情增加。GTVnd 通常外放 5mm 形成 PGTVnd。

4）危及器官勾画:膀胱、直肠、小肠、髂骨、左股骨头、右股骨头、骨髓、肝、肾、胃、脊髓。

5）剂量与分割模式:PCTV 剂量:45~50Gy/25~28 次(1.8Gy/次,5 次/周);根治性调强放疗淋巴结 PGTVnd 同步加量:54~63Gy(2.1~2.2Gy/f)。

6）危及器官限量见表 3-2

表 3-2 危及器官限量

危及器官	照射剂量	范围
直肠	V40~45Gy	<50%
膀胱	V40~45Gy	<50%
股骨头	V45Gy	<5%
结肠	V30Gy	<50%
	V15Gy	<90%
脊髓	V30~35Gy	<0.1cc
肾脏	V20Gy	<33%
肝脏	V20Gy	<33%
胃	V20Gy	<50%
小肠	V20Gy	<40%
	V54Gy	<2cc

2. 近距离放疗的实施

（1）施源器置入术

1）宫腔管及双侧穹窿管施源器置入术：适用于宫颈癌根治性放疗，术后可采用二维或三维近距离放疗技术照射。

患者平卧于妇科检查床上，取截石位→备皮、消毒、铺巾、表面麻醉→置入 Foley 导尿管→导尿管球囊内注入稀释的复方泛影葡胺溶液 5~7ml→下拉至膀胱三角区→置入阴道窥具充分暴露宫颈→阴道内消毒并清理宫颈口坏死物→探宫→宫腔管置入→穹窿管置入→调整宫腔管及穹窿管位置并固定→阴道内湿纱布填塞固定并向前后方向推开膀胱、直肠尽可能使其远离施源器→退出阴道窥具→外固定→直肠前壁涂抹钡剂或直肠内置入标记管。

2）腔内+组织间插植施源器置入术：适用于宫颈癌根治性放疗，尤其是近距离前肿瘤大（>4cm）、偏心型生长、宫旁受累重、阴道或宫体受累重等情况；也可用于中心型复发的治疗。较单纯腔内放疗施源器更复杂、操作更个体化，术前须妇检、阅 MRI 或 CT 片，进行插植针进针数目、深度、角度分析的预计划，操作时若有超声、模板引导更为安全，若为徒手插植，建议初次浅进针，后续 CT 引导下调针，所有施源器包括插植针需做好标号和记录便于核对及流程质控管理。

3）阴道腔内施源器置入术：适用于宫颈癌术后放疗，或下 1/2 阴道受累的根治性放疗者阴道补量，或术后阴道复发外照射后阴道补量，置管后可采用二维或三维近距离放疗技术照射。

术前妇检、排便、膀胱适当充盈→选择将壁撑开到最大尺寸的阴道柱状施源器→患者平卧于定位设备或治疗床上，双腿屈曲→平行于直肠、尿道方向将阴道施源器置于阴道顶端→双腿平放。

（2）根治性放疗二维近距离放疗技术

1）定位：仰卧位，常规模拟定位机摄取 0°与 90°，或 45°与 315°等中心正交 X 片，定位图像要包全施源器及膀胱、直肠标记点,以宫腔管上宫颈外口标记物为中心,并记录定位片的放大倍数用于计划设计。

2)计划:对 A 点进行处方,A 点定义为宫颈外口或双侧穹窿管上方连线上 2cm 旁开 2cm处,评估膀胱后壁、直肠前壁点剂量。

3)剂量分割与危及器官限值:A 点剂量:HDR 6Gy×5 次或 7Gy×4 次,每周 1~2 次。膀胱和直肠点剂量≤A 点剂量的 60%~70%,最高不能超过 80%,超量者可考虑减少驻留点或降低处方剂量。

(3)根治性放疗三维近距离放疗技术

1)定位:仰卧位,双腿伸直

①CT 定位:扫描范围:上界髂嵴或子宫底上 3cm,下界位于坐骨结节(使用插植针者包全插植针尾端)。扫描层厚 3mm。

②MRI 定位:选用 MRI 可用材质施源器进行扫描,如碳素、钛金属、硅胶。扫描范围:上界髂嵴或子宫底上 3cm,下界位于坐骨结节。扫描序列:T_1-3D、T_2-3D、DWI。

2)靶区勾画:近距离靶区包括 GTV、HR-CTV、IR-CTV、LR-CTV。GTV 为影像及妇科检查的可见肿瘤,分为诊断时 GTV(GTV-D)、每次近距离治疗时 GTV(GTV-B1、GTV-B2……GTVBx),是 MRI-T_2 加权图像上确定的高信号及灰色信号区域加上妇科体检发现的残留病灶。HR-CTV 包括整个宫颈和后装进行时仍然残留的可见肿瘤区域以及查体和 MRI 确定的残留病变组织。IR-CTV 是指初始 GTV 映射到近距离放疗的影像上的区域,以及 HRCTV 外放一定边界的总和。LR-CTV 是指来自原发肿瘤的连续或非连续的具有临床下病灶扩散的危险区域,在近距离放疗时可以不进行描述。具体勾画参照《宫颈癌图像引导三维近距离后装治疗中国专家共识》。

①HR-CTV:MRI 定位的后装治疗遵循 ESTRO-GEC 工作指南(参阅 89 号 ICRU 文件)。CT 定位的近距离遵循以下原则:在带有施源器的 CT 扫描图像上精确勾画 HRCTV 比较困难,因此需要参考诊断时和近距离前的 MRI 图像以及妇科超声、妇科检查的信息,强调使用近距离开始前的 MRI、妇科检查来判断残留肿瘤大小、几何形状;HR-CTV 为全部宫颈及残留肿瘤的体积,应注意甄别宫颈邻近结构(宫体、阴道、膀胱、直肠、宫旁)是否受侵犯,识别宫颈基本形状、宫颈上界的标志、宫旁组织界限等。

②IR-CTV:在 HR-CTV 基础上,左右宫旁增加 1cm 边界、前后方向增加 0.5cm 边界、头脚方向增加 1cm 边界确定 IR-CTV,如膀胱、直肠未受侵则仅外扩到膀胱、直肠壁外,如膀胱或直肠受侵则外扩至相应的器官壁,不包括相应的腔。

3)危及器官勾画:勾画直肠、膀胱、乙状结肠、小肠的外轮廓为危及器官体积。直肠勾画下界起自肛门上 1cm,上界至直肠与乙状结肠交界,包括直肠外壁。膀胱需包括整个膀胱外壁,下界位于尿道起始部。乙状结肠勾画起自直肠乙状结肠屈曲水平,止于宫体消失层面。小肠上界为靶区上 2cm、下界为小肠消失,包括小肠肠管及肠系膜。

4)剂量与危及器官限值:外照射与近距离放疗以 EQD2Gy 公式剂量叠加进行处方与限量,$EQD2_{外+内}=EQD2_{外}+EQD2_{内}=n_{外}\,d_{外}\cdot[(d_{外}+\alpha/\beta)/(2+\alpha/\beta)]+n_{内}\,d_{内}\cdot[(d_{内}+\alpha/\beta)/(2+\alpha/\beta)]$,肿瘤组织 $\alpha/\beta=10$,正常组织 $\alpha/\beta=3$。

①HR-CTV:以 MRI 定位为基础的近距离放疗根据 HR-CTV 大小确定处方剂量,推荐 $30cm^3$ 的 HR-CTV,D90%(EQD2Gy)≥75Gy;$50cm^3$ 的 HR-CTV,D90%(EQD2Gy)≥85Gy;

$70cm^3$ 的 HR-CTV,D90%(EQD2Gy)≥95Gy,同时需考虑临床高危因素。以 CT 定位图像为基础的近距离,参照以上标准,或在危及器官剂量满足限量要求的情况下个体化确定 HR-CTV 的 D90%剂量。

②IR-CTV:处方剂量 D90%(EQD2Gy)需>60~65Gy,D98%(EQD2Gy)的期望剂量为60Gy,不作为强制要求。

③危及器官剂量要求为 D2cm³-直肠≤65~70Gy、D2cm³-乙状结肠≤70~75Gy、D2cm³-膀胱≤80~90Gy。

5)术后放疗阴道腔内近距离放疗剂量与计划:二维多参考点技术,或三维靶区勾画技术,照射上 1/3~1/2 阴道壁,剂量 5.5Gy×2f(以黏膜下 5mm 为参考点)、6Gy×3f(以阴道表面为参考点)。

【注意事项】

1. 放疗前及每次近距离前均需进行妇科查体,并记录。

2. 除有 MRI 禁忌者外,放疗前及初次近距离前均建议行盆腔 MRI,辅助靶区勾画,有条件者积极推荐 MRI 引导的近距离放疗的开展。

3. 精确放疗技术,如图像引导的调强放疗、三维近距离放疗能降低毒副作用、提高局控率,但必须配合高质量的流程质控。

【并发症】

1. **急性放疗相关并发症**　放疗中或放疗后 3 个月内的反应。

(1)全身反应:乏力、食欲缺乏、恶心,个别患者呕吐。白细胞、血小板轻度下降。合并化疗者全身反应较重。反应程度与年龄、全身情况等因素有关。一般对症处理,可继续放疗。

(2)直肠反应:多发生在放疗开始 2 周后,几乎所有的患者都会有不同程度的反应。主要表现为里急后重、腹泻、黏液便、大便疼痛、便血,合并痔疮者反应更严重。可嘱患者用高蛋白、多维生素、易消化的食物。用止泻药物对症治疗。严重者暂停放疗。

(3)膀胱反应:多发生在放疗开始 3 周后,表现为尿频、尿急、尿痛,有的可能有血尿。抗炎、止血治疗后好转。严重者暂停放疗。

(4)近距离放疗相关反应:操作过程中出血、疼痛,多程度不重,若出血较多可用止血药物或纱布填塞。子宫穿孔、宫腔感染,发生率低,为进一步减少其发生率及减少由此导致的肠瘘、肠炎发生率,建议操作前行妇科检查、阅片,对疑似穿孔者行 B 超、CT 明确,拔除施源器或减少驻留位置、降低剂量治疗。

2. **慢性放疗相关并发症**　合并糖尿病、高血压或有盆腔疾病手术史,都可能使远期并发症的发生率增加。

(1)放射性直肠炎、乙状结肠炎:常发生在放疗后半年至 1 年,主要症状为腹泻、黏液便、里急后重、便血,有时便秘。少数可出现直肠狭窄,严重者可导致直肠-阴道瘘。处理上主要是对症治疗,加用维生素 C、E、A,可用止血药物、激素、抗生素保留灌肠,也可用中药治疗,以清热解毒、消炎止痛、收敛止血、益气为主。若出现直肠狭窄、梗阻、瘘管、穿孔,则考虑手术治疗。

(2)放射性膀胱炎:多发生在放疗后 1 年左右,主要表现为尿频、尿急、尿血、尿痛。严重者有膀胱-阴道瘘。以保守治疗为主,抗炎消炎,止血,药物膀胱冲洗。严重者手术。

(3)放射性小肠炎:任何原因导致腹、盆腔内小肠固定都可加重小肠的放射损伤,表现为稀便、大便次数增加、黏液便、腹痛,严重者有小肠穿孔、梗阻,需手术治疗。

(4)盆腔纤维化:大剂量全盆腔照射后可能引起盆腔纤维化,严重者继发输尿管梗阻及淋巴管阻塞,导致肾积水、肾功能障碍、下肢水肿。可用活血化瘀的中药治疗,输尿管狭窄、梗阻者需手术治疗。

(5)阴道狭窄:建议放疗后行阴道冲洗半年,间隔 2～3 天一次,必要时佩戴阴道模具。建议放疗后 3 个月开始性生活。

第四节　子宫内膜癌放射治疗

【概述】

子宫内膜癌的治疗以手术为主,放疗是其主要的术后辅助治疗手段。子宫内膜样癌术后依据手术分期、病理分级、危险因素分层,参考分子分型,酌情选择观察、单纯近距离放疗、外照射±近距离放疗。

【适应证】

1. **术后近距离放疗**　IA 期 G1～G2 合并脉管瘤栓和/或年龄≥60 岁;IA 期 G3;IB 期 G1～G2。

2. **术后外照射**　IA 期 G3 或 IB 期 G2 合并以下高中危因素。

危险因素包括:G2～G3、深 1/2 肌层浸润、淋巴脉管瘤栓。

合并的高中危因素指:当年龄≥18 岁合并以上 3 个危险因素,或当年龄≥50 岁合并以上 2 个危险因素,或当年龄≥70 岁合并以上 1 个危险因素。

3. **术后外照射±近距离放疗**　IB 期 G3;Ⅱ-Ⅳ期;高危病理类型(浆液性乳头状癌、透明细胞癌、癌肉瘤)。

4. **根治性放疗**　有手术禁忌且病变局限者。

5. **复发转移放疗**　单纯阴道复发且没有放疗史或仅近距离放疗史者,建议外照射±近距离放疗,有近距离放疗史者也可手术+术中放疗;有外照射放疗史者建议手术+术中放疗,或姑息放疗。局限孤立的转移灶也可行姑息放疗。

【禁忌证】

无绝对禁忌证。相对禁忌证有:一般状态差,KPS<70 分,合并重要器官严重功能不全,合并急性传染病,严重骨髓抑制,罹患精神疾病无法配合治疗,急性盆腔炎,严重感染等。

【放疗前准备】

1. **手术分期**　术前检查、手术记录及术后病理。

2. **妇科查体**　术后阴道残端愈合情况。根治性放疗者描述子宫大小及位置,及阴道、宫颈、宫旁是否肿瘤受累。阴道残端复发者描述阴道复发肿瘤位置、大小及阴道旁受累状况。

3. **血液检查**　血常规,肝肾功能,血清 CA125、CA199。

4. **近距离放疗前检查**　凝血全套、感染相关项目。

5. **影像学检查**　根治性放疗中盆腔 MRI 有助于子宫肿瘤受累程度(大小、范围、侵犯深度)及盆腔淋巴结转移与否,有助于外照射及近距离靶区勾画;有 MRI 禁忌者可行经超声辅助判断子宫肿瘤受累范围。PET-CT 或腹盆增强 CT 有助于影像分期及外照射靶区范围的确定及勾画,更推荐 PET-CT。

【放疗的实施】

1. 外照射的实施 参照本章第三节。

2. 近距离的实施

(1)阴道腔内近距离放疗:适用于子宫内膜癌术后放疗。

1)阴道柱状施源器置入术:术前妇科检查、排便、膀胱适当充盈→选择将壁完成撑开的最大尺寸的阴道柱状施源器→患者平卧于定位设备或治疗床上,双腿屈曲→平行于直肠、尿道方向将阴道施源器置于阴道顶端→双腿平放。

2)照射范围:上 1/3~1/2 阴道,通常为阴道上段的 3~5cm,仅在阴道下段受累、或浆液性乳头状癌、透明细胞癌、低分化、大量淋巴脉管瘤栓等远端阴道复发风险高者时照射全阴道。

3)剂量

①单纯阴道近距离:7Gy×3 次(黏膜下 0.5cm);6Gy×5 次或 5.5Gy×4 次(阴道表面)。

②与外照射联合:5Gy×3 次(黏膜下 0.5cm)或 4~6Gy×2~3 次(黏膜表面)。

(2)根治性近距离放疗:适用于不能手术或高龄者。

1)根据子宫大小、形状选择合适的施源器,常用施源器有填塞、单管、双管、三管,阴道卵圆体或柱状、组织间插植等。

2)照射范围:ABS 2015 指南推荐基于 MRI 或 CT,以体积为基础的三维近距离放疗。

GTV:MRI-T$_2$ 相所示肿瘤区域。

CTV:整个宫体、宫颈、上段 1~2cm 阴道

3)二维近距离计划:沿子宫浆膜参考点,施源器中轴旁开 2cm(无 CT、MRI 时),阴道部分以阴道黏膜下 0.5cm 为参考点;可调整权重,报告膀胱、直肠受量。

4)三维近距离计划

① I 期:GTV-EQD2-D90 ≥ 80Gy;CTV-EQD$_2$-D90 ≥ 48Gy(单纯近距离放疗时);CTV-EQD2-D90≥65~75Gy(与外照射联合时)。

② II、III 期:GTV-EDQ2-D90 80~90Gy;CTV-EQD2-D90 65~75Gy。

③危及器官限量:膀胱 D2cc≤80~100Gy;直肠 D2cc≤70~75Gy;乙状结肠 D2cc≤70~75Gy;小肠 D2cc≤65Gy。

【注意事项】

1. 子宫内膜癌的根治性治疗以手术为主,根治性放疗仅用于不能手术者。

2. 早期子宫内膜样癌术后,单独应用近距离放疗也可取得较高的局控与生存率。

3. 疗前及近距离前妇科查体及 MRI 有助于根治性放疗近距离靶区勾画。

【并发症】

参照本章第三节。

第五节 子宫肉瘤放射治疗

【概述】

常见的子宫肉瘤有子宫癌肉瘤、子宫内膜间质肉瘤、子宫平滑肌肉瘤,以手术治疗为主,

术后辅助放疗有一定的应用价值。

【适应证】

1. **子宫癌肉瘤**　因淋巴结转移概率高,建议术后辅助外照射。

2. **子宫内膜间质肉瘤**　子宫肉瘤中对放疗相对较敏感,建议Ⅱ~ⅣA期术后辅助外照射,ⅣB期可行姑息放疗。

3. **子宫平滑肌肉瘤**　放疗敏感性差,故放疗不作为常规辅助治疗手段,但对于复发、转移等病例可以尝试。

4. **姑息放疗**　肺、骨、脑等转移灶放疗。

【禁忌证】

无绝对禁忌证,相对禁忌证有:一般状态差,KPS<70分,合并重要器官严重功能不全,合并急性传染病,严重骨髓抑制,罹患精神疾病无法配合治疗,急性盆腔炎,严重感染等。

【放疗前的准备】

1. 术前检查、手术记录、术后病理。

2. 血液检查。血常规,肝肾功能等。

3. 近距离放疗前检查。凝血全套、感染相关项目(需近距离放疗者)。

【放疗的实施】

1. **外照射的实施**　癌肉瘤因淋巴结转移概率高,建议术后盆腔放疗,放疗剂量45~50.4Gy/25~28次,首选调强放疗技术,具体实施参照宫颈癌术后外照射章节。子宫内膜间质肉瘤与子宫平滑肌肉瘤的照射范围可根据病变范围、手术情况和患者耐受程度个体化决定。

2. **近距离放疗的实施**　近距离放疗多为外照射后的补充治疗,照射范围为1/2阴道,也可全阴道,剂量5Gy×3次(黏膜下0.5cm)或4~6Gy×2~3次(黏膜表面)。Ⅰ期子宫癌肉瘤不适宜外照射时,近距离放疗也可与化疗联合应用,剂量7Gy×3次(黏膜下0.5cm);6Gy×5次或5.5Gy×4次(阴道表面)。

【注意事项】

子宫肉瘤以手术为主,放疗仅在术后辅助、姑息治疗中有一定的价值。

【并发症】

参照本章第三节。

第二篇　产　科　篇

第四章　产前诊断及筛查方法

第一节　胚胎种植前诊断技术

胚胎种植前诊断是对患有某些遗传性疾病的患者的胚胎在种植前进行遗传学诊断,以选择无该种遗传疾病的胚胎进行种植,避免某些遗传性疾病的发生。

【适应证】

1. **单基因遗传病**　常染色体隐性遗传病,如 α-地中海贫血、β-地中海贫血、纤维囊性变;常染色体显性遗传病;X 染色体伴性遗传病,如血友病。

2. **短串联重复序列**　如脆性 X 染色体综合征。

3. **染色体数目和结构异常**　如非整倍体、倒位、平衡易位、罗伯逊易位等。

【操作方法】

1. 胚胎活检时机为受精后 64 小时左右,当胚胎处于 6~8 个细胞期时。

2. 诊断获得结果,选择胚胎在种植窗期内进行移植。

3. 溶解透明带形成口孔大小约为所吸卵裂球的 2/3。

4. 吸出 1~2 个卵裂球进行诊断。

5. 尽量缩短胚胎在培养箱外的时间,活检后立即放回。

第二节　绒毛活检术

绒毛活检是指在妊娠早期经阴道或妊娠中、晚期经腹部吸取绒毛进行染色体及 DNA 分析。

【适应证】

1. 因各种原因需要了解胎儿染色体核型者(适应证同羊膜腔穿刺术)。

2. 为了诊断遗传代谢病,须直接从绒毛或经培养后测定酶活力。

3. 从绒毛中提取 DNA 进行分析,以供产前基因诊断。

【禁忌证】

1. 有习惯性流产史者。

2. 本次妊娠有流产征象。

3. 有阴道急性炎症者。

4. 子宫过度前倾或后屈者慎用。

【操作方法】

详细了解病史,明确适应证和排除禁忌证。

1. 向患者及家属说明手术可能出现的并发症,如感染、取材失败、肢体丢失、流产等,流产率为 3%~5%。患者及家属表示理解并签署知情同意书。

2. **孕周** 早期绒毛活检一般在孕 6~9 周进行,但风险较高,通常推荐取材时间为孕 9~12 周。

3. 术前白带检查,排除各种阴道感染。

4. B 超检查,了解胚胎情况。

5. 术前常规外阴冲洗,阴道擦洗。

6. B 超引导下绒毛吸取术,吸取绒毛量 25mg 左右。有条件者在 4 倍解剖镜下确定绒毛结构。

7. 术后适宜使用抗生素,禁性生活 1 周。术后 1 周 B 超检查胚胎情况。

第三节 羊膜腔穿刺

【适应证】

(一)产前诊断

1. 胎儿性别的诊断,适用于某些伴性遗传的遗传性疾病。

2. 遗传性疾病的诊断。

(1)曾分娩过染色体异常的婴儿如唐氏综合征。

(2)夫妇双方或其亲属有遗传性疾病者。

(3)近亲结婚者。

(4)高龄产妇(35 周岁以上)。

3. 唐氏综合征筛查。

4. 孕早期曾患过严重的病毒感染或接受较大剂量放射线,服用过可能致畸药物。AFP 测定已排除胎儿神经管缺陷。

(二)了解胎儿成熟度

对高危妊娠孕妇,孕周在 34 周以下,须终止妊娠者,了解胎儿成熟度。

(三)羊膜腔注药

1. 死胎引产。

2. 可经羊膜腔内注射肾上腺皮质激素,促胎肺成熟。

3. 严重母儿血型不合而须做胎儿宫内输血。

4. 为排除胎儿体表畸形或消化道畸形等,羊膜腔内注入造影剂可显示胎儿体表形态,并且当胎儿吞入造影剂后可显示胃肠道有否畸形。

(四)治疗羊水过多、过少

急慢性羊水过多胎儿无明显畸形时,做羊膜腔穿刺放出适量羊水;羊水过少则向羊膜腔中注入生理盐水,以延长妊娠时间,提高胎儿生存率。

【操作方法】

穿刺时间:羊水细胞培养染色体核型分析应在妊娠 16~23 周进行。

术前排空膀胱取仰卧位。确定穿刺点,一般选在宫底下二横指,腹部最隆起部位的两侧。或在 B 超指引下选择穿刺点。以穿刺点为中心消毒并向外曲扩大,半径不小于 10cm,铺无菌孔巾。

穿刺点可局部以 0.5% 利多卡因浸润麻醉。以 7 号无菌穿刺针垂直刺入,经腹壁及子宫壁两次阻力后进入羊膜腔时可有明显的落空感。拔出针芯,见羊水溢出,用注射器抽取羊水 20ml,立即送检。拔除穿刺针,盖以无菌敷料。

【注意事项】

1. 手术需在手术室或具备严格消毒环境的产房内进行,谨防感染。

2. 穿刺前必须排空膀胱以避免损伤。

3. 在 B 型超声引导下进行手术时,先 B 超测定胎盘位置,然后避开胎盘选择羊水较多区做穿刺,穿刺点宜在中线附近,以防因穿刺针损伤宫旁血管引起内出血。

4. 进针不宜过深,以防伤及胎儿。

5. 抽不出羊水,可能因针孔被羊水中有形成分阻塞,如用有针芯的穿刺针则可避免;此外应注意穿刺部位、方向或深浅是否合适,往往经过调整即可抽出。

6. 吸出血液可能来自腹壁、子宫壁、胎盘或胎儿,应即刻将针拔出,压迫穿刺点。如出血较多或羊水已血染,应密切观察胎儿变化,如无异常变化,可经 1 周左右待羊水内血液被吸收,再行穿刺以免影响检查结果。

7. 手术尽量做到一次成功,避免多次穿刺。

【并发症】

1. 胎膜破裂是最常见的并发症,特别是在胎头前方穿刺时更易发生。

2. 损伤胎儿,多为刺伤胎儿胸背等处的皮肤。

3. 母体损伤,少数可刺伤血管引起腹壁血肿、子宫浆膜下血肿。

4. 羊水渗漏,造成羊水过少影响胎儿发育,偶尔引起流产或早产。

5. 胎盘早期剥离、脐带血肿等。

6. 羊水栓塞。

7. 宫内感染。

8. 先兆早产。

第四节 经皮脐血管穿刺术

【适应证】

1. 产前诊断

(1)遗传性疾病的诊断

1)曾分娩过染色体异常的婴儿如唐氏综合征。

2)夫妇双方或其亲属有遗传性疾病者。

3)近亲结婚。

4)高龄初产(35 周岁以上)。

(2)孕早期曾患过严重的病毒感染或接受较大剂量放射线,服用过可能致畸药物;孕中期某些先天畸形或生长受限等可能与染色体有关的异常。

（3）诊断胎儿宫内感染，如风疹病毒、巨细胞病毒、单纯疱疹病毒及弓形虫等感染。

（4）诊断胎儿血液疾病，如血友病、血红蛋白病、溶血性疾病及不明原因的血小板减少等。

（5）部分胎儿内分泌疾病，如甲状腺功能亢进或减退。

2. 评价胎儿宫内缺氧　如测量胎儿脐带血 pH 值等。

3. 宫内治疗　如胎儿输血或药物治疗。

【禁忌证】

1. 各种出血性疾病如白血病、ITP、严重的肝肾功能损害者。

2. 各种炎症的急性期、绒毛膜羊膜炎等。

3. 严重的心肺等脏器疾病，不能耐受者以及精神病或癔症者。

4. 结核性腹膜炎等盆腹腔严重粘连，B 超难以清晰分辨者。

【操作方法】

1. 穿刺时机。妊娠 16 周至足月分娩前。

2. 术前排空膀胱，仰卧位，以 B 型超声在孕妇腹壁定位胎盘及脐带（即脐带距胎盘 2cm 处），观察脐带固定时，方能穿刺。

3. 穿刺区域常规消毒铺巾，以 0.5% 利多卡因局部麻醉后按下穿刺导键，使显示屏上显示出 45° 的穿刺引导区。

4. 以探头再次核实脐带部位，测量目标至体表的准确距离，再次选择穿刺角度，用 22 号穿刺针进行穿刺。

5. 先抽取 0.2~0.3ml，证实为脐血后，抽血 2~8ml。取血量应不超过胎儿体重的 0.5%。

【注意事项】

1. 手术需在手术室进行，要注意严格消毒，谨防感染。

2. 穿刺前必须排空膀胱以防损伤，如有腹部手术史高度疑有肠粘连者，最好不做。

3. 抽不出脐血，可能因针孔被有形成分阻塞，如用有针芯的穿刺针则可避免。

4. 为减少损伤，穿入腹壁，子宫前壁时进针应快而有力，针头接近脐带时应采用“冲击式”手法。

5. 手术应尽量做到一次成功，尽可能避免多次穿刺。

6. 拔除穿刺针后应压迫穿刺点 3~5 分钟，B 超观察脐带、胎盘穿刺处有无出血；检测胎心胎动 15~20 分钟；术后 1 小时再次检查无异常方可结束。

7. 操作应在具备相应条件的医院开展。

【并发症】

1. 脐带或胎盘穿刺部位的出血、感染。

2. 胎血进入母血循环。

3. 流产及死胎。

4. 脐带血肿。

第五节　胎儿非整倍体无创产前筛查

筛查时间：孕 12~22^{+6} 周。

筛查目标疾病:胎儿 21 三体综合征、18 三体综合征、13 三体综合征,以及某些性染色体非整倍体。

【适应证】

1. 血清学筛查显示胎儿常见染色体非整倍体风险值介于高风险切割值与 1/1 000 之间的孕妇。

2. 有介入性产前诊断禁忌证者(如先兆流产、发热、出血倾向、慢性病毒感染活动等)。

3. 孕 20^{+6} 周以上,错过血清学筛查最佳时间,但要求评估 21 三体综合征、18 三体综合征、13 三体综合征风险的孕妇。

4. 孕妇因自身原因强烈要求并签署知情同意书的。

【禁忌证】

1. 孕周<12 周。

2. 有染色体异常胎儿分娩史或夫妇一方有明确染色体异常。

3. 1 年内接受过异体输血、移植手术或免疫治疗等。

4. 胎儿超声检查提示有结构异常,需进行产前诊断。

5. 各种基因遗传病高风险。

6. 孕期合并恶性肿瘤。

7. 医生认为有明显影响结果准确性的其他情形。

【操作方法】

采血方法同浅静脉穿刺。

测序方法是大规模平行测序法。

【注意事项】

1. 采血时孕妇无需空腹,采血管为 5ml EDTA 抗凝管。

2. 采血完毕后,轻微颠倒采血管 4 次,并及时将采血管放置于 4℃ 冰箱中,在 4 小时内进行血浆分离工作。

3. 颠倒混匀时动作不能太剧烈,防止溶血。

4. 应在具备相应检测条件的综合性医院开展。

第五章 产前保健

第一节 四步触诊

用以检查子宫大小、胎产式、胎先露、胎方位及胎先露是否衔接。

【操作方法】

1. 孕妇排尿后仰卧于检查台上,暴露出腹部,双腿略屈曲分开,以使腹肌放松。

2. 检查者站于孕妇右侧,进行前3步手法时,检查者面向孕妇,做第4步时,检查者面向孕妇足端。

3. 触诊方法

第1步手法:检查者两手置于子宫底部,了解子宫外形、宫底高度(与剑突距离),然后以两手指腹相对轻推,判断宫底部的胎儿部分,是胎头(圆而硬,有浮球感)抑或是胎臀(宽且软,形状不规则),若子宫较宽,宫底未触及大的部分,应注意是否为横产式。

第2步手法:检查者将左右手分别置于腹部两侧,以一手固定,另一手轻轻按压,两手交替,分辨胎背及胎儿肢体的位置。胎背平坦且宽,而肢体侧则高低不平且可活动或变形。

第3步手法:检查者将右手拇指与其余4指分开,于耻骨联合上方握住胎先露部,左右推动,进一步检查是头还是臀,确定是否衔接。若先露部浮动表示尚未入盆,若已衔接,则先露部较为固定。

第4步手法:检查者面向孕妇足端,左右手分别置于胎先露部的两侧,向骨盆入口方向深入下按,再次确定胎先露部。

第二节 骨盆测量

测量时期以妊娠30~34周为宜。

【操作方法】

(一)骨盆的测量

测量时孕妇取膀胱截石位。

1. **髂耻内径(对角径 DC)** 为耻骨联合下缘至骶岬上缘中点的距离,正常值为12.5~13cm(>11.5cm)。检查者将一手的示、中指伸入阴道,用中指尖触到骶岬上缘中点,示指上缘紧贴耻骨联合下缘,用另一手的示指正确标记此接触点,中指尖至此点的距离即为对角径。若测量时阴道内的中指尖触不到骶岬,表示对角径值>12.5cm。

2. **坐骨棘间径(中骨盆平面横径)** 测量两侧坐骨棘间径的距离,正常值为10cm(6横指)。方法是以一手的示、中指放入阴道内,分别触及两侧坐骨棘,估计其间距离。

3. 坐骨切迹宽度 代表中骨盆后矢状径,其宽度是坐骨棘与骶骨下部间的距离,即骶棘韧带的宽度,如能容纳 3 横指为正常,否则属中骨盆狭窄。

(二)骨盆外测量

可对骨盆大小、形态做间接判断。

1. 髂前上棘间径 孕妇取伸腿仰卧位,测两髂前上棘外缘的距离,正常值为 23~26cm。

2. 髂棘间径 孕妇取伸腿仰卧位,测量两髂棘外缘最宽的距离,正常值为 25~28cm。

以上两径线可间接推测骨盆入口横径长度。

3. 髂耻外径 孕妇取左侧卧位,右腿伸直,左腿屈曲,测量第 5 腰椎棘突下至耻骨联合上缘中点的距离,正常值为 18~20cm。此径线间接推测骨盆入口前后径的长度。

4. 坐骨结节间径(出口横径) 孕妇取仰卧位,两腿弯曲,双手紧抱双膝,测量两侧坐骨结节内侧缘的距离,正常值为>8cm,此乃直接测出骨盆出口横径的长度。若此径<7cm,应测量出口后矢状径。

5. 出口后矢状径 检查者将戴有指套的右手示指伸入孕妇肛门后向骶骨方向,拇指置于孕妇体外骶尾部,两指共同找到骶尾尖端,将尺放于坐骨结节径线上,用汤姆斯出口测量器一端放于坐骨结节间径的中点,另一端放于骶骨尖端处,测量器刻度标出的数字即为出口后矢状径长度,正常值为 8~9cm。出口后矢状径与坐骨结节间径的和大于 15cm 时,表明骨盆出口无明显狭窄。

6. 耻骨弓角度 将双手的拇指指尖斜着对拢,置于耻骨联合下缘,左右拇指平放在耻骨降支上,测量两拇指间的角度即为耻骨弓角度。正常值为 90°,<80°为不正常。此角度可反映骨盆出口横径宽度。

第三节 胎儿宫内监测

一、胎儿肺成熟测定

胎儿肺成熟测定方法主要是测定羊水中卵磷脂与鞘磷脂比值(L/S),最常用的是生物物理法中的泡沫试验,生物化学法中主要的是 L/S 测定。L/S 测定需要有一定的设备,而泡沫试验方法简便准确,在基层医院均可进行。其他有磷酸酰甘油(phosphatidyl glycerol,PG)测定法,准确可靠,不受羊水中血或胎粪污染影响。

以下为泡沫试验的操作规范。

【适应证】

高危妊娠需要在适当时间或提早终止妊娠,了解胎儿成熟度。

【操作方法及程序】

1. 孕妇排空膀胱后取左侧卧位,头部略高以保证胎盘灌流量,以超声定位穿刺点,有条件者在超声引导下行穿刺。

2. 消毒腹部皮肤,行羊膜腔穿刺术抽取羊水(见第三章第三节"羊膜腔穿刺")。

3. 取 4 个干净、干燥的玻璃试管,编号为 1、2、3、4,向各管分别加入不同量的羊水、生理盐水及 95% 乙醇。

4. 用橡皮塞塞紧试管,剧烈震荡 30 秒,垂直静止 30 分钟。

5. 观察各试管液面是否沿管壁形成完整泡沫环。如果有两管有完整泡沫环,则试验结果为阳性,提示胎肺成熟;1∶1 阴性时表示胎儿不成熟,1∶1.3 为阳性结果者,表明胎儿成熟。

【注意事项】

1. 羊水、试剂及玻璃试管的轻度污染都可能影响试验结果。

2. 有一定的假阴性结果可能。

二、胎儿电子监护

胎儿电子监护(fetal electronic monitoring)包括无应力试验(non-stress test,NST)、缩宫素激惹试验(oxytocin challenge test,OCT)、宫缩应力试验(contraction stress test,CST)。

胎心率曲线有以下 5 种类型。

(1)胎心基线:正常胎心率基线波动于 120~160 次/min。

(2)胎心基线变异:分为长变异和短变异。根据长变异范围分为 4 种类型:跳跃型,基线波动幅度>25 次/min;波浪型,波动幅度在 10~25 次/min;窄幅型,波动幅度为 59 次/min;平直型,基线变异<5 次/min。

(3)胎儿心动过速:胎心率>160 次/min,持续超过 10 分钟,>180 次/min 为重度胎儿心动过速。

(4)胎儿心动过缓:胎心率<110 次/min,<100 次/min 为严重胎儿心动过缓。

(5)胎心率周期性变化

1)加速:胎动或宫缩后胎心率增加 15 次/min,持续时间 15 秒。

2)减速:①早期减速:与宫缩几乎同时发生,变化幅度一般不超过 40 次/min。②变异减速:与宫缩关系不恒定,下降和恢复速度快,下降幅度大,常低于 100 次/min(下降幅度 60~80 次/min),持续时间长,多数为脐带受压。③晚期减速:胎心率减速出现在子宫收缩高峰过后的一段时间,宫缩的高峰和减速的最低点相差>20 秒,减速幅度一般不超过 40 次/min。

(一)无应力试验

【适应证】

1. 高危妊娠。孕妇合并各种内科及产科并发症、不良产史、多胎妊娠、母儿血型不合等。

2. 妊娠晚期自觉胎动减少。

3. 有条件的医院可作为晚期妊娠产前的常规检查。

4. 缩宫素激惹试验前的常规检查。

【操作方法】

1. 孕妇取斜坡卧位或侧卧位。

2. 监测时间一般为 20 分钟,如无反应,可经母体推动胎体或在胎头响应所在处的腹部给予声音刺激,然后延长监护 20 分钟。

3. 结果评价。反应型,在 20~40 分钟内至少有 2 次胎动时胎心基线上升 15 次/min,持续 15 秒。无反应型,至少在连续 40 分钟的监护中,未获得可靠性图形(胎动时胎心率无上升)。

【注意事项】

1. 胎儿的醒睡周期及孕妇应用镇静药、硫酸镁可表现为无反应型图形。

2. 孕 28 周后即可进行监测,不同孕周无反应率不同。

3. 正常晚期妊娠每周监测 1 次,高危妊娠酌情增加监测次数,每周 2 或 3 次。

(二)缩宫素激惹试验

【适应证】

1. NST 图形不可靠(无反应型)者。

2. 高危妊娠可能有胎盘功能低下者,临产前用以测定胎盘功能是否低下。

【禁忌证】

1. 妊娠晚期出血。

2. 先兆早产及宫颈松弛者。

3. 偶发宫缩出现明显胎心率减速及怀疑胎儿已有严重缺氧者。

4. 多胎妊娠、既往剖宫产史、羊水过多或过少等慎用。

【并发症】

1. 子宫强直性收缩。

2. 胎儿窘迫。

3. 早产。

【操作方法】

1. 先行 NST10~20 分钟。

2. 静脉滴注缩宫素(1U 加入 5% 葡萄糖溶液 500ml),速度为 0.5mU/min,每 l5 分钟调整滴速(增加 1/4~1 倍),缩宫素浓度最高可调至 2.5U 加入 5% 葡萄糖溶液 500ml,直至每 10 分钟内出现 3 次宫缩,强度中等,每次持续 40 秒。

3. 正常宫缩建立后,若无明显减速,监护记录 20 分钟,若无明显减速为 OCT 阴性。如有晚期减速发生,其频率超过全部宫缩 1/2 以上为 OCT 阳性。

【注意事项】

1. 住院进行此试验,同时做好胎儿窘迫急诊手术的准备。

2. 发现 OCT 试验为可疑阳性时,及时停止静脉滴注缩宫素。`

3. 宫缩过强、持续时间过长或宫缩过频,停止静脉滴注缩宫素。

4. 备有氧气及宫缩剂。

(三)宫缩应力试验

【适应证】

临产后常规监测手段。

【操作方法】

1. 排空膀胱,孕妇取斜坡卧位或侧卧位。

2. 固定胎心探头。

3. 将宫缩探头放置在胎儿背侧、母体腹部较平坦部位。将宫缩压力调零。

4. 监测 30~40 分钟,判断胎心监护图形。

【注意事项】

1. 注意胎动或母体变换体位时胎心探头有可能偏离胎心,应注意及时调整胎心探头位置。胎心探头需要用耦合剂。

2. 宫缩探头不能使用耦合剂。宫缩探头置于宫底下方,随产程进展注意下移探头。

3. 捆缚腹带压力适中。

第六章　产科手术

第一节　宫颈环扎术

采用无创伤缝合术缩小宫颈管内口以防治晚期流产和早产,称为宫颈环扎术。

【适应证】

1. **宫颈因素**　内口松弛症、陈旧性宫颈裂伤、阴道段宫颈短于 0.5cm 或有晚期流产、早产史。

2. 双胎及多胎妊娠。

3. 前置胎盘。

【施术时间】

对宫颈内口松弛症者可根据一般早期妊娠末或中期妊娠开始,或在以往流产孕周提前 1 周时施行。

【操作方法】

1. **麻醉**　1% 利多卡因 8~20ml,宫颈旁每侧注入 4~5ml,深度为 1^+cm。注射麻醉药前必须回抽空针,回抽无血方可注射,避免麻药注入血管内。对心情紧张患者,应肌内注射 50~100mg 哌替啶。个别阴道狭窄、宫颈不易暴露者,可用椎管麻醉或静脉麻醉。

2. **术式**　采用 MacDonald 手术或改进的 MacDonald 手术。该手术方法简单,损伤小,易实行,效果好。

（1）自行排空小便。

（2）常规消毒外阴、阴道。铺消毒洞巾。

（3）用单叶阴道拉钩暴露宫颈,用卵圆钳夹持宫颈前唇,轻轻向下牵拉,用大三角针或圆针穿 10 号丝线或 4 号尼龙线,靠近阴道穹窿部宫颈内口,自宫颈 11 点处进针,在约 9 点处出针,深达宫颈部深处。继而 8 点处进针,6 点处出针,5 点处进针,3 点半处出针,最后在 3 点处进针,1 点处出针,将 1~2cm 长橡皮管穿入线中,逐渐收紧缝线,在阴道前穹窿部打结环行将线扎紧。

该术式最大特点是不需切开任何组织,而只是缝线穿入穿出阴道宫颈壁,环绕整个宫颈,使宫颈内口缩小。如宫颈短时,则需上推膀胱以缝合内口。明显陈旧性宫颈裂伤应全层进行缝合,分娩后再进行宫颈裂伤修补术。

宫颈内口处缩紧,以阻滞宫颈管内口随妊娠月份增多而扩张,胎囊楔入,导至发生晚期流产、早产。也可延迟子宫下段形成,减少或停止部分性前置胎盘出血。

【操作后处理】

术后密切观察有无流产或分娩发动征兆。妊娠达 37 周后应剪除缝线。任何妊娠期如发生流产或分娩发动时,应嘱产妇迅速来医院治疗。宫缩无法抑制时应拆除缝线,以免带着缝线流产或分娩,使宫颈甚至阴道穹窿、子宫撕裂。

1. 术后预防性应用抗生素。如有感染症状体征出现,应拆除缝线。

2. 术后卧床休息。必要时较长时间卧床。

3. 术后应用宫缩抑制剂。

第二节 引 产 术

妊娠晚期引产与催产是使胎儿及早脱离不良的宫内环境,解除或缓解母亲严重的并发症所采取的一种措施。孕晚期引产是产科处理高危孕妇最常用的手段之一,如果应用不得当,将危害母儿健康,故应严格掌握引产指征并规范操作,以减少并发症的发生。

【适应证】

(一) 母体方面

1. **妊娠期高血压疾病** 子痫前期胎儿已成熟或经保守治疗效果不明显或病情恶化、子痫控制后无产兆,并具备阴道分娩条件者。

2. **各种妊娠并发症** 需提前终止妊娠如妊娠合并慢性高血压、慢性肾小球肾炎、肾盂肾炎反复发作、糖尿病等。

3. **胎膜早破** 胎儿已成熟,12 小时未自然临产者。

4. **绒毛膜羊膜炎** 继续妊娠可能造成胎儿宫内感染。

5. **延期或过期妊娠** 妊娠达 41 周以上,生化或生物物理监测指标提示胎儿胎盘功能不良者或妊娠达 42 周。

(二) 胎儿方面

1. 宫内环境不良,如胎儿生长受限,母儿血型不合,羊水过少。

2. 死胎及胎儿严重畸形。

【禁忌证】

(一) 绝对禁忌证

1. 子宫手术史。包括古典式剖宫产、子宫整形术、子宫肌瘤剔除术手术透过内膜进入宫腔、子宫穿孔修补术史等。

2. 前置胎盘(尤其是中央性前置胎盘)或前置血管。

3. 绝对或相对头盆不称。

4. 胎位异常,不能经阴道分娩者。

5. 胎儿不能耐受阴道分娩者(严重胎儿胎盘功能不良)。

6. 脐带先露或脐带隐性脱垂。

7. 孕妇不能耐受阴道分娩负荷如心功能衰竭、重型肝肾疾患、子痫前期并发脏器损害者。

8. 软产道异常,产道阻塞。

9. 宫颈浸润癌。

10. 某些生殖感染性疾病(如风疹感染活动期、未控制的 HIV 感染等)。

11. 骨盆异常。

（二）相对禁忌证

1. 子宫下段剖宫产史是前列腺素制剂引产的相对禁忌。

2. 臀位。

3. 羊水过多。

4. 双胎及多胎妊娠。

5. 经产妇分娩次数大于或等于 5 次者。

6. 孕妇心脏病或重度高血压。

【操作前准备】

1. 严格把握引产指征。

2. 仔细核对预产期，防止人为的早产和不必要的引产。

3. 判断胎儿成熟度。如果胎肺尚未成熟，如情况许可，尽可能先促胎肺成熟后，再引产。

4. 详细检查骨盆大小及形态、胎儿大小、胎位、胎头是否入盆、头盆是否相称。

5. 排除阴道分娩禁忌证。

6. 对高危妊娠孕妇在引产前应常规行胎心监测、B 超检查胎儿状态和羊水情况，必要时生物物理评分，以了解胎儿胎盘储备功能，胎儿能否耐受阴道分娩。

7. 妊娠合并内科疾病，在引产前，需请内科医师会诊，充分估计孕妇原发病严重程度及经阴道分娩的风险，并进行相应检查，制订详细防治预案。

8. 引产医师应熟练掌握各种引产方法及其并发症的早期诊断和处理，要严密观察产程，做好详细记录，引产期间需配备阴道助产及剖宫产人员和设备。

9. 宫颈成熟度的评价。目前公认的评估宫颈成熟度常用的方法是 Bishop 评分法（表 6-1）。评分小于 4 分提示宫颈不成熟，需促宫颈成熟。评分 7 分提示宫颈成熟。评分越高，宫颈越成熟，引产成功率越高。0～3 分引产不易成功，4～6 分成功率仅 50%，7～8 分成功率 80%，评分 8 分者，引产成功率与阴道分娩自然临产结果相似。

表 6-1 Bishop 评分表

指标	分数			
	0	1	2	3
宫口开大	0	1～2	3～4	≥5
宫颈管消退/%	0～30	40～50	60～70	≥80
先露位置	3	−2	−1～0	+1～+2
宫颈硬度	硬	中	软	
宫口位置	后	中	前	

【操作方法】

（一）前列腺素制剂

1. 作用机制

（1）软化宫颈：前列腺素（prostaglandins，PG）刺激子宫颈纤维细胞，使胶原酶及弹性蛋白酶对宫颈胶原加速分解，或是由于宫颈的弹性硬蛋白及氨基葡萄糖聚多酶的变异，使胶原纤维排列改变,胶原束间隙扩大,而使宫颈松弛、扩张。

（2）可增强子宫肌层对内源或外源缩宫素的敏感性。

2. **种类**　目前临床较广泛使用的有以下两种剂型:即地诺前列酮凝胶(dinoprostonegel)和控释地诺前列酮栓(dinoprostone insert cervidil),后者在美国已通过 FDA(美国食品和药品管理局)批准可用于妊娠晚期引产。此外尚有米索前列醇亦较广泛用于引产。

（1）控释地诺前列酮栓,是一种可控制释放的前列腺素类栓剂,含有 10mg 地诺前列酮,置于一个连有终止带的聚酯编织袋中。将栓剂横放置于阴道后穹窿内,药物随之开始持久稳定释放,控制在以每小时 0.3mg 速度释放,在 12 小时内药物逐渐缓慢吸收入阴道组织,主要用于宫颈不成熟时的引产。控释地诺前列酮栓用于妊娠晚期引产,具有促宫颈成熟,缩短引产至分娩时间及发生子宫过度刺激能及时取出等优点。

应用方法如下。

1）外阴消毒后将栓剂置于检查手的指缝,可用少量的水溶润滑剂将栓剂置于阴道后穹窿深处。

2）为确保栓剂留在原位,将其旋转 90°,使栓剂横置于阴道后穹窿。因为纵向放置,栓剂易于脱落。

3）在阴道外保留 2~3cm 终止带以便取出。

4）在置入栓剂后,嘱孕妇平卧 30 分钟以上,以利栓剂吸水膨胀。

5）2 小时后复查,如栓剂仍在原位后可活动。

6）要终止地诺前列酮释放,可轻轻地牵拉终止带,将栓剂取出。

7）由于栓剂不会在阴道中降解,因而无需特殊处理。

8）如出现过强和过频的宫缩、变态反应和胎心率异常,应立即取出。

9）需冷藏储存。

（2）米索前列醇(misoprostol,简称米索),是一种人工合成的前列腺素 E_1 类似物,有 100μg 和 200μg 两种片剂,主要用于防治消化道溃疡,现已广泛用于晚期妊娠促宫颈成熟。从已发表的文献证实,规范使用米索促宫颈成熟和引产是有效的、安全的,更具有价格低、易保存、作用时间长等优点。由于其价格低,使用方便,国内外已有大量报道。鉴于其在全世界的广泛应用,美国妇产科医师学院(ACOG)1999 年规范了米索晚期引产的应用。美国 FDA2002 年将米索禁用于晚期妊娠的条文删除。虽然米索用于妊娠晚期引产未经美国 FDA 认证,但 ACOG 2003 年又重申对米索使用的规范,我国 2002 年和 2006 年中华医学会妇产科学分会产科学组会议推荐并规范了米索的应用方法。

规范应用方法如下。

1）引产者需住院并监测胎心率和宫缩,专人观察和记录。只用于宫颈不成熟的需要晚期引产的孕妇。

2）米索每 6 小时阴道放药 1 次,24 小时总量不超过 6 片。在重复使用米索前,应做阴道检查,了解原放置的药物是否溶化、吸收,如未溶化和吸收则不宜再放。

3）切记阴道放药时不要将药片压碎,防止吸收过快引起过强宫缩。

4）加用缩宫素应该在最后一次米索放置后 4 小时以上,并阴道检查药物已经吸收。

5）破膜后要观察羊水量,观察有无胎粪污染及程度。

3. **注意事项**　任何前列腺素及前列腺素衍生物引产者都存在一定的不良反应。

(1)在引起子宫平滑肌收缩的同时,也会引起其他平滑肌收缩或松弛,如血管平滑肌、气管平滑肌、胃肠道平滑肌等,也可引起血压下降和升高、恶心、呕吐、腹泻、腹痛、眼压升高等,对中枢神经系统也有影响。因此,孕妇患有心脏病、急性肝肾疾病、严重贫血、青光眼、哮喘、癫痫时禁用。

(2)产程过程中可能出现宫缩过频、过强,羊水胎粪污染,造成胎儿窘迫、羊水栓塞,甚至子宫破裂,需要注意。

(3)目前国内使用的米索剂型为200μg/片,放置剂量需准确。

(4)有剖宫产史和子宫手术史者禁用。

(5)经产妇,分娩次数超过5次者禁用。

(6)专人观察和记录,发现宫缩过强和过频及胎儿心率异常者及时取出。

(二)缩宫素引产与催产

1. 缩宫素引产机制 缩宫素是由8个氨基酸组成的肽类激素,半衰期为1~6分钟,血液中存在缩宫素酶使其失活。在肝脏、肾脏中代谢,由肾脏排出。静脉给药因能精确控制剂量和出现副作用时迅速停药,成为首选的使用方法。缩宫素的靶器官主要是子宫,有促宫颈成熟,诱发及加强宫缩的作用,通过缩宫素受体发挥作用。它作用于肌细胞膜上的受体,使肌细胞动作电位下降,细胞外钙离子进入细胞内,使子宫平滑肌兴奋收缩。子宫收缩作用与缩宫素浓度、剂量以及用药时子宫状态有关。妊娠早期子宫对缩宫素不敏感,妊娠晚期子宫逐渐敏感,临产时和分娩后子宫敏感性达到高峰。其促宫颈成熟的作用主要是通过蜕膜缩宫素受体,促进前列腺素的合成来进行。

2. 缩宫素引产和催产的方法

(1)持续性静脉滴注给药:小剂量滴注缩宫素为安全常用的给药途径,它可随时调整用药剂量,保持生理水平有效宫缩,一旦发生异常即可随时停药。

(2)静脉滴注药的配制方法:应先用5%葡萄糖溶液500ml,用7号针头行静脉滴注,按8滴/min调好滴速,然后再向输液瓶中加入2.5U缩宫素,将其摇匀后继续滴入。切忌先将2.5U缩宫素溶于葡萄糖溶液中直接穿刺行静脉滴注,因此法初调时不易掌握滴速,可能在短时间内进入体内过多的缩宫素,不够安全。

(3)掌握合适的浓度与滴速:因缩宫素个体敏感度差异极大,静脉滴注缩宫素仍从小剂量开始循序增量,起始剂量为2.5U缩宫素溶于5%葡萄糖溶液500ml中即0.5%缩宫素浓度,以每毫升15滴计算,相当于每滴葡萄糖溶液中含缩宫素0.33mU。从每分钟8滴即2.5mU开始,根据宫缩、胎心情况调整滴速,一般每隔15~20分钟调整一次。方法:①等差法,即每分钟从2.5mU→5.0mU→7.5mU;②等比法,即每分钟从2.5mU→5.0mU→10mU直至出现有效宫缩。有效宫缩的判定为10分钟内出现3次宫缩,每次宫缩持续30~60秒,伴有宫颈的缩短和宫口扩张。最大滴速不得超过30滴/min即10mU/min,如达到最大滴速,仍不出现有效宫缩时可增加缩宫素浓度。增加浓度的方法是以5%葡萄糖溶液500ml中加5U缩宫素便成1%缩宫素浓度,先将滴速减半,再根据宫缩情况进行调整,增加浓度后,如增至20mU/min仍无有效宫缩,原则上不再增加滴数和浓度,因为高浓度或高滴速缩宫素滴注,有可能引起子宫过强收缩而诱发胎儿窘迫、羊水栓塞甚至子宫破裂。

3. 注意事项

(1)静脉滴注缩宫素的过程中,要专人护理,专表记录,并要严密观察宫缩强度、频率、持续时间、胎心变化,必要时行胎心监护,破膜后要观察羊水量及有无羊水胎粪污染及程度。

(2)警惕变态反应。

(3)禁止肌内、皮下穴位注射及鼻黏膜用药。

(4)潜伏期延长,宫口开大2~3cm,发现需用缩宫素时,首先行人工破膜,根据情况观察1~2小时,再决定是否静滴缩宫素。

(5)宫口扩张速度不但与宫缩强度和频度有关,也取决于宫颈本身条件,当宫颈质硬、宫颈厚或有宫颈水肿时,增加缩宫素用量是无效的。应配合应用降低宫颈肌张力及解除痉挛的药物,才能使产程进展。在调整缩宫素用量的同时,静脉注射地西泮10mg可使宫颈平滑肌松弛,提高宫颈顺应性,同时与缩宫素合用有协同作用,更有利于产程进展。

(6)应用缩宫素时,可用胎儿监护对宫缩及胎心变化进行监测,如已破膜应同时观察羊水性状。

(7)缩宫素结构与加压素相似,剂量增大时也有抗利尿作用,因此,用量不宜过大,以防止发生水中毒引发的抽搐或昏迷。

(8)引产失败:缩宫素引产成功率与宫颈成熟度、孕周、胎先露高低有关,如连续使用2~3天仍无效,应改用其他方法引产。

(三)非药物引产与催产方法

1. **人工破膜引产**　用人工方法使胎膜破裂,引起前列腺素和缩宫素释放,诱发宫缩。在宫颈成熟的孕妇中成功率较高,同时可以观察羊水性状,如加入小剂量缩宫素静脉滴注可增加引产成功率。缺点是有可能引起脐带脱垂或受压、母婴感染、前置血管破裂和胎儿损伤。破膜前排除阴道感染后方可进行,并检查是否有脐带先露,听胎心,应在宫缩间歇期破膜,以避免羊水急速流出引起脐带脱垂或胎盘早剥。破膜后再次听胎心,观察羊水性状和胎心变化情况如羊水粪染、胎心异常,短期内不能结束分娩者,应及时行剖宫产术。

2. **剥膜引产**　是用手将胎膜与子宫下段分离,需在阴道无感染且胎膜完整时才能使用。剥膜引产可以引起大量前列腺素释放,使自然临产发生率增加1倍。但有可能引起感染、忽略性前置或低置胎盘的出血极有可能造成宫颈损伤和意外破膜等并发症,目前已很少使用。

3. **机械性扩张**　种类很多,包括低位水囊、Foleys尿管、海藻棒等,也需要在阴道无感染及胎膜完整时才使用。是通过机械刺激宫颈管,促进宫颈局部内源性前列腺素合成与释放而促进宫颈软化成熟。其缺点是有潜在感染、胎膜早破、宫颈裂伤的可能,使其应用受到限制。

【注意事项】

1. 引产时应严格遵循操作规程,严格掌握适应证及禁忌证,严禁无指征的引产。

2. 根据不同病例选择适当的引产方法及药物用量、给药途径。

3. 不能随意更改和追加剂量。

4. 操作准确无误。

5. 密切观察产程,仔细记录。

6. 一旦进入产程常规行胎心监护,随时分析监护结果。

7. 若出现宫缩过强、过频、过度刺激综合征、胎儿窘迫以及梗阻性分娩、子宫先兆破裂、羊水栓塞等的先兆表现,应做以下处理。

（1）立即停止继续使用引产药物。

（2）立即左侧卧位、吸氧,加快静脉输液。

（3）静脉给予子宫松弛剂,如麻黄碱 5mg 加入 5% 葡萄糖溶液 20ml 静脉注射,然后 100mg 加入 5% 葡萄糖溶液 500ml 静脉滴注,从 8 滴/min 开始,视心率增加情况,调整滴速或 25% 硫酸镁 20ml 加入 5% 葡萄糖溶液 100ml 静脉快速滴注,30 分钟滴完,然后硫酸镁 15g 加入 5% 葡萄糖溶液 500ml 静脉滴注,1~2g/h。

（4）若条件允许,应立即行阴道检查,了解产程进展,未破膜者给予人工破膜,观察羊水量有无胎粪污染及其程度。

（5）经上述综合处理,尚不能消除其不良因素,短期内又无阴道分娩可能的或病情危重,为保母子平安应迅速选用剖宫产终止妊娠。

第三节　会阴切开缝合术

会阴切开为产科常见的手术,目的在于扩大阴道口,以便于为初产实行助产手术及加快经阴道自然分娩,还可避免阴道出口复杂裂伤。使分娩后膀胱膨出、直肠膨出、尿道膨出及张力性尿失禁的发生率减少。

【分类】

依切开部位可分为侧斜切开、正中切开和中侧切开三种。

1. **侧斜切开**　由阴道口后联合中点开始向左侧斜 30°~45°做会阴切开。

2. **正中切开**　在会阴后联合向下做会阴切开。

3. **中侧切开**　自会阴后联合始,在中线向左侧偏斜 20°切开,至肛门括约肌 2cm 处切口转向外斜侧,1994 年 Flew 首创应用。

【适应证】

1. 初产妇阴道助产手术的前驱措施,如实行出口或低位产钳牵引术、胎头吸引术。

2. 初产臀位分娩术。

3. 因产妇或胎儿需要缩短第 2 产程,如并发胎儿窘迫等。

4. 阴道口相对过小,胎头未娩出,会阴已出现裂伤,为避免复杂会阴、阴道裂伤。

【操作方法】

1. **麻醉**　一般采用 0.5%~1% 普鲁卡因或 0.5%~1% 利多卡因 30ml 左右做阴道神经阻滞,部分皮下注射。阴部神经在坐骨棘部从盆底穿出,所以改用 10ml 麻醉药注射在坐骨棘部,生殖道感觉神经来自阴部神经。

2. **术式**

（1）侧斜切开:最常用的一种式式,在局部麻醉下由阴道后联合中点开始向左侧斜下约 45°,沿另一手中、示指撑起的阴道壁,切开阴道黏膜、黏膜下组织、球海绵体肌、耻尾肌束等。由于切开组织较多,且为供血较丰富区域,所以出血较多,相对而言,开放空间较小,切开长度一般为 4cm 左右。切开时间在胎头拨露 3~4cm 时为好,在宫缩时切开。如为实行助产手术,则在准备上产钳时实行。当切开会阴后开始出血时应一方面用纱布压迫伤口,一方面迅速查清胎位,放置产钳,可以稍减少出血。缝合会阴切口最好在胎盘娩出后进行。仔细检查切开伤口有无延裂。缝合时主要解剖组织要对合好。先从阴道切口最内部开始,一般用0号或1号编制肠线便可将阴道黏膜、部分黏膜下组织间断缝合达处女膜环。用同样线间断缝合肛提肌,先用示指触摸伤口深度,由最内、最深处开始,缝针要适当深,过深穿透肠黏膜形成瘘,则危害很大。此外,切缘下部组织稍向下垂,缝合时下缘入针较上缘稍低些,更好地恢复解剖结构。会阴切开出血应在肛提肌组织缝合完毕后停止。用1号丝线间断缝合脂肪层。以1号丝线间断缝合皮层。结不可打得过紧,因为手术伤口会略肿胀。清点纱布,并做肛诊,检查有无缝线穿透直肠黏膜。

(2)正中切开:实际这是会阴组织损伤最小、出血最少、阴道切口相对小、放大阴道口相对大的切口。组织愈合好,术后伤口疼痛小,水肿最小。最大的缺点是损伤肛门括约肌和肛管的机会较多。局部麻醉后,在会阴后联合中部向下剪开,所剪之处为肛提肌的左右耻骨肌束筋膜会合之处,系为筋膜组织,切口累及不到肌束,所切组织较侧斜切者薄,且无丰富血管,所以出血少。缝合部位浅,解剖能对合满意,术后疼痛也小。在分娩后,用0号或1号肠线间断缝合阴道黏膜。同样肠线间断缝合筋膜层。1号丝线间断缝合脂肪层。最后1号丝线间断缝合会阴皮肤。一旦正中会阴切口延长,形成会阴Ⅲ度裂伤,分娩后应立即缝合。首先用00号肠线间断缝合直肠黏膜下层,第2层仍为间断褥式缝合筋膜层以加固直肠伤口。在直肠侧壁游离出断裂的肛门括约肌两端。以0号肠线缝合肛门括约肌的断端,一般2针即可恢复括约肌的完整。阴道黏膜层和会阴的缝合同会阴切开修补,术后可进无渣流食2天继以半流食3天。术后5天开始服缓泻剂1次,使自行排便,便后用盐水棉球轻轻擦洗会阴。

实行正中切开者必须有丰富的助产经验,具有优良的助产技术,还应对胎儿大小做充分的估计,估计在3 500g以上者不做。手术助产者也不宜实行。

(3)中侧切开:自阴道后联合中点始沿中线左旁约20°向下剪开阴道和会阴皮肤至肛门轮边缘2cm处,切口再稍向左偏斜长约1cm余。切口所经之处为双侧耻骨尾骨肌筋膜的左侧边缘,末端切口仅波及少量左侧耻骨尾骨肌束,也未损伤肛门括约肌,所以出血少,既有会阴正中切开的优点,又避免了损伤肛门括约肌及肛管、直肠的缺点。1944年由Flew首创以来沿用至今。中侧切口具有出血少、术后疼痛小的优点,但在分娩及助产手术时仍应掌握出头、出躯干助产技术,避免伤口撕裂延长。分娩后,用"0"号或"1"号肠线间断缝合阴道黏膜,恢复阴道后联合。用同样线间断缝合会阴体切口下端肌层及筋膜,缝合肌肉、筋膜时,用左手示指伸入肛门内做指引。用1号丝线间断缝合脂肪层,1号丝线缝合皮层。

第四节 臀 位 助 产

胎臀小于胎头,臀位分娩时胎臀可在宫口尚未开全时娩出,使未经变形的后出胎头嵌顿,且因先露部不规则使前羊膜囊受到的压力不均匀,容易发生胎膜破裂导致脐带脱垂,造成对胎儿的损害,故一般采用剖宫产分娩,较少采用经阴道分娩。

一、臀位助产术

臀位助产术是指臀位的胎儿有部分肢体自然娩出,而胎儿头部或胎头、上肢或胎头、上肢及部分躯干不能自娩,需辅以牵引娩出者。

【适应证】

1. 死胎或估计胎儿出生后难以存活者。

2. 具备下列条件者孕龄>34周、单臀或完全臀位、估计胎儿体重2 000~3 500g(尤适用于经产妇且胎头无仰伸、骨产道及软产道无异常、无其他剖宫产指征。

3. 无下列禁忌证而孕妇及其家属要求施行者。

【禁忌证】

1. 骨盆狭窄或软产道异常。

2. 足先露。

3. 估计胎儿体重>4 000g。

4. B超见胎头仰伸呈所谓"望星式"者。

5. B超提示脐带先露或隐性脐带脱垂。

6. 妊娠并发症如重度子痫前期、糖尿病等。

【操作方法】

1. 接近第2产程时,在阴道口见到胎臀或胎足,应消毒外阴做阴道检查,了解宫颈扩张情况,即使宫口已开全仍应用消毒治疗巾在宫缩时推堵,促使胎臀下蹲以及阴道得以充分扩张,直至冲力甚大,估计胎臀即将娩出时才准备接产。

2. 初产妇或经产妇会阴较紧者做侧斜会阴切开。

3. 按序进行臀位助产。

(1)胎臀娩出后协助胎背转向上方,以利双肩径进入骨盆入口。

(2)胎肩将娩出时,协助胎背转回侧方,以利双肩娩出。

(3)胎肩娩出后,协助胎背再转向上方,助手在耻骨上适当加压使胎头保持俯屈,以利胎儿以枕下前囟径通过骨盆出口。

4. 胎儿脐部娩出后,一般应于5~10分钟内结束分娩,以免因脐带受压时间过长而致新生儿缺氧。

【注意事项】

1. 胎儿大小估计迄今尚无可靠方法,即使按B超测量值推算仍有±15%误差率,故估计的胎儿体重仅供参考。

2. 产程中应尽量保持胎膜完整,除非在胎儿即将娩出时,一般不做人工破膜。

3. 出现胎膜破裂时应及时听胎心并做阴道检查,了解有无脐带脱垂。

4. 临产后羊水中混有胎粪并不提示胎儿有缺氧,因胎儿腹部受压可能会有粪便排出。

5. 产程中出现以下情况应考虑改行剖宫产术:

(1)宫缩乏力,产程进展缓慢。

(2)胎儿窘迫。

(3)脐带脱垂胎儿尚存活,能适时进行剖宫产者。

(4)宫口开全后先露位置仍高,估计经阴道分娩有困难者。

【产后注意事项】

1. 产后检查软产道,如有宫颈、阴道裂伤应即刻缝合。

2. 检查新生儿有无股骨、肱骨骨折及颅内出血。

二、臀位牵引术

臀位分娩胎儿全部用手法牵出者称臀位牵引术(breech extraction),在现代产科中已极少采用。

【适应证】

1. 子宫颈口已开全或接近开全,出现脐带脱垂或胎儿窘迫,胎儿尚存活,为抢救胎儿无法及时进行剖宫产结束分娩者。

2. 双胎妊娠,第1胎儿娩出后,第2胎儿出现脐带脱垂或胎儿窘迫须及时结束分娩者。

【具备条件】

1. 子宫颈口已开全或接近开全。

2. 无明显头盆不称。

【操作方法】

1. 当胎臀与足部在外阴显露时,检查宫口已开全,导尿后右手握住单足或双足向外(产妇的后下方)牵引,胎足露出外阴后,即用消毒巾包裹,以免滑脱。随胎儿下肢下降,握持点逐渐上移至小腿、大腿根部,当胎臀外露于阴道口时,稍向上牵引,帮助臀部娩出。

2. 臀部娩出后,使胎肩转向前方,牵引的双手拇指握住胎儿骶部,其余手指握住胎儿髋部,向下牵引胎背使转向侧方,相继显露胎儿躯干、肋缘和肩胛骨。当脐部娩出后,应稍停,将脐带向下牵引出 5~10cm,以免过度牵拉脐轮或脐带过度受压。

3. **娩出胎肩及上肢**

(1)滑脱法:右手握胎儿双足,向上提起,使后肩显露于外阴,左手中、示指伸入阴道,由后肩沿上臂按压肘窝向外拉,帮助后臂及肘关节沿前胸滑出阴道。然后将胎体放低,前肩由耻骨弓下自然娩出,或右手中、示指伸入阴道内同样压肘窝帮助前肩及上肢娩出。

(2)旋转胎体法:消毒巾包裹胎儿臀部,双手紧握胎儿髋部,将胎背逆时针方向旋转,并向下牵拉,使前肩及前臂自耻骨弓下自然脱出。再将胎背按顺时针方向旋转,使另一胎肩及胎臂从耻骨弓下娩出。

4. **胎头娩出** 胎肩及上肢全部娩出后,将胎背转向前方,胎头矢状缝与骨盆出口前后径一致,将胎体骑跨于术者前臂上,中指深入胎儿口腔,示指和无名指压住胎儿上颌骨两侧(或胎儿鼻部两侧)。另一手中指压低胎儿枕部使胎头俯屈,示指和无名指置于胎儿双肩或锁骨。先向下方牵拉,助手在产妇耻骨联合上方下压胎头,促使胎头俯屈和下降。当胎儿枕骨到达耻骨弓下方时,将胎体上举,协助胎儿下颌、口、鼻、眼、额相继娩出。

【注意事项】

1. 估计牵引有困难者可在麻醉下进行。

2. 产后检查软产道,如有宫颈或阴道裂伤应立即缝合。

第五节　胎头负压吸引术

胎头负压吸引术是用胎头负压吸引器置于胎儿的头顶部,形成一定负压后吸住胎头,通过牵引协助胎头娩出的手术。

【适应证】

1. 第 2 产程延长，初产妇宫口开全已达 2 小时，经产妇宫口开全已达 1 小时，无明显头盆不称，胎头已较低者。

2. 胎头位置不正，如持续性枕横位及枕后位时手法回转困难者。只能用于枕先露。

3. 产妇全身情况不宜在分娩时施用腹压者，如心脏病、妊娠高血压综合征、肺结核活动期、支气管哮喘等。

4. 有剖宫产史或子宫有瘢痕者。

5. 胎儿窘迫。

【禁忌证】

1. 不适用于臀位、颜面位、额位等其他异常胎位。

2. 头盆不称，胎儿双顶径未达坐骨棘水平以下者。

3. 胎膜未破，宫口未开全（除双胎第 2 胎为顶先露）。

4. 早产儿不宜做此手术（通常孕周<34 周，脑室内出血的危险性大）。

【注意事项】

1. 放置吸引器的位置应保证在牵拉用力时有利于胎头俯屈，吸引器中心应置于胎头后囟前方 3cm 的矢状缝上。

2. 常用负压吸引器，在吸引器的杯头放置在俯屈点后，可以缓慢加负压至 20kPa（150mmHg），使胎头形成产瘤再牵引，可减少吸引器滑脱失败，减少对胎头损伤。

3. 吸引器抽气的橡皮管，应选用壁厚耐负压的，以保证吸引器内与负压桶内的压强一致。

4. 放置后再做阴道检查，除外宫颈或阴道壁软组织嵌入。检查完毕后，待产妇宫缩期再次加压到 60kPa（450mmHg），即可行胎头牵引。

5. 牵引中如有漏气或脱落，表示吸引器与胎头未能紧密接合，应寻找原因。如无软组织嵌入吸引器，须了解胎方位是否正确；如吸引器脱落是由于阻力过大，应改用产钳术；如系牵引方向有误，负压不够以及吸引器未与胎头紧密附着，可重新放置，一般不宜超过 3 次。

6. 牵引时间不宜过长，以免造成新生儿窒息，整个牵引时间不宜超过 10~20 分钟，滑脱次数不宜超过 3 次。

【术后注意事项】

1. 产后检查产道，如有宫颈或阴道裂伤，应立即缝合。

2. 术后新生儿给予维生素 K 及维生素 C 预防颅内出血。

3. 对于牵引困难者，应请儿科医生到场，仔细行新生儿查体，密切观察新生儿有无头皮损伤、头皮血肿、颅内出血，并及时处理。

【并发症及其处理】

（一）产妇方面

1. **阴道血肿**　可由于阴道壁挫伤或被吸入吸引器内所致。所以放置吸引器后必须仔细检查，了解是否有阴道壁组织嵌入。一旦发现血肿，常于血肿外侧缘用可吸收缝线向较深处做间断缝合，或予切开清除血块，寻找活跃出血点予以结扎，然后缝合切开的阴道壁。

2. 外阴、阴道及宫颈裂伤术毕常规检查宫颈及阴道有无撕裂,有撕裂者予以缝合。

（二）新生儿方面

1. **头皮水泡**　可每日在患处涂外用抗生素 1 次,以防感染。

2. **头皮血肿**　胎头吸引部位的产瘤一般很快于术后 24 小时内消失。若系血肿,多在 1 个月内自然吸收,不需特别处理,应避免穿刺以防感染,并应嘱咐产妇不要搓揉血肿。

3. **颅内出血**　按新生儿颅内出血处理。

第六节　产　钳　术

【适应证】

1. 第 2 产程延长,初产妇宫口开全已达 2 小时,经产妇宫口开全已达 1 小时,无明显头盆不称,胎头已较低,双顶径平面已达坐骨棘平面以下。

2. 胎头位置不正,只能用于枕先露和臀位后出头困难,如持续性枕横位及枕后位时手法回转有困难者,或臀位徒手分娩后出头困难者。

3. 产妇全身情况不宜在分娩时施用腹压者。如心脏疾病者、急性或慢性肺部疾病或其他疾病导致肺功能减退、重度子痫前期、重度的肝脏、肾脏疾病、癫痫、精神分裂症等精神、神经系统疾病,产妇高热、器官衰竭等以及原发性高血压、动脉硬化、妊娠高血压综合征等在产程中血压升高,子痫或先兆子痫。

4. 有剖宫产史或子宫有瘢痕者。

5. 胎儿窘迫。

【禁忌证】

1. 胎膜未破,宫口未开全。

2. 胎头未衔接,明显的头盆不称。胎头双顶径未达坐骨棘水平,胎先露在+2 以上。

3. 异常胎位。不适用产钳的胎位有颏先露、额先露、高直前位、高直后位以及明显的不均倾(包括前不均倾、后不均倾)。

4. 胎儿畸形。如脑积水、无脑儿、巨结肠、连体胎儿、胎儿巨大畸胎瘤等严重畸形。

5. 死胎。胎儿已死亡应以保护产妇为主,可行毁胎术。

【操作方法】

（一）低位产钳手术步骤

1. **体位及术前准备**　膀胱截石位,外阴常规消毒、铺巾,导尿或排空膀胱。

2. **阴道检查**　了解是否具备产钳术的条件。产道是否异常,宫口是否开全,胎膜是否破裂。明确胎方位和胎先露。

3. **麻醉**　一般情况下可采用阴部神经阻滞麻醉,特殊情况下可采用全身麻醉、硬膜外麻醉或腰麻。

4. **阴道检查**　在麻醉、切开会阴后再做一次详细的阴道检查,在颅骨受压重叠、头皮水肿的情况下容易误诊,因此上产钳前须摸胎儿耳郭,耳郭边缘所指方向即为枕骨所在部位。

5. **放置左叶产钳**　左手持左钳柄使钳叶垂直向下,凹面朝前。右手在阴道检查后不退出,置于阴道后壁与胎头之间,将左叶产钳沿右手掌面,置于胎头与掌心之间,右手慢慢将产钳推送入阴道,右手大拇指托钳匙颈部协助,左手顺势向下,推送产钳,最后使左钳叶达胎头左侧耳前额部,并使钳叶与钳柄在同一水平位,在此过程中,右手逐渐退出阴道口,并由助手固定左叶产钳。

6. **放置右叶产钳**　右手持右叶产钳如前,左手中、示指伸入胎头与阴道后壁之间,引导右叶产钳进入到左叶产钳相对应的位置,左手退出。

7. **扣锁产钳**　如两钳叶放置适当,则扣锁吻合,钳柄自然对合。如果扣锁稍有错位时,可移动右叶产钳,以凑合左叶产钳。

8. **检查钳叶位置**　伸手入阴道内检查钳叶与胎头之间有无产道软组织或脐带夹着、胎头矢状缝是否位于两钳叶的中间,胎儿的小囟门在产钳叶上缘一指处。

9. **牵拉**　宫缩时合拢钳柄,向外、向下缓慢牵拉。当先露部着冠时,右手保护会阴,见胎儿额部露出阴道口时,可将产钳柄渐渐向上提起,使胎头仰伸,当双顶径娩出时,可先放右叶产钳并取出之,以减少产钳对母体软组织的损伤,随后左叶产钳顺着胎头慢慢滑出。

10. **牵出胎体**　按自然分娩机制转用手牵拉胎头,使前肩、继而后肩及躯干娩出。

11. **缝合**　胎盘娩出后,仔细检查宫颈及阴道有无撕裂,然后缝合会阴。

（二）K 氏产钳手术步骤

如胎头双顶径在坐骨棘平面以上,产钳手术操作较困难,产妇及胎儿易受损伤。应以剖宫产取代。

1. 体位、术前准备及麻醉同低位产钳手术步骤。

2. 阴道检查明确头盆情况,在确定可经阴道分娩的情况下,方可剪开会阴,会阴切开后须再查清胎方位。

3. 徒手旋转胎头,如为枕左后位,用右手拇指放在胎头右侧,其余 4 指在胎头左侧握紧胎头,向逆时钟方向旋转胎头,使枕骨转向正前方。如胎头嵌入骨盆较低处,可将胎头稍向上推旋转。旋转时另一手可在腹部向同一方向转动胎体。如为枕右后位,右手拇指在胎头右侧,其余 4 指在左侧,向顺时针方向旋转。如旋转失败则改用产钳旋转。

4. 左枕横位先上右叶产钳,右枕横位先上左叶产钳。

5. 以右枕横位为例,先上左叶产钳,术者左手握左钳叶垂直向下,右手中、示指伸入胎头与后阴道壁之间,右手掌心向上。将左钳叶沿右手掌伸入阴道壁与胎头之间,这时左手握着的产钳柄向下,而右手大拇指支托产钳颈部,向上推送产钳,使产钳顺着胎儿脸部滑入到耻骨联合下缘,最后使左钳叶达胎头左侧耳前额部,并由助手固定左叶产钳。

6. 放置右叶产钳,左手中、示指伸入阴道后壁与胎头之间,右手握右叶产钳柄以 45° 角慢慢进入到与左叶产钳相对应的位置。

7. 扣锁产钳。由于骶尾骨关系,有时右叶产钳往往没有达到左叶产钳的程度,因此,扣锁后二叶产钳有长短,这时一边产钳按顺时针方向旋转 90°,一边将右叶产钳上推,使二叶产钳长短一致并扣锁。

8. 如果旋转有困难,可以将产钳上推后再旋转胎头。

9. 检查钳叶位置,胎头是否已经转成枕前位,产钳位置的部位是否正确,如胎头未转,按顺序取出产钳后重上。

10. 牵拉。方法同低位产钳。

（三）枕后位产钳手术步骤

如为枕后位,在胎心很慢、胎儿中等大小、双耳均能触及的情况下,不必再旋转胎头,以枕后位牵拉,注意会阴切口应大些,上产钳的方法同低位产钳,但在牵拉开始时需水平位向外牵拉,前额或鼻根部抵达耻骨联合下缘时,略抬高钳柄使枕部徐徐自会阴部娩出,然后稍向下牵拉,使前额、鼻、面颊相继娩出。枕后位牵拉较枕前位困难,需有一定的临床经验。

(四)臀位后出胎头产钳手术步骤

臀位(助产及牵引术)后出胎头分娩困难时,可用臀位后出头产钳助产,有利于迅速娩出胎头,抢救胎儿,避免不必要的胎儿损伤。操作时,助手提起胎儿手足,躯干呈 70°~80°,胎背朝上,胎儿枕骨位于耻骨联合下面,术者从胎儿腹侧依次放入左、右钳叶,产钳对合后牵引,牵引开始向下,当胎头枕骨低于耻骨弓下时,逐渐提高钳柄,使胎儿下颌、口、鼻、顶相继娩出。

【并发症】

1. **产道损伤** 包括会阴裂伤、阴道裂伤、宫颈裂伤、骨盆或关节损伤等。

2. **产后出血** 产钳手术者多为产程较长,易宫缩乏力;加之产道损伤导致出血增多,因此,产后出血的发病率较高。

3. **继发感染** 多为产程延长,失血较多,产妇抵抗力下降;加之手术操作、组织挫伤;恶露又是细菌良好的培养基。因此,继发性感染的危险性很高。

4. **胎儿损伤** 包括头面部压挫伤、头面部神经损伤、颅内出血、颅骨骨折、大脑损伤或小脑幕撕裂伤、眼球损伤等。

【注意事项】

在放置钳叶时,遇有阻力而不能向深处插入时,可能钳端嵌在阴道穹窿部,此时切勿强行推进钳叶,必须取出检查原因,否则可能引起严重的阴道壁损伤。

1. **扣合有困难时必须注意的事项**

(1)胎头方位有无误诊,这是最常见的原因,应重做检查。如胎头位置过高,应正确估计牵拉的难度,决定取舍。

(2)胎头是否变形过大,一般弯形产钳因头弯较深,往往不易扣合,可改用直形产钳。

(3)如果两叶产钳不在一个平面上,扣合亦困难,可用手伸入阴道内,轻轻推动位置不正确的一叶,切勿用力在钳柄上强行扣合。

2. **可能导致牵引困难(即胎头不见下降)的原因**

(1)牵引方向不正确。

(2)骨盆与胎头不相称。

(3)不适合的胎方位,注意切勿用强力牵引,必须查出原因进行纠正,否则易致胎儿及产道损伤。

3. **可能导致牵引时产钳滑脱的原因**

(1)产钳放置位置不正确,钳叶位置较浅或径线不合适。

(2)胎头过大或过小。不论在什么情况下,产钳滑脱对胎儿及产道都可引起严重损伤,所以在扣合产钳时,必须检查钳叶位置深浅,是否紧贴胎头。并应做试牵,有滑脱可能时,立即停止牵引,重新检查胎头方位及放置产钳。

有时产程较长,产瘤大或胎头变形严重,胎儿尚未入盆,易误为头已入盆,或骨盆较浅也易误诊。故术时应注意腹部检查,确诊胎头是否入盆。

牵引产钳时用力要均匀,一般不需用很大力气,按产钳方向向外略向下,速度也不要过快,也不能将钳柄左右摇摆。当胎头即将牵出时应立即停止用力,与助手协作,注意保护会阴,再缓慢牵出。否则易造成严重的会阴裂伤。

产后常规探查产道,如有宫颈或阴道裂伤,应立即缝合。

术后新生儿给予维生素 K 及维生素 C 预防颅内出血。对于牵引困难者,应密切观察新生儿有无头皮损伤、头皮血肿、颅内出血,并及时予以处理。

第七节 剖 宫 产 术

剖宫产术是指妊娠 28 周后,切开腹壁与子宫壁,取出胎儿及胎盘的手术方式。剖宫产手术在处理难产、妊娠并发症、降低母儿死亡率和病死率中起了重要作用。

【适应证】

1. **胎儿窘迫** 指妊娠晚期因并发症所致的急、慢性胎儿窘迫和分娩期急性胎儿窘迫短期内不能经阴道分娩者。

2. **头盆不称** 绝对头盆不称或相对头盆不称经充分阴道试产失败者。

3. **瘢痕子宫** 2 次及以上剖宫产手术后再次妊娠者;既往子宫肌瘤剔除术穿透宫腔者。

4. **胎位异常** 胎儿横位,初产足月单胎臀位(估计胎儿出生体质量>3 500g)及足先露者。

5. **前置胎盘及前置血管** 胎盘部分或完全覆盖宫颈内口者及前置血管者。

6. **双胎或多胎妊娠** 第 1 个胎儿为非头位;复杂性双胎妊娠;连体双胎、三胎及以上的多胎妊娠应行剖宫产手术。

7. **脐带脱垂** 胎儿有存活可能,评估结果认为不能迅速经阴道分娩,应行急诊剖宫产手术以尽快挽救胎儿。

8. **胎盘早剥** 胎儿有存活可能,应监测胎心率并尽快实行急诊剖宫产手术娩出胎儿。重度胎盘早剥,胎儿已死亡,也应行急诊剖宫产手术。

9. **孕妇存在严重并发症** 如合并心脏病、呼吸系统疾病、重度子痫前期或子痫、急性妊娠期脂肪肝、血小板减少或重型妊娠期肝内胆汁淤积症等,不能承受阴道分娩者。

10. **妊娠巨大儿者** 妊娠期糖尿病孕妇估计胎儿出生体质量>4 250g 者。

11. **孕妇要求的剖宫产** 美国妇产科医师协会(ACOG)将孕妇要求的剖宫产(cesarean delivery on maternal request,CDMR)定义为足月单胎、无医学指征因孕妇要求而实行的剖宫产。

(1)仅是孕妇个人要求不作为剖宫产手术指征,如有其他特殊原因须进行讨论并详细记录。

(2)当孕妇在不了解病情的情况下要求剖宫产,应详细告知剖宫产手术分娩与阴道分娩相比的整体利弊和风险,并记录。

(3)当孕妇因恐惧阴道分娩的疼痛而要求剖宫产手术时,应提供心理咨询,帮助减轻其恐惧;产程过程中应用分娩镇痛方法以减轻孕妇的分娩疼痛,并缩短产程。

(4)临床医师有权拒绝没有明确指征的剖宫产分娩的要求,但孕妇的要求应该得到尊重,并提供次选的建议。

12. **产道畸形** 如高位阴道完全性横膈、人工阴道成形术后等。

13. **外阴疾病** 如外阴或阴道发生严重静脉曲张者。

14. **生殖道严重的感染性疾病** 如严重的淋病、尖锐湿疣等。

15. **妊娠合并肿瘤** 如妊娠合并子宫颈癌、巨大的子宫颈肌瘤、子宫下段肌瘤等。

【手术时机】

剖宫产手术时机的选择十分重要,是影响母儿预后的重要因素。

1. **择期剖宫产术** 是指具有剖宫产手术指征,孕妇及胎儿状态良好,有计划、有准备的前提下,先于分娩发动的择期手术。常于 39 周左右实行。

2. **急诊剖宫产手术** 是指在威胁到母儿生命的紧急状况下的剖宫产手术。应争取在最短的时间内结束分娩。

【操作前准备】

1. 完善化验检查。①血、尿常规,血型;②凝血功能;③感染性疾病筛查(乙型肝炎、丙型肝炎、HIV 感染、梅毒等);④心电图检查;⑤生化检查(包括电解质、肝肾功能、血糖);⑥胎儿超声检查;⑦其他,根据病情需要而定。

2. 备皮,放置尿管、配血。若为选择性剖宫产,手术前一晚可进流食,手术日禁食。

3. 术前禁用呼吸抑制剂如吗啡等,以防新生儿窒息。

4. 做好抢救新生儿的准备。

5. 产妇有酸中毒、脱水、失血等并发症,术前应予以纠正。

6. 与产妇及家属谈话,告知手术对产妇及新生儿的风险,签署知情同意书。

【麻醉】

1. 产妇无并发症者可选用单次硬膜外麻醉、腰麻或联合麻醉。

2. 产妇并发有先兆子痫、心脏病、癫痫、精神病等,宜采用连续硬膜外麻醉以减少刺激。

3. 椎管麻醉禁忌者选全身麻醉。

【分类及其适用范围】

1. **子宫下段剖宫产术** 为目前临床上最常用的剖宫产术,切口在子宫下段,术时出血少,也便于止血;子宫切口因有膀胱腹膜反折覆盖,伤口愈合较好,瘢痕组织少,术后与大网膜、肠管的粘连或腹膜炎较少见;术后切口愈合好,再次分娩时子宫破裂率较低,故该术式已成为目前临床上常规剖宫产术的方法。子宫切口有两种,即纵切口与横切口,目前多选用子宫下段横切口术。

2. **子宫体部剖宫产术(又称古典式剖宫产术)** 切口在子宫体部,为直切口,操作简单,无损伤子宫动静脉危险。但术中出血多、术后伤口愈合较差;切口易与大网膜、肠管、腹壁粘连,术后肠胀气、肠麻痹也较易发生;再次分娩时较易发生子宫破裂,故多已被子宫下段剖宫产所代替。其适应证仅用于子宫下段前壁前置胎盘、下段窄或形成不好或第二次剖宫产粘连严重者。

3. **腹膜外剖宫产术** 不打开腹膜,故术后反应小,一般只用于疑有宫腔感染的病例。因其操作较复杂,费时亦长,有胎儿窘迫存在或胎儿巨大者、技术操作不熟练者不适用。

【操作方法】

（一）子宫下段剖宫产

1. 消毒步骤同一般腹部手术。

2. 腹壁切口可采用下腹纵切口、下腹横切口,进入腹腔后,洗手探查子宫旋转、下段形成及胎先露高低。

3. 在子宫下段膀胱腹膜反折交界处下 2~3cm 弧形剪开腹膜反折,扩大至 11~12cm。用弯止血钳提起下缘,用手指钝性分离膀胱与子宫壁之间疏松组织。暴露子宫下段肌壁 6~8cm。

4. 横行切开子宫下段肌壁约 3cm,用手指向两侧钝性撕开子宫下段肌层宽约 10cm 后,破膜,羊水吸出后,术者右手从胎头下方进入宫腔,将胎头慢慢托出子宫切口,助手同时压宫底协助娩出胎头。胎头高浮娩出困难者可产钳协助娩出胎头。胎头过低出头有困难时,台下助手戴消毒无菌手套,由阴道向上推胎头助娩。胎头娩出后立即挤出新生儿口鼻黏液。若为臀位,则牵一足或双足,按臀牵引方式娩出胎儿。单臀则不必牵双足,同头位娩出法娩出胎臀,或牵引胎儿腹股沟,以臀助产方式娩出胎儿。

5. 胎儿娩出后,助手立即在宫底注射缩宫素 10U,术者再次清理新生儿呼吸道,断脐后交台下。用卵圆钳或三角钳夹住子宫切口的血窦。

6. 胎盘可自娩,亦可徒手剥离,查胎盘、胎膜是否完整。

7. 干纱布擦宫腔,用 1 号肠线分两层连续缝合子宫肌层,注意两边对称。注意子宫收缩情况。

8. 检查子宫切口有无延裂,缝合处有无出血后,2 号线间断缝合膀胱腹膜反折。

9. 洗手,探查子宫双附件有无异常。

10. 按不同腹壁切口逐层关腹,缝合筋膜、皮下及皮肤切口。

（二）古典式剖宫产

1. **腹壁切口及探查子宫** 同子宫下段剖宫产术。

2. **切开子宫** 将子宫扶正后,于子宫前壁正中做一纵切口,长 4~5cm,以两鼠齿钳夹住两切口缘止血,用绷带剪刀上、下延长切口至 10~12cm。

3. **娩出胎儿** 刺破胎膜,吸羊水,术者右手入宫腔,一般牵引胎足以臀位方式娩出胎儿,清理呼吸道、断脐后交台下。

4. **娩出胎盘** 宫体注射宫缩剂,娩出胎盘,擦宫腔同子宫下段剖宫产。

5. **缝合子宫** 胎盘娩出后用卵圆钳夹持子宫切口缘以止血,1 号肠线分 3 层缝合,第 1 层为肌层内 1/2 连续锁扣或间断缝合,不穿透子宫内膜层。第 2 层为肌层外 1/2,即浆膜浅肌层间断缝合。第 3 层连续包埋缝合子宫浆膜层。

6. **清理腹腔、关闭腹腔** 同子宫下段剖宫产术。

（三）腹膜外剖宫产

1. 腹壁切口同子宫下段剖宫产术。

2. 切开腹直肌前鞘并分离腹直肌,暴露膀胱前筋膜。

3. 于近膀胱顶部下 2~3cm 处切开膀胱前筋膜,切口横贯膀胱底部,深达筋膜与膀胱肌层间隙,用钝性或锐性分离膀胱肌层与周围筋膜。此时膀胱即突出于切口。

4. 将膀胱前筋膜分离后,可达膀胱左侧角或左侧壁,用手指做钝性分离即可,发现附着于膀胱顶部的子宫膀胱反折腹膜。以鼠齿钳提起反折腹膜,用左手向下轻压膀胱,可见腹膜附着膀胱的间隙。然后,由此向内,以钝性或锐性剥离将膀胱顶与腹膜分离。分离时,如遇较牢固的结缔组织应予切断结扎。

5. 由上及左侧向中线及向下分离膀胱,即可暴露子宫下段。

6. 切开子宫下段肌层,取出胎儿,切口缝合同子宫下段剖宫产。

7. 子宫切口缝合完毕后即可将膀胱复位。膀胱筋膜可间断缝合。腹壁逐层缝合。

(四) 术中的重要步骤

1. 腹壁切口的选择

(1)腹壁横切口:与纵切口相比,横切口手术后孕产妇切口不适感的发生率更低,外观比较美观。腹壁横切口包括:①Joel-Cohen切口。切口位于双侧髂前上棘连线下大约3cm处,切口呈直线。缺点是位置偏高,外观不太美观。②Pfannenstiel切口。切口位于耻骨联合上2横指(3cm)或下腹部皮肤皱褶水平略上,切口呈浅弧形,弯向两侧髂前上棘。其切口位置偏低较为美观,切口张力小,术后反应轻微,切口更容易愈合。

(2)腹壁纵切口:位于脐耻之间腹白线处,长约10~30cm。其优点为盆腔暴露良好,易掌握与操作,手术时间短;其不足之处为术后疼痛程度较重,切口愈合时间较长,外观不够美观。

2. 膀胱的处理 一般情况下,当子宫下段形成良好时,不推荐剪开膀胱腹膜反折而下推膀胱;除非是子宫下段形成不良或膀胱与子宫下段粘连者。

3. 子宫切口的选择 多选择子宫下段中上1/3处的横切口,长约12~15cm。子宫下段形成良好时建议钝性分离打开子宫,这样可减少失血以及产后出血的发生率。前置胎盘或胎盘植入孕妇避开胎盘附着部位酌情选择切口位置。

4. 产钳的应用 当胎头娩出困难的时候,可考虑应用产钳助产。

5. 缩宫素的应用 胎儿娩出后予缩宫素10~20U直接行子宫肌壁注射和/或缩宫素10U加入500ml晶体液中静脉滴注。可以有效促进子宫收缩和减少产后出血。

6. 胎盘娩出方式 建议采取控制性持续牵拉胎盘而非徒手剥离娩出胎盘,可减少出血量和子宫内膜炎的发生风险。不建议胎儿娩出后立即徒手剥取胎盘,除非存在较明显的活动性出血或5分钟后仍无剥离迹象。娩出后仔细检查胎盘、胎膜是否完整。

7. 缝合子宫切口 单层缝合子宫方法的安全性和效果尚不明确。目前,建议采用双层连续缝合子宫切口。注意子宫切口两边侧角的缝合,缝合应于切口侧角外0.5~1.0cm开始;第一层全层连续缝合,第二层连续或间断褥式缝合包埋切口;要注意针距、缝针距切缘的距离及缝线松紧度。

8. 缝合腹壁 ①清理腹腔,检查是否有活动性出血、清点纱布和器械。②酌情缝合脏层和壁腹膜。③连续或间断缝合筋膜组织。④酌情缝合皮下组织。⑤间断或连续皮内缝合皮肤。

9. 新生儿的处理 断脐、保暖、清理呼吸道等常规处理。

【注意事项】

1. 应严格掌握剖宫产适应证。

2. 切口位置、大小要适宜。

3. 注意避免损伤膀胱。分层切开腹壁、腹膜、膀胱子宫反折腹膜,推膀胱时层次应分辨清楚,尤在腹膜外剖宫产时,分离膀胱是关键,应认清解剖关系。二次剖宫产膀胱粘连紧密,层次不清时,要仔细分离。

4. 勿损伤胎儿。在切开子宫壁时应逐渐深入,勿一次切透。

5. 注意出血。子宫下段横切口剖宫产时,由于该处肌壁薄,容易向两侧角撕裂,血管裂伤易出血。手术时应注意子宫右旋转的特点,防止切口偏向左侧。如有裂伤,一边吸干积血,一边用卵圆钳夹住裂口边缘,弄清解剖后迅速将出血点结扎或缝扎止血。子宫体部剖宫产时,由于切口肌壁厚,血管丰富,故出血多,不用卵圆钳夹持切口边缘,应迅速缝合止血。

【术后注意事项】

1. 术毕应将宫腔及阴道内积血清除。

2. 术后当日取平卧位,第 2 天改半卧位。

3. 术后 12 小时内密切注意子宫收缩及阴道出血情况。

4. 术后留置导尿管 24 小时,去除导尿管后可适当起床活动。

5. 酌情补液及应用抗生素预防感染。

第八节　转　胎　术

一、臀位外倒转术

【适应证】

1. 孕 36~40 周单胎臀位或横位,经其他方法纠正无效者。

2. 胎儿正常无畸形,胎心良好。

【禁忌证】

1. 有剖宫产指征者。

2. 有产科并发症或严重内、外、妇科并发症者。

3. 子宫畸形、子宫瘢痕或本次妊娠前曾行过多、过密人工流产术者。

4. 胎儿宫内生长迟缓,脐带缠绕,臀先露胎头呈观星位、先露部已入盆。

5. 羊水池最大深度<5cm。

6. B 超提示脐带绕颈者、胎盘前壁或前置胎盘者慎用。

【操作方法】

1. 排空大小便。

2. 术前或术中应用子宫肌肉松弛剂。

3. 孕妇平卧,两下肢屈曲略外展,枕头略垫高,露出并放松腹壁,查清胎位及胎先露,听胎心音并记录其频率,最好先行 NST。

4. 术者立于孕妇右侧,两手插入先露部的下方,在孕妇腹部及子宫肌肉充分松弛的状态下,向上用力,轻轻托起胎臀,并随即以一手置于先露部的下方把握住已被松动的先露部。

5. 托起胎臀,将胎臀推向一侧髂窝方向,所推的方向应与胎头下降的方向相反。

6. 术者另一手轻按胎头的枕部,使其俯屈,沿胎儿腹侧将胎头向子宫体侧方推移并缓慢下滑,注意手不可松开。托胎臀的手掌面向上,托胎臀由子宫侧面向上移动,与推头的动作相配合,直到转为头先露。

7. 术中和术后应随时监测胎心,以及时发现异常变化。

8. 观察 30 分钟,如无胎心异常、宫缩及出血,腹带包扎、固定胎位。

9. 术后 3 天复诊,如胎头已固定或半固定,可解除腹带。期间腹痛、出血、胎动异常随时就诊。

【注意事项】

1. 手术时手法应轻柔灵巧,可避免发生胎盘早剥并减少胎心率异常。

2. 腹带包腹时孕妇应平卧伸直两腿,包布缠裹下腹部后,将卷成长条状的毛巾垫在胎儿颈部两侧以固定胎头。毛巾折成短筒状,两端粗细不等,粗端靠近胎儿头部,细端在胎肩。

二、臀位内倒转术

【适应证】

1. 横产活胎,无条件转院及实行剖宫产术者。

2. 双胎第 2 胎儿为横位,或第 2 胎儿胎头高浮合并胎儿窘迫须迅速娩出者。

3. 特殊情况下横位胎儿已死,实行断头术困难者。

【禁忌证】

1. 估计头盆不称,不能经阴道分娩的活胎。

2. 子宫瘢痕,易发生子宫破裂或已有先兆子宫破裂者。

3. 子宫颈未开全或未接近开全,子宫腔内无足量的羊水存在。

4. 忽略性横位,羊水流尽。

【操作方法】

1. 全身麻醉加肌肉松弛剂,使子宫壁完全松弛,以利操作。

2. 产妇取膀胱截石位,消毒外阴,铺巾,导尿,胎膜未破者刺破胎膜。

3. 做阴道检查,了解宫颈是否开全、胎先露和胎方位。

4. 伸手进入子宫腔内沿胎儿腹侧寻找并握住胎足。

5. 用示指和中指握紧胎足,缓慢向下牵引,同时另一手在腹部外协助向上推胎头,内外配合渐渐使胎儿变成臀位足先露。当胎膝露于母体的阴道口时,内倒转术即已完成。

6. 此时宫口已开全者,立即做臀位牵引术以结束分娩。如宫口未开全,胎儿无窘迫,则可密切注意胎心,等待宫口开全后,做臀位助产或臀位牵引术。

7. 胎盘娩出后应常规探查宫腔,注意子宫下段及宫颈有无裂伤以便及时处理。

8. 术前即做好抢救新生儿的准备工作。

9. 产后给予子宫收缩剂及抗生素。

【注意事项】

1. 术中密切注意产妇一般情况、血压及脉搏,保持静脉液体通畅以备抢救时使用。

2. 牵引时不可用暴力,力量应均匀而缓慢,以免损伤子宫下段。

第九节 毁 胎 术

一、断 头 术

【适应证】

横位死胎,宫颈完全或接近完全扩张,胎颈易于探及,无先兆子宫破裂者。

【禁忌证】

1. 横位胎儿存活。

2. 有先兆子宫破裂征象者。

【操作方法】

1. 取膀胱截石位。

2. 消毒外阴,铺巾,导尿。

3. 阴道检查。探清宫颈扩张情况,胎胸嵌入程度,胎头及胎颈部位。

4. 断头。助手向胎头对侧拉紧脱出的手,尽量使颈部降低,线锯一端缚以纱布1块,用中、示指夹在纱布一端,沿胎颈后方送入,使纱布在胎颈前上方显露。再将纱布拉出,于是线锯绕过胎颈,并用手复查线锯部位。以单叶拉钩拉开阴道前、后壁,来回拉动线锯,使颈椎离断,但应保留颈椎处的部分皮肤。如无线锯,亦可应用手术刀、剪刀切开皮肤,咬骨钳离断颈椎。

5. 牵出胎体。牵拉脱出的手,很易拉出胎体。

6. 牵出胎头。术者伸手入宫腔,以中指放入胎儿口内,使颜面朝下,向外牵引胎头,当枕骨抵耻骨联合下缘时,逐渐向前旋转,胎头不难牵出。在牵拉过程中,另一只手压迫下腹部予以协助。

7. 如胎头较高,胎肩陷入较深,胎颈虽能探及,但不易断颈,可自一侧肩部锁骨上斜向对侧腋下锯断(头肩斜断术)。牵拉脱出的手,先牵出胎头,再伸手入阴道,探得另一胎手,牵拉之,则胎体随即拉出。

【注意事项】

1. 术后必须探查宫腔,仔细检查有无子宫破口。如发现裂口应立即进行剖腹探查,按子宫破裂处理。

2. 检查宫颈、阴道有无裂伤,做相应处理。

3. 术后密切观察产妇一般情况、脉搏、血压,注意子宫收缩是否良好。

4. 术后给予宫缩剂及抗生素。

二、除 脏 术

【适应证】

1. 忽略性横位,胎儿已死,胎颈位置高而胸腹部被挤入阴道内者。

2. 胎儿胸部或腹部有肿瘤或器官发育异常以及腹水等阻碍分娩者。

3. 联体畸胎。

【禁忌证】

1. 有先兆子宫破裂征象者。

2. 骨盆明显狭窄或畸形者。

3. 宫口未接近开全或未开全者。

【操作方法】

1. 取膀胱截石位。

2. 消毒外阴,铺巾,导尿。

3. 阴道检查。检查骨盆是否狭窄,先露部位及其高低。

4. 剪开胸壁。助手向胎头对侧牵拉脱出的手,以阴道拉钩牵拉阴道前后壁,暴露胎儿腋部,在直视下或以手做指导,用长剪刀剪开肋间隙皮肤、肌肉,撑开肋间隙。

5. 除脏。以卵圆钳沿剪开的肋间隙达胸腔钳取肺、心使胸腔塌陷。如腹部亦阻挡胎儿娩出者,可经横膈进入腹腔,钳取肝、脾及肠管等。待脏器完全取出后,牵引脱出的胎儿上肢,胎体即可折叠娩出,或牵引下肢行臀牵引术娩出胎儿。

【注意事项】

1. 剪刀操作必须以手指引导,以免误伤软产道。

2. 术后应检查有无子宫破裂及宫颈、阴道损伤。

3. 术后给予宫缩剂及抗生素。

三、穿 颅 术

【适应证】

1. 胎儿脑积水。

2. 头位死胎而胎头不能娩出者。

3. 臀位死胎后头。

【禁忌证】

1. 骨盆入口前后径明显异常,虽经穿颅亦不能从阴道娩出者。

2. 有先兆子宫破裂征象者。

3. 宫口未接近开全或未开全者。

【操作方法】

1. 取膀胱截石位。

2. 消毒外阴,铺巾,导尿。

3. 阴道检查。查清前囟及矢状缝部位。

4. 固定胎头。胎头未固定者,由助手自腹部用手固定胎头。

5. 切开头皮。用鼠齿钳夹持胎头前囟或矢状缝处的头皮,以刀或剪刀切开头皮2~3cm。

6. 穿破胎头。用手护送闭合的穿颅器,在近阴道口处的颅缝间(囟门或矢状缝)垂直刺入颅腔。如为颜面位可经眼眶刺入,如系臀位生产后出头,可从枕骨大孔刺入。如遇大的胎儿脑积水,可用16号或18号针自腹部或自阴道经扩张的囟门或骨缝刺入,吸出脑积液。

7. 破坏及排出脑组织。检查穿颅器确在颅腔内,张开穿颅器左右旋转,破坏脑组织使之排出。亦可用负压吸引管吸出脑组织或液体。

8. 钳颅。一般用两叶钳颅器,在左手掌和中、示指的引导下,右手持钳颅器内叶,从头皮破口处放入颅腔直达颅底,凸面朝胎儿面,交助手固定;再以一手做引导,将外叶放入胎头颜面部,外叶的凹面与内叶凸面吻合。经阴道检查,确证无宫颈或阴道壁夹进两叶钳之内,关闭钳柄,拧紧螺旋。

9. 牵引。如胎头较高,一般牵引稍向后方,待胎头下降至阴道下部时,再取水平方向牵引。胎头娩出后,取下钳颅器,牵出胎体。

【注意事项】

1. 手术操作要轻柔、准确,器械进入阴道时必须在手遮护下进行,防止损伤产道、膀胱和直肠。

2. 钳颅器放入颅内一定要直达颅底,并将颅骨夹牢,以免滑脱。或试用数把长鼠齿钳夹持颅骨破口边缘牵拉。

3. 术后检查有无软产道损伤。

4. 术后给宫缩剂及抗生素。

第十节 软产道裂伤修补术

一、会阴、阴道裂伤修补术

会阴、阴道裂伤按裂伤程度的轻重分为Ⅰ~Ⅳ度:

1. **Ⅰ度会阴裂伤** 仅累及会阴皮肤及阴道口黏膜的裂伤,一般出血不多。

2. **Ⅱ度会阴裂伤** 裂伤深达会阴体肌层,并累积阴道后壁黏膜,甚至沿侧沟向上延伸,出血较多。会阴皮肤、黏膜、肌肉裂伤,但肛门括约肌是完整的。

3. **Ⅲ度会阴裂伤** 裂伤累及肛门外括约肌、会阴皮肤、黏膜、会阴体、肛门括约肌完全裂伤,多伴有直肠壁裂伤。

4. **Ⅳ度会阴裂伤** 裂伤累及直肠阴道隔、直肠壁及黏膜。

【操作方法】

(一)会阴Ⅰ度裂伤修补术

1. 阴道黏膜用1-0或2-0肠线连续或间断缝合。

2. 1号丝线间断缝合皮肤或用1-0或2-0肠线皮内缝合。

3. Ⅰ度裂伤皮肤丝线缝合者,可于术后3天拆线,拆线时核对缝线针数。

(二)会阴Ⅱ度裂伤修补术

1. 用带尾纱垫填塞阴道,用手或阴道上下叶拉钩暴露伤口,特别要看清裂伤的顶端。

2. 从裂伤口顶端上方用1-0或2-0肠线连续缝合阴道黏膜。

3. 用1-0或2-0肠线间断缝合肌层,缝合时应注意创面底部勿留无效腔。

4. 2号丝线间断缝合皮肤,并记录皮肤缝线针数。

5. 取出阴道内填塞的带尾纱垫,肛查。

6. 术后会阴冲洗,每日2次。

7. 术后4天拆除缝合丝线,核对缝合时记录的针数。

（三）会阴Ⅲ～Ⅳ度裂伤修补术

1. 用带尾纱垫填塞阴道,用手或阴道上下叶拉钩暴露伤口,仔细辨清裂伤部位及解剖关系。

2. 缝合前用消毒液冲洗伤口,直肠壁撕裂时,用细圆针和 3-0 号肠线间断缝合,缝线穿过直肠黏膜,并把线结打在肠腔内,3-0 号丝线间断褥式缝合直肠浆肌层(用 2-0 号肠线间断 U 形缝合直肠黏膜下层,可避免穿透直肠黏膜缝合的不良后果)。

3. 用鼠齿钳在皮下寻找、钳夹与拉拢肛门括约肌的两个断端,以 7 号丝线或 0 号肠线间断缝合 2 针,然后用 2-0 号肠线间断缝合肛提肌,会阴深、浅横肌及球海绵体肌等组织。

4. 逐层缝合阴道黏膜、皮下组织及会阴皮肤(同会阴Ⅱ度裂伤缝合)。

5. 取出阴道内填塞的带尾纱垫。手术完毕示指放入肛门内检查肛门括约肌收缩力。

6. 术后进无渣半流质饮食 3 天。口服盐酸洛哌丁胺 1 片,每日 2 次,避免患者排大便。

7. 保持局部伤口清洁,每次大、小便后清洁会阴,每日冲洗会阴 2 次,共 5 天。术后第 4 天晚可服乳果糖口服溶液 10ml,软化大便。

8. 术后用抗生素预防感染。

9. 术后第 5 天拆除会阴皮肤缝线,并核对手术记录缝线针数。

10. 术后严禁灌肠或放置肛管。

【注意事项】

1. 分娩后阴道壁松弛,术时应仔细检查,按撕裂的大小与深浅,将组织对合整齐,分层缝合。

2. 阴道壁裂伤较高,无法暴露,可于顶端下方用肠线先缝合 1 针作牵引,然后于顶端上方 0.5～1cm 处缝合,以防撕裂的血管回缩出血形成血肿。在保证有效止血的前提下,缝线不宜过紧、过密,组织间不留空隙。

3. 修补完毕应常规做肛查,如发现有肠线误缝入直肠腔内时,立即拆除重缝。

二、宫颈裂伤缝合术

宫颈裂伤多因分娩时急产、子宫颈口未开全,强行阴道助产手术或宫颈有陈旧瘢痕或炎症引起。产后子宫收缩良好而阴道持续出血者,应做子宫颈检查。

宫颈裂伤多发生于两侧或一侧,也可发生于前唇或后唇,或环行裂伤或多处裂伤。一旦怀疑宫颈裂伤,应用阴道拉钩暴露宫颈,用两把无齿卵圆钳夹持宫颈,按顺时针方向交替移行,检查宫颈一周有无裂伤,确定裂伤并有活动性出血时,应立即缝合。

【操作方法】

1. 外阴必须重新消毒,术者亦应更换手术衣及手套。

2. 在良好照明下,以两个单叶阴道拉钩暴露宫颈。用两把卵圆钳分别钳夹在裂口两边止血,并向外牵拉宫颈,便于缝合。

3. 用 1 号肠线从裂口的顶端上 0.5cm 处开始间断或连续缝合子宫颈全层至距外口 0.5cm。如裂口顶端部位过高,缝合达不到顶点,可先间断缝扎 1 针,作为牵引后再补缝上面的裂口。

4. 术后用抗生素预防感染。

第十一节 子宫动脉上行支结扎术

【适应证】

1. 剖宫产时,胎盘娩出后子宫收缩乏力性出血,经促宫缩药及按摩子宫等处理无效者。

2. 胎盘早期剥离致子宫卒中严重者。

3. 剖宫产术后晚期子宫切口断裂大出血而又要保留子宫者。

4. 分娩后严重的阴道产后出血一时难以控制,此种出血主要由子宫收缩乏力引起。

【操作方法】

1. 阴道分娩者剖腹探查,剖宫产者取出胎儿、胎盘后可直接进行子宫动脉的结扎术。

2. 提出子宫,将子宫向缝扎子宫动脉上行支的对侧牵拉,摸测子宫峡部两侧跳动的子宫动脉。用 1 号可吸收线,由子宫动脉上行支内侧从前向后穿过子宫肌层,不穿透子宫内膜,然后再从子宫动、静脉丛的最外侧无血管区自后向前穿过,打结结扎子宫动脉上行支。同法结扎对侧子宫动脉上行支。

3. 常规关腹。

【注意事项】

1. 子宫变成粉红色,收缩变硬出血停止,继续完成手术。若仍出血,可进一步采取其他方法处理。

2. 术后注意观察阴道出血,并使用缩宫素。

3. 术后应用抗生素。

第十二节 髂内动脉结扎术

【适应证】

1. 产后或产褥期难以控制的子宫出血,尤其是子宫缩复不良引起的出血。

2. 子宫动脉上行支结扎后仍出血者。

3. 阴道手术宫颈裂伤至子宫下段,阔韧带血肿,难以找到出血点时。

4. 作为其他手术的先行止血方法。

【操作方法】

髂内动脉结扎有两种手术途径,即经腹结扎和经腹膜外结扎。

1. 常规开腹,进入腹腔。

2. 于骨盆漏斗韧带外侧,触摸髂血管及输尿管,提起后腹膜,在输尿管外侧、髂内动脉的内侧、髂总动脉分叉水平向下做长 4~6cm 的纵切口,剪开腹膜。

3. 分离髂内动脉周围的结缔组织,暴露髂内血管,用阑尾钳或大镊子夹住髂内动脉将其提出血管床。

4. 在髂内动脉起始部下方 2.5cm 左右处,用短直角钳轻轻地于髂内动脉后壁与髂内静脉间分离通过,带过 2 根 7 号丝线,将两线间隔 0.5cm 分别结扎,不剪断血管。

5. 若出血未停止,同法结扎对侧髂内动脉。

6. 常规关闭腹腔。

【注意事项】

1. 术前与术后当即摸测股动脉有否搏动，防止误扎髂外动脉。

2. 注意尿量、尿色。

3. 术后应用宫缩剂、抗生素。

第十三节　子宫腔纱布条填塞术

经阴道子宫腔纱布填塞尚有争议，因易感染，且填塞不好更易出血，但农村山区在紧急情况下，无其他条件时仍不失为实用方法之一。经剖宫产切口填塞纱布在直视下操作，相对较易填塞，应用此术或可免除子宫切除。

【适应证】

1. 子宫收缩乏力致产后出血，经用宫缩剂及其他治疗方法无效。阴道分娩者由于易感染、不易塞紧等原因，目前不常用。剖宫产时直视下填塞纱布，止血效果较好。

2. 前置胎盘剖宫产时，子宫下段收缩不佳致大量出血，经宫缩剂和其他治疗无效。

【禁忌证】

1. 宫缩乏力以外的因素导致的产后出血。如产道损伤、胎盘残留、胎盘植入等。

2. 羊水栓塞等凝血功能异常而导致产后出血，不能通过填塞纱布的方法止血。

【操作方法】

阴道分娩与剖宫产手术时发生产后出血均可行宫腔内纱布填塞，填塞方法稍有不同。

（一）经阴道填塞纱布术

1. **术前准备**　准备长 6m，宽 8cm，厚 8 层的纱布，卷成一圈，用手术巾包裹，消毒后放置手术室待用。用时将纱布用生理盐水或甲硝唑盐水浸湿并挤干后待用。

2. **填塞纱布术**　宫腔内填塞纱布的方法有徒手法和器械法两种。

（1）用手填塞法：将一手放在腹壁上固定子宫体，另一手掌心向上，伸入宫腔内，以中、示指携纱布条送入宫腔，从子宫角开始，呈"S"形来回填塞，用四指把纱布压紧。自上而下均匀而坚定地填满整个子宫腔，使宫腔内不留无效腔。纱布断端头处于阴道内。

（2）器械的子宫填塞法：助手在腹壁上固定子宫底，术者用左手伸入宫腔内为引导，右手持妇科长弯钳或海绵钳夹持纱布条送至宫底，填塞方法的次序同用手指填塞法，需填紧。

3. **术后监测**

（1）填塞纱布后，注射子宫收缩剂，必要时静脉滴注宫缩剂。

（2）腹部用甲紫标记宫底高度，定期观察宫底高度和阴道出血量。

（3）保留导尿管，定期观察尿量。

（4）保持静脉通路，做好输血准备。

（5）监测体温、心率、血压、呼吸等生命体征，有条件的单位可心电监护。

（6）预防性应用抗生素，防治感染。

4. **抽取纱布**

（1）术后 24~48 小时取出纱布，有明显的宫内感染症状者可在 12 小时后取出。

（2）取纱布前备血，开通输血的静脉通路。应用宫缩剂 15~30 分钟后开始抽取纱布。

（3）取纱布动作要缓慢、轻柔，同时按压宫底，了解宫缩，一般时间为 15~20 分钟。

（4）取出纱布行细菌培养和药敏试验。

（二）经剖宫产切口填塞纱布

若剖宫产时发生产后出血,要经剖宫产切口填塞纱布。填塞亦从宫底部开始,方法同前。填塞到切口附近时,要根据子宫下段的长度估计剩余部分所需的纱布长度。先用卵圆钳把纱布的断端从宫颈口塞到阴道内,再从子宫下段往上填塞纱布,在切口部位汇合。用可吸收线缝合子宫切口,分别从切口两端向中间缝合,直视每次进针和出针,避开纱布;缝到中间,当剩下容一指的缝隙时,用手指进宫腔探查已缝合的切口,确定缝线未缝到纱布后关闭宫腔。

手术后观察和取纱布的方法同经阴道填塞纱布的方法。

【并发症】

1. **宫腔感染**　在宫腔内大量的纱布是细菌良好的培养基,同时,经阴道塞入的纱布可能把细菌带入,易发生宫腔感染,纱布填塞的时间越长,感染的机会越大。

2. **再次出血**　手术后子宫收缩可能进一步放松,纱布没有达到压迫止血的目的,术后仍有继续出血的可能。抽取纱布时亦易再次出血。

【注意事项】

1. 纱布经折叠后要求边缘光整。若宫腔较大,需要几条纱布,应在纱布间行端端缝合。

2. 经阴道填塞纱布前,要重复外阴、阴道消毒,术者应遵守无菌操作技术,严防感染。

3. 务必使整个子宫腔和阴道填满纱布条,填塞应紧而均匀,不留空隙,达到有效止血的目的。

4. 剖宫产子宫下段填塞纱布,先把断端塞入阴道,再从宫颈向切口部位填塞。因此,要估计需要的纱布长度,以免纱布太长或太短。

5. 剖宫产时填塞纱布条,在缝合子宫切口时,注意不要缝到纱布条。术中发现切口缝合时缝到纱布,应拆开重新缝合。

6. 子宫腔内填塞纱布后,若仍存在宫腔内出血,往往表现为出血量与阴道流血量不一致。需要根据阴道出血量、宫底高度改变、血容量改变等情况综合分析。一旦确定出血继续存在,需要再次手术。

7. 纱布取出后子宫未及时收缩,可导致再次产后出血。因此,抽取纱布要在手术室进行,动作要缓慢、轻柔,同时,要应用宫缩剂或按摩宫底等方法促进宫缩。若应用各种方法后仍有宫腔内出血,需要再次手术。

第十四节　剖宫产术后再次妊娠阴道分娩

【概述】

剖宫产术后再次妊娠时存在瘢痕子宫妊娠、凶险性前置胎盘、子宫破裂等风险。其分娩方式有选择性再次剖宫产(ERCS)和剖宫产术后再次妊娠阴道试产(TOLAC)两种。TOLAC的成功率在60%~80%不等,子宫破裂的整体风险率不足1%。一旦发生子宫破裂,孕妇输血率、子宫切除率和围产儿发病率、死亡率明显增加。因此,必须在产前充分评估、具备阴道分娩适应证、规范的产时管理、具备相应的应急预案的前提下实施TOLAC。

【适应证】

1. 孕妇及家属有阴道分娩意愿,是 TOLAC 的必要条件。

2. 医疗机构有抢救 VBAC 并发症的条件及相应的应急预案。

3. 既往有 1 次子宫下段横切口剖宫产史,且前次剖宫产手术顺利,恢复良好;除剖宫产切口外子宫无其他手术瘢痕。

4. 本次胎儿为头位。

5. 不存在前次剖宫产指征,也未出现新的剖宫产指征。

6. 2 次分娩间隔≥18 个月。

7. B 超检查子宫前壁下段肌层连续。

8. 估计胎儿体质量不足 4 000g。

【禁忌证】

1. 医疗单位不具备施行紧急剖宫产的条件。

2. 已有 2 次及以上子宫手术史。

3. 前次剖宫产术为古典式剖宫产术、子宫下段纵切口或 T 形切口。

4. 存在前次剖宫产指征。

5. 既往有子宫破裂史;或有穿透宫腔的子宫肌瘤剔除术史。

6. 前次剖宫产有子宫切口并发症。

7. 超声检查胎盘附着于子宫瘢痕处。

8. 估计胎儿体质量为 4 000g 或以上。

9. 不适宜阴道分娩的内外科合并症或产科并发症。

【提高成功率的因素】

1. 有阴道分娩史,包括前次剖宫产术前或后的阴道分娩史。

2. 妊娠不足 39 周的自然临产。

3. 子宫颈管消失 75% ~90%、宫口扩张。

4. 本次分娩距前次剖宫产>18 个月。

5. 孕妇体重指数(BMI)<30kg/m^2。

6. 孕妇年龄<35 岁。

【术前准备和评估】

1. 严格掌握并充分分析 TOLAC 的适应证及禁忌证。

2. 评估孕妇骨盆情况、胎产式、胎方位、胎儿估计体质量等,是否存在头盆不称及生殖道畸形等。

3. 建议妊娠满 36 周开始超声评估子宫切口处肌层的连续性。

4. 签署 TOLAC 的评估表及规范的知情同意书。

【操作方法和步骤】

为 TOLAC 孕妇提供严密的母儿监护、严格的产程管理、迅速的应急处理及新生儿复苏,以保障母儿安全。

1. 自然临产者

1)备血、留置导尿,开放静脉通路,做好紧急剖宫产的术前准备。

2)建议行持续电子胎儿监护,观察胎心率变化,判断胎儿宫内状态。

3)注意产妇主诉,监测生命体征变化、子宫下段是否有压痛、血尿等情况。

4)产程进展缓慢,需要缩宫素静脉滴注加强宫缩时,尽量使用小剂量。

5)当产程停滞或胎头下降停滞时,可放宽剖宫产指征。

6)第二产程时间不宜过长,必要时排除子宫先兆破裂后可行阴道手术助产。

7)发现胎心异常、先兆子宫破裂或子宫破裂等征象时应实施紧急剖宫产,尽快娩出胎儿,手术中请新生儿科医师到场协助抢救新生儿。

2. TOLAC 的引产

(1)引产前的准备

1)全面评估母儿状况来判断是否具备 TOLAC 的适应证。

2)引产前需充分向孕妇及家属交代母儿情况、引产条件、引产方式、子宫破裂的风险、子宫破裂对母儿的危害、医院的监护及应急处理措施,并签署知情同意书。

3)备血、留置导尿,开放静脉通路,做好紧急剖宫产的手术准备。

(2)引产方法的选择

1)有引产指征的孕妇可考虑使用水囊引产或小剂量缩宫素引产。

2)不建议使用前列腺素类药物(如米索前列醇)促子宫颈成熟,可增加子宫破裂的风险。

【注意事项】

1. 应由专人监护和观察。

2. 建议持续电子胎儿监护,及时发现胎心率异常。

3. 有条件者应对孕妇持续心电监护,观察孕妇的生命体征。

4. 密切注意产程进展、胎头下降情况;尽量缩短第二产程。如引产≥8 小时仍未临产应再次评估是否适合阴道分娩,并再次与家属交代病情,必要时中转剖宫产。

5. 发现胎心异常、先兆子宫破裂或子宫破裂等征象应实施紧急剖宫产,尽快娩出胎儿,并做好新生儿复苏的准备。

【并发症及处理】

TOLAC 的主要并发症为先兆子宫破裂和子宫破裂,是导致母儿不良预后的主要原因。

1. 子宫破裂的征象

(1)胎心监护异常,特别是出现胎儿心动过缓、变异减速或晚期减速等,是子宫破裂最常见的临床表现,发生率为66% ~75%。

(2)严重的腹痛,尤其在宫缩间歇期持续存在的腹痛,也是子宫破裂常见的征象。

(3)子宫瘢痕部位的压痛和反跳痛。

(4)孕妇心动过速、低血压、昏厥或休克。

(5)产程中胎先露位置升高。

(6)先前存在的有效宫缩突然停止。

(7)血尿。

(8)产前或产后阴道异常出血。

(9)腹部轮廓改变,在以往的位置不能探及胎心。

2. 处理

(1)疑诊先兆子宫破裂或子宫破裂时,争取在最短时间内剖宫产终止妊娠。

（2）严密监测产妇的生命体征、出血等情况，维持生命体征稳定。

（3）纠正出血的相关并发症，必要时输血治疗，并积极预防感染。

3. 应急预案

（1）TOLAC 应在有母儿急救措施和剖宫产条件成熟的医院开展。

（2）制定 TOLAC 紧急事件的应急预案与急救绿色通道。

（3）在 TOLAC 过程中，应由有经验的医师对分娩过程进行监护。

（4）当发现先兆子宫破裂或子宫破裂征象时，应迅速启动院内急救绿色通道及急救预案。

参考文献

1. 中华医学会妇产科学分会感染性疾病协作组. 阴道微生态评价的临床应用专家共识. 中华妇产科杂志,2016,051(010):721-723.

2. 赵昀,魏丽惠. CSCCP 关于中国宫颈癌筛查及异常管理相关问题专家共识解读. 实用妇产科杂志,2018, 034(002):101-104.

3. 王庭槐. 生理学. 9 版. 北京:人民卫生出版社,2018.

4. World Health Organization Department of Reproductive Health and Research. Family Planning:A Global Handbook for Providers

5. 郎景和,张晓东. 妇产科临床解剖学. 2 版. 济南:山东科学技术出版社,2020.

6. 李光仪. 实用妇科腹腔镜手术学. 2 版. 北京:人民卫生出版社,2015.

7. 刘新民. 妇产科手术学. 3 版. 北京:人民卫生出版社,2011.

8. ROCK JA,THOMPSON JD. 铁林迪妇科手术学. 杨来春,段涛,朱关珍,译. 济南:山东科学技术出版社,2003

9. 周琦,吴小华,刘继红,等. 外阴癌诊断与治疗指南(第四版). 中国实用妇科与产科杂志,2018,34(11):1230-1237.

10. 周琦,吴小华,刘继红,等. 阴道恶性肿瘤诊断与治疗指南(第四版). 中国实用妇科与产科杂志,2018,34(11):47-49.

11. 魏丽惠,沈丹华,赵方辉,等. 中国子宫颈癌筛查及异常管理相关问题专家共识(二). 中国妇产科临床杂志,2017,18(03):286-288.

12. 周琦,吴小华,刘继红,等. 子宫内膜癌诊断与治疗指南(第四版). 中国实用妇科与产科杂志,2018,34(08):52-58.

13. 中华医学会妇科肿瘤学分会. 妇科恶性肿瘤保留生育功能临床诊治指南. 中华医学信息导报,2014(10):9.

14. 中国抗癌协会妇科肿瘤专业委员会. 卵巢恶性肿瘤诊断与治疗指南(第四版). 中国实用妇科与产科杂志,2018,034(011):1227-1229.

15. 向阳,周琦,吴小华,等. 妊娠滋养细胞疾病诊断与治疗指南(第四版). 中国实用妇科与产科杂志,2018,034(009):994-1001.

16. 中华医学会妇产科学分会. 女性生殖器官畸形诊治的中国专家共识. 中华妇产科杂志,2015,50(10):729-733.

17. 朱兰,陈娟. 盆腔器官脱垂的中国诊治指南(草案). 中华妇产科杂志,2014,49(009):647-651.

18. 中华医学会妇产科学分会妇科盆底学组. 女性压力性尿失禁诊断和治疗指南(2017). 中华妇产科杂志.2017,52(05):289-293.

19. NAG S,ERICKSON B,THOMADSEN B,et al. The American Brachytherapy society recommendations for high-dose-rate brachytherapy for carcinoma of the cervix. Int J Radiat Oncol Biol Phys,2000,48(1):201-211.

20. VISWANATHAN AN,BERIWAL S,SANTOS JFDL et al. American Brachytherapy Society consensus guidelines for locally advanced carcinoma of the cervix. Part II:High-dose-rate brachytherapy. Brachytherapy,2012,11:

47-52.

21. HARKENRIDER MM，BLOCK AM，Alektiar KM，et al. Amercian Brachytherapy Task Group Report：Adjuvant vaginal brachytherapy for early-stage endometrial cancer：A comprehensive review. Brachytherapy，2017；16：95-108.

22. Schwarz JK，Beriwal S，JacquelineBrickson B，et al. Consensus statement for brachytherapy for the treatment of medically inoperable endometrial cancer. Brachytherapy，2015；14（5）：587-599.

23. Jr Small W，Bosch WR，Mathew M，et al. NRG Oncology/ RTOG consensus guidelines for delineation of clinical target volume for intensity modulated pelvic radiation therapy in postoperative treatment of endometrial and cervical cancer：an update. Int J Radiat Oncol Biol Phys，2021；2019（2）：413-424.

24. 中华医学会放射肿瘤治疗分会近距离治疗学组，中国医师协会放射肿瘤分会妇科肿瘤学组，中国抗癌协会近距离治疗专委会．宫颈癌近距离腔内放疗二维治疗技术规范中国专家共识．中华放射肿瘤学杂志，2020；29（9）：718-720.

25. 中华医学会放射肿瘤治疗分会近距离治疗学组，中国医师协会放射肿瘤分会妇科肿瘤学组，中国抗癌协会近距离治疗专委会．宫颈癌图像引导三维近距离后装治疗中国专家共识．中华放射肿瘤学杂志，2020；29（9）：712-717.